Watkins

Recovery – wieder genesen können

Verlag Hans Huber
Programmbereich Pflege

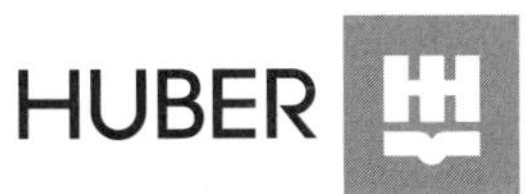

Bücher aus verwandten Sachgebieten

Psychiatrische Pflege

Hömberg
Psychosomatik kompakt
2., vollst. überarb. u. erw. Aufl.
2006. ISBN 978-3-456-84279-0

Loth/Rutten/Huson-Anbeek/Linde (Hrsg.)
Professionelle Suchtkrankenpflege
2002. ISBN 978-3-456-83585-3

Sauter/Abderhalden/Needham/Wolff (Hrsg.)
Lehrbuch Psychiatrische Pflege
3., vollst. überarb. u. erw. Auflage
2010. ISBN 978-3-456-84640-8

Sauter/Richter (Hrsg.)
Gewalt in der psychiatrischen Pflege
1998. ISBN 978-3-456-83043-8

Schmidt-Quernheim/Hax-Schoppenhorst
Professionelle forensische Psychiatrie
Behandlung und Rehablitation im Maßregelvollzug
2., vollst. überarb. u. erw. Aufl.
2008. ISBN 978-3-456-84582-1

Stockwell
Der Pflegeprozess in der psychiatrischen Pflege
2002. ISBN 978-3-456-83039-1

Townsend
Pflegediagnosen und -maßnahmen für die psychiatrische Pflege
3., überarb. u. erw. Auflage
2010. ISBN 978-3-456-83944-8

Wright/Leahey
Familienorientierte Pflege
2009. ISBN 978-3-456-84412-1

Pflegepraxis

Aguilera
Krisenintervention
2000. ISBN 978-3-456-83255-5

Bischofberger (Hrsg.)
«Das kann ja heiter werden»
Humor und Lachen in der Pflege
2., überarb. u. erw. Auflage
2008. ISBN 978-3-456-84499-2

Buchholz/Schürenberg
Basale Stimulation in der Pflege alter Menschen
3., überarb. u. erw. Auflage
2009. ISBN 978-3-456-84564-7

Buresh/Gordon
Der Pflege eine Stimme geben
2006. ISBN 978-3-456-84220-2

Carr/Mann
Schmerz und Schmerzmanagement
2., überarb. u. erw. Aufl.
2010. ISBN 978-3-456-84729-0

Davy/Ellis
Palliativ pflegen
2., korr. u. erg. Auflage
2007. ISBN 978-3-456-84446-6

Domenig (Hrsg.)
Transkulturelle Kompetenz
2., vollst. überarb. u. erw. Auflage
2007. ISBN 978-3-456-84256-1

Duxbury
Umgang mit «schwierigen» Klienten – leicht gemacht
2002. ISBN 978-3-456-83595-2

Elzer/Sciborski
Kommunikative Kompetenzen in der Pflege
2007. ISBN 978-3-456-84336-0

Grond
Gewalt gegen Pflegende
2007. ISBN 978-3-456-84417-6

Heering (Hrsg.)
Das Pflegevisiten-Buch
2. Auflage
2006. ISBN 978-3-456-84301-8

Hill Rice (Hrsg.)
Stress und Coping
Lehrbuch für Pflegepraxis und -wissenschaft
2005. ISBN 978-3-456-84168-7

Johns
Selbstreflexion in der Pflegepraxis
2004. ISBN 978-3-456-83935-6

McCormack
Praxisentwicklung in der Pflege
2009. ISBN 978-3-456-84634-7

Fitzgerald Miller
Coping fördern – Machtlosigkeit überwinden
Hilfen zur Bewältigung chronischen Krankseins
2003. ISBN 978-3-456-83522-8

Morof Lubkin
Chronisch Kranksein
Implikationen und Interventionen für Pflege- und Gesundheitsberufe
2002. ISBN 978-3-456-83349-1

Muijsers
«Wir verstehen uns … oder?»
Gesprächskultur für Gesundheitsberufe
2001. ISBN 978-3-456-83653-9

Klug Redman
Selbstmanagement chronisch Kranker
2008. ISBN 978-3-456-84503-6

Salter
Körperbild und Körperbildstörungen
1998. ISBN 978-3-456-83274-6

Weitere Informationen über unsere Neuerscheinungen finden Sie im Internet unter:
www.verlag-hanshuber.com

Peter N. Watkins

Recovery – wieder genesen können

Ein Handbuch für Psychiatrie-Praktiker

Aus dem Englischen von Heide Börger
Deutschsprachige Ausgabe herausgegeben von Stephan Wolff

Verlag Hans Huber

Peter N. Watkins. MEd RMN RNT DipHumPsych Cert Systemic Family Practice
Mental Health Nurse, Ipswich Outreach Team, Suffolk; Mental Health Partnerships NHS Trust; formerly Senior Lecturer in Mental Health, Suffolk College, Ipswich, UK

Lektorat: Jürgen Georg, Gaby Burgermeister
Herstellung: Daniel Berger
Satz: Claudia Wild, Stuttgart
Titelillustration: pinx. Winterwerb und Partner, Design-Büro, Wiesbaden
Bilder auf der Umschlagrückseite: (o. Titel, Acryl auf Hartfaser) von Gareth Owen Watkins, © Peter Watkins
Umschlag: Atelier Mühlberg, Basel
Druck und buchbinderische Verarbeitung: AZ Druck und Datentechnik GmbH, Kempten
Printed in Germany

Bibliografische Information der Deutschen Bibliothek
Die Deutsche Bibliothek verzeichnet diese Publikation in der Deutschen Nationalbibliografie; detaillierte bibliografische Angaben sind im Internet unter http://dnb.d-nb.de abrufbar

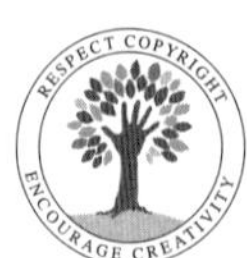

Anregungen und Zuschriften bitte an:
Verlag Hans Huber
Lektorat: Pflege
z. Hd.: Jürgen Georg
Länggass-Strasse 76
CH-3000 Bern 9
Tel: 0041 (0)31 300 45 00
Fax: 0041 (0)31 300 45 93

Das vorliegende Buch ist eine Übersetzung aus dem Englischen. Der Originaltitel lautet «Recovery – A Guide for Mental Health Practitioners» von Peter N. Watkins.

This edition of **Recovery – A Guide for Mental Health Practitioners** by **Peter Watkins** is published by arrangement with Elsevier Limited.

1. Auflage 2009

ISBN 978-3-456-84723-8

Inhaltsverzeichnis

Geleitwort des deutschen Herausgebers

Im Vergleich zu Großbritannien und den USA gibt es im deutschsprachigen Raum einen erheblichen Nachholbedarf an Veröffentlichungen zum Thema Recovery. Deswegen habe ich die Initiative des Verlags Hans Huber begrüßt, das vorliegende Buch ins Deutsche zu übersetzen, und gerne die Herausgeberschaft dafür übernommen. Recovery ist ein hochbrisantes Thema, das an die Zeiten der Antipsychiatrie erinnert. Eigentlich stellt der Recovery-Ansatz vieles, wenn nicht das meiste von dem, was wir täglich tun, in Frage. Vereinfacht dargestellt sagt der folgende Text zu Betroffenen und Gesundheitsfachleuten: «Wendet euch vom Thema Krankheit und allem, was damit zusammenhängt ab und wendet euch Dingen zu, die euch gut tun. Entdeckt das Leben wieder!» Diagnosen, Medikamente, Zwang, Defizitorientierung, Therapien, die nur auf Funktionieren aus sind, werden weitgehend abgelehnt. Für viele Gesundheitsfachleute dürfte das sehr gewöhnungsbedürftig wenn nicht gar abwegig erscheinen.

Aus meiner Sicht ist es trotzdem richtig und wichtig, Recovery zu fordern und zu fördern, weil die Zahl der Patienten, die sich von uns abwenden und ihr Leben auf ihre Weise wieder in die Hand nehmen, täglich wächst. Aus meiner eigenen über 20-jährigen Berufserfahrung in der aufsuchenden psychiatrischen Pflege weiß ich, dass es wirklich funktionieren kann. Ich selbst habe einige Patienten bei ihrer Recovery-Reise begleiten dürfen. Jedes Mal begann die Reise mit einem Aufbruch weg von den psychiatrischen Institutionen. Jedes Mal waren es Patienten, die von den meisten Gesundheitsfachleuten mehr oder weniger abgeschrieben waren, was heißen will: Sie hatten eine «ungünstige Prognose». Jedes Mal waren es die Patienten, die zum größten Teil aus sich selbst heraus aktiv wurden und ihre Angelegenheiten in die Hand nahmen, ohne ihre Helfer zu fragen.

In den letzten Jahrzehnten ist es uns zwar gelungen, die großen Anstalten zu überwinden. Die ambulanten Versorgungsstrukturen sind aber immer noch fragmentiert und weitgehend ineffektiv. Psychiatrische Behandlung orientiert sich immer noch fast ausschließlich an den Defiziten. Fast scheint es, als wären die Betroffenen es leid zu warten. Andernorts bauen sie Netzwerke auf, engagieren sich in Selbsthilfeprojekten und setzen sich mit Gesundheitsthemen wie Ernährung, Yoga, Spiritualität, Kreativität und sozialer Inklusion auseinander.

Gesundheitsfachleute können es als Kränkung erleben, wenn sich Betroffene von den Institutionen abwenden. Vor einer Reaktion, die Recovery pathologisiert und diskreditiert, kann man nur warnen. Ich kann mir vorstellen, dass Institutionen und Mitarbeiter, die ihre Sichtweisen von psychischen Phänomenen nicht überdenken können, in Zukunft Probleme bekommen werden.

Das vorliegende Buch wurde für Profis und Betroffene geschrieben. Das hat den Vorteil, dass der Leser von einer Perspektive in die andere wechseln kann. Insofern führt das Buch visionäre Gesundheitsfachleute und Betroffene zusammen: Recovery gemeinsam entdecken und leben.

Sehr gut gefällt mir das Bild von Recovery als einer Heldenreise mit den Etappen *der Ruf, der Mentor, die Schwelle, der Weg, die Rückkehr.* Für Gesundheitsprofis ist der Abschnitt *Der Mentor und die Heldenreise* besonders interessant. Er enthält wertvolle Ansätze für die Beziehungsgestaltung zu Patienten, die wir auf der Recovery-Reise begleiten möchten.

Darin sind sich alle einig: Recovery funktioniert am besten, wenn es in einer «guten» Beziehung zwischen Betroffenen und Gesundheitsfachleuten gelebt wird. Insofern passt es doch zu dem, was die Pflege als ihr «ureigenes» Terrain beschreibt.

Ich wünsche mir, dass die Recovery auch im deutschsprachigen Raum Mode wird, und ich denke, dass die Mode auch das Zeug zum Klassiker hat.

Stephan Wolff

Mitautoren

David Molan

Ich befinde mich auf einer Reise der Entwicklung und Heilung, die bis an mein Lebensende dauern wird. Neben meiner Arbeit im psychiatrischen System berate ich andere auf ihrem Recovery-Weg. Ich genieße mein Leben und bin dankbar für jeden Augenblick.

Janet Russel

Ich bin ausgebildete Lehrerin und habe einige Jahre unterrichtet. Danach habe ich in verschiedenen Berufen gearbeitet, beispielsweise als Beamtin im öffentlichen Dienst und als Helferin im psychiatrischen Bereich. In den Phasen, die dazwischen lagen, war ich arbeitslos. Meine Hauptinteressen sind Lesen und kreatives Schreiben. Die Gestaltung und Pflege meines Gartens macht mir viel Freude und hält mich gesund.

John McCloud

1988 habe ich meinen Abschluss als Englischlehrer gemacht und danach kurze Zeit in weiterführenden Schulen unterrichtet. Anschließend habe ich fünf Jahre für einen Schulbuchverlag gearbeitet. Seit 10 Jahren bin ich Klavierlehrer. Ich bin verheiratet und habe zwei Kinder.

Emma

Ich bin Emma. Ich bin 32 Jahre alt. Ich bin eine Überlebende.

Anna Last

Ich bin ausgebildete Bibliothekarin mit den Abschlüssen BA (Hons) und MA. Ich habe früher am Suffolk College in Ipswich gearbeitet und bin jetzt ehrenamtlich für die psychiatrische Wohltätigkeitseinrichtung MIND tätig.

Widmung

Für Gareth und Hywel

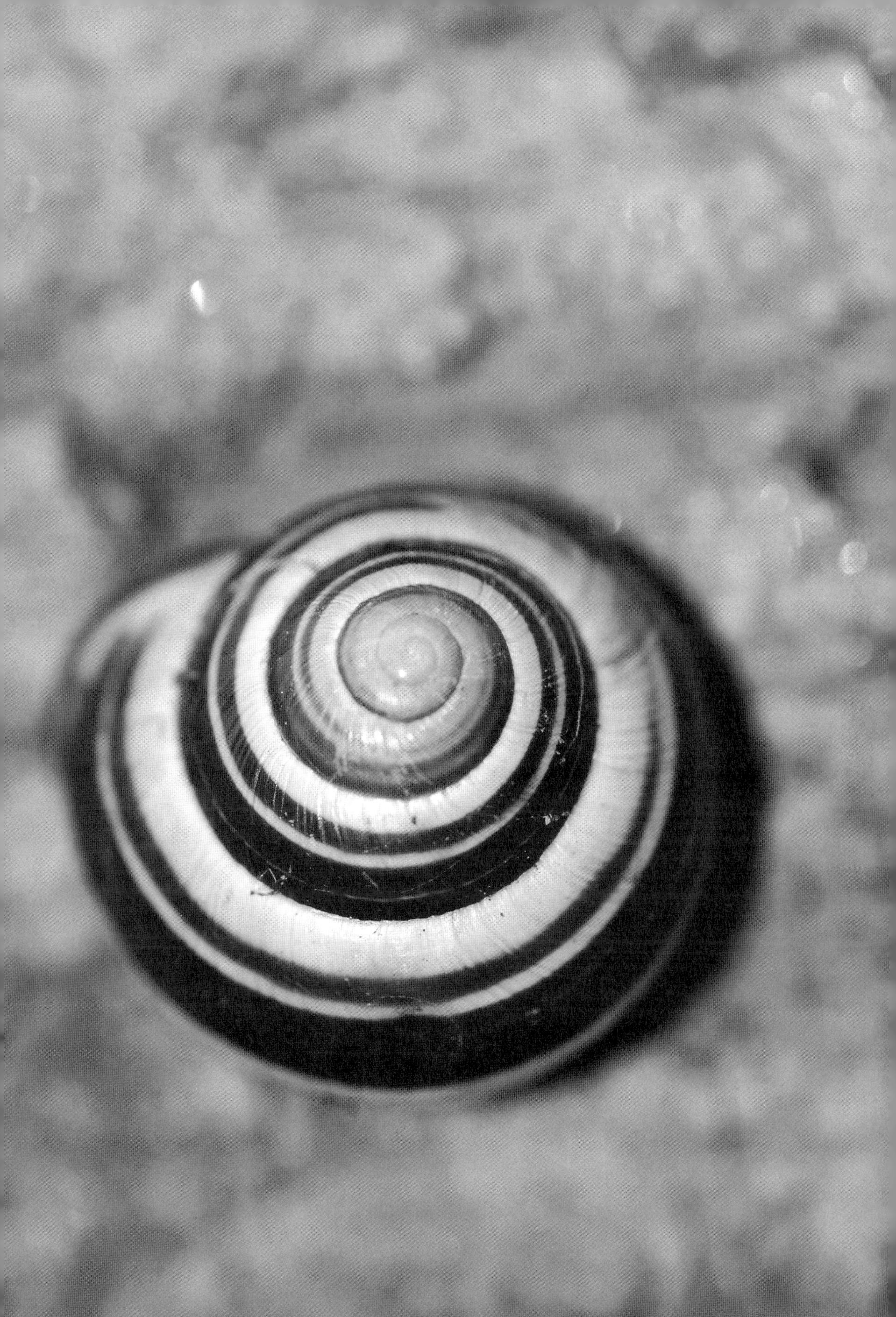

Einführung

Es gibt Zeiten im Leben, da muss ein Mensch fortgehen und sich auf die Suche nach Hoffnung begeben.
Jean Giono

Wir befinden uns auf dem Weg ins 21. Jahrhundert, in eine postmoderne Ära, in der die Säulen der Wahrheit, die Wissenschaft und die Religion, einen Teil ihrer Autorität eingebüßt haben und eine weniger gutgläubige Bevölkerung nicht mehr bereit ist, sich mit einem mächtigen Psychiatriesystem abzufinden, das Menschen im schlimmsten Fall in die Patientenrolle drängt und mit ihren Problemen auch gleich ihren Geist unter Kontrolle bringt. Wir müssen lernen, menschliches Leid auf eine andere Art und Weise zu betrachten, die Probleme nicht auf eine Fehlfunktion von Neurotransmittern reduziert, die individuelle, phänomenologische Aspekte des Leids nicht ausblendet, indem sie es im Kontext des gerade bevorzugten psychologischen Funktionsmodells interpretiert, und die vor allem Leid nicht losgelöst von der sozialen, kulturellen, politischen und ökologischen Lebenswelt der Menschen betrachtet.

Vierzig Jahre Arbeit im Bereich der Psychiatrie haben mich gelehrt, dass es geistige Krankheit nicht gibt. Es gibt kein klar bestimmbares, verifizierbares, klassifizierbares «Es». Natürlich gibt es eine Form des menschlichen Leids, die als tief sitzende, lähmende Traurigkeit und Melancholie erlebt wird. Natürlich gibt es eine Form des Leids, die Menschen außergewöhnliche Bewusstseinszustände erfahren lässt und dazu führt, dass sie den Kontakt zur gemeinsamen Realität verlieren und ihr Leben zerrüttet wird. Doch dies ist etwas völlig anderes als dieses identifizier- und diagnostizierbare «Es», das eine klinische Depression oder Schizophrenie bezeichnet. Ich bin zu der Überzeugung gelangt, dass erst die Sprache der Psychiatrie, insbesondere die diagnostische Terminologie, abgeschafft werden muss, bevor echte Fortschritte möglich sind. Begriffe wie «Psychose» sind die Ketten, die Menschen an das Psychiatriesystem fesseln. Es sind Begriffe, die eine einfühlsame Betreuung erschweren. Es sind Begriffe, die es Menschen schwer machen, sich einen Platz in der Gesellschaft zurückzuerobern. Es sind Begriffe, die Stigmatisierungen und Diskriminierungen zementieren. Kein Wunder, dass Menschen sich gegen diese Begriffe wehren, sind sie doch allzu eng verknüpft mit den Projektionen unserer schlimmsten Befürchtungen. Aus meiner Sicht ist es durchaus vernünftig, Begriffe wie Schizophrenie, paranoide Psychose, schizo-affektive Störung abzulehnen, was jedoch oft als Leugnung oder mangelnde Einsicht gedeutet wird. Allerdings werden nicht die Erfahrungen geleugnet, die ungewöhnlich, problematisch und belastend sein können, sondern die mit der Diagnose verbundenen Schlussfolgerungen.

In seiner richtungsweisenden Arbeit legt der französische Philosoph Michel Foucault eine überzeugende Analyse über die Macht der Sprache vor. Er zeigt auf, dass die von mächtigen sozialen Gruppen benutzte Sprache schnell übernommen wird und mit der Zeit den Status der Wahrheit annimmt, selbst wenn sie sich nicht durch fundierte Forschung aufrechterhalten lässt. Dies ist eine Form der Machtaneignung durch «Expertenwissen». Die Sprache der psychiatrischen Praxis kleidet menschliche Erfahrungen in ein Gewand mystifizierender, ausgrenzender Fachsprache und erschafft damit die Rolle des Experten – einer, der sich auskennt –, wobei sie gleichzeitig die individuellen subjektiven Erfahrungen der Hilfesuchenden diskreditiert und ihnen die Rolle passiver Empfänger dieses «Expertenwissens» zuweist (Foucault, 1961).

Was würde passieren, wenn wir das Erbe [Emil] Kraepelins und das sich ständig erweiternde Netz psychiatrischer Klassifikationen einfach abschaffen würden? Was würde passieren, wenn die psychiatrische Terminologie politisch ebenso inkorrekt wäre wie sexistische, rassistische und homophobe Sprache? Welche Auswirkungen hätte dies auf die Identität der Menschen und ihre Art und Weise, in der Welt zu sein? Was wären die Risiken? Wie würde sich die Praxis der Psychiatrie verändern? Eines ist sicher – wir müssten versuchen, die geistigen und psychischen Probleme der Menschen im Kontext ihrer gelebten Erfahrungen und nicht im Kontext eines medizinischen oder psychoanalytischen Modells zu betrachten. Wir müssten die Menschen dort abholen, wo sie stehen, und von da aus beginnen, ihnen zu helfen, Mittel und Wege zu finden, wie sie mit weniger Belastungen und weniger Problemen leben können. Ich behaupte nicht, auf all diese Fragen Antworten parat zu haben, hoffe aber, dass dieses Buch einen Beitrag zu der Diskussion über diese Themen leisten wird, die gegenwärtig in der Psychiatrie im Gange ist.

In der zweiten Hälfte des 20. Jahrhunderts wurde die stationäre psychiatrische Betreuung weitgehend durch die gemeindenahe Betreuung ersetzt. Aber obwohl man die Betreuung aus der Institution herausnehmen kann, ist es schon schwieriger, die Institution aus der Betreuung herauszunehmen. Es gibt immer noch Praktiken, die Menschen entmündigen. Auch wenn es nur noch wenige psychiatrische Krankenhäuser gibt: Die Institution hat immer noch ihren festen Platz in der psychiatrischen Betreuung. Dennoch glaube ich unbeirrbar an die Möglichkeit, dass die Psychiatrie sich in den nächsten Jahrzehnten in einen recovery-orientierten psychiatrischen Dienst verwandelt.

Die Einführung könnte zu der Annahme verleiten, das Buch versuche eine Rückkehr zur Antipsychiatriebewegung der 1970er-Jahre, in der Autoren wie R. D. Laing und Thomas Szasz die radikale Abkehr von der biomedizinischen Psychiatrie anführten. Dies ist nicht der Fall. Das Buch orientiert sich vielmehr an der Arbeit der kritischen Psychiatriebewegung, die seit ihrer Gründung vor 25 Jahren viel unternommen hat, um die medizinische Psychiatrie in den Hintergrund zu drängen und eine umfassende und weit reichende Diskussion über Alternativen in Gang zu bringen (Bracken/Thomas, 2001; Thomas/Bracken, 2004). Die kritische Psychiatrie versucht, die Annahmen der medizinischen Psychiatrie infrage zu stellen und ihre Grenzen und ihr schädigendes Potenzial aufzuzeigen. Sie versucht auch, tradierte Praktiken aufzubrechen und mit den Nutzern zusammenzuarbeiten, um die Dienste zu reformieren und mehr Möglichkeiten zu schaffen, die «Erfahrungswelt von Wahnsinn, Entfremdung und Beeinträchtigung» zu verstehen und damit zu arbeiten (Thomas/Bracken, 2004). Die kritische Psychiatrie führt Kampagnen an, die darauf abzielen, den Griff der pharmazeutischen Industrie auf die Psychiatrie zu lockern und Zwangsmittel in der psychiatrischen Praxis abzubauen.

Ein weiteres wichtiges Motiv für dieses Buch war die Bewegung der Konsumenten/Überlebenden, die eine wichtige Plattform für die Recovery-Erfahrungen der Nutzer psychiatrischer Dienste geschaffen hat, die den therapeutischen Pessimismus der vergangenen Jahrzehnte infrage stellen. In den vergangenen Jahren wurden verschiedene Anthologien mit persönlichen Recovery-Geschichten veröffentlicht, die zeigen, dass es ein wachsendes Bewusstsein für eigene Macht, entwicklungsfähiges Potenzial und dauerhaftes Wohlbefinden gibt, trotz – und oft auch gerade wegen – der Launen eines aufbegehrenden Geistes (Barker et al., 1999; Read/Reynolds, 2000; Barker/Buchanan Barker, 2004; Gray, 2006).

In Großbritannien zeichnet sich ein Paradigmenwechsel ab, der den Wandel markiert von einem patientenzentrierten, expertenkontrollierten psychiatrischen Dienst, der bei anhaltenden geistigen Störungen auf Symptommanagement setzt, hin zu einem personenzentrierten, partnerschaftlich ausgerichteten Dienst, dessen Ziel die Wiederherstellung des Wohlbefindens ist. Wie fundierte Langzeitfolgestudien belegen, ist bei mehr als der Hälfte der Menschen, die wegen unerträglicher psychischer Probleme hospitalisiert wurden, eine klinische und soziale Erholung zu verzeichnen (Harding et al., 1987; Harrison et al., 2001). Diese Studien lassen therapeutischen Optimismus gerechtfertigt erscheinen, denn sie bestätigen, dass der Recovery-Effekt bei vielen Teilnehmern später einsetzt.

In diesen Studien wurden die Kriterien zur Definition von «Recovery» hoch angesetzt: evidenzbasierte Arbeit, ein etabliertes Netzwerk sozialer Unterstützung, keine Rückfälle über einen Zeitraum von zwei Jahren und keine Einnahme antipsychotischer Medikamente. Dies ist bei Weitem nicht die einzige

Definition von Recovery, die für viele gleichbedeutend ist mit der Wahrnehmung und Akzeptanz individueller Vulnerabilitäten und der Entwicklung von Strategien zur Minimierung ihrer Auswirkungen. Ziel ist der Wiederaufbau der Identität, des Selbstwertgefühls und eines erfüllenden Lebens und die Wiederherstellung und Aufrechterhaltung des Wohlbefindens, manchmal auch im Kontext anhaltender Symptome (Roberts/Wolfson, 2004). In seinem Hauptbericht zum Thema Recovery plädiert das National Institute for Mental Health in England (NIMHE) für eine weit gefasste Definition von Recovery, in der «Wiederherstellung, Wiederaufbau, Wiedererlangung oder Übernahme der Kontrolle über das eigene Leben» im Vordergrund stehen (NIMHE, 2005). Im Kontext dieser weiter gefassten Definitionen würden viele sich der Meinung anschließen, dass in einer therapeutischen, von Empowerment und Hoffnung geprägten Kultur für die meisten Menschen Recovery möglich ist (Ahern/Fisher, 2001).

Entsprechend meiner dargelegten Auffassung habe ich versucht, in diesem Buch auf Diagnosetitel und die übliche psychiatrische Terminologie zu verzichten und sie nur dort zu verwenden, wo ich auf andere Autoren oder direkt auf persönliches Recovery-Material Bezug nehme. Stattdessen habe ich mich bemüht, die Qualität der Erfahrungen von Menschen in extremen Belastungssituationen wiederzugeben. Als psychiatrische Gesundheitsfachleute, die wir von der medizinischen Tradition in der Psychiatrie geprägt sind, fällt es uns schwer, auf diese Fanale der Praxis zu verzichten. Aber ich rate meinen Kollegen dringend, es zu versuchen und der Fähigkeit der Menschen zu vertrauen, ihren Problemen eine Bedeutung zuzuordnen und Entscheidungen zu treffen, die ihr Leben letztendlich erträglicher machen. Menschen brauchen umfassende Unterstützung bei diesem Prozess, doch aufgrund meiner Erfahrung kann ich behaupten, dass sie von engagierten personenzentrierten Praktikern, die bereit sind, sie auf ihrer Entdeckungs- und Recovery-Reise zu begleiten, effizienter unterstützt werden können als von patientenzentrierten Praktikern, die ihnen Lösungen vorgeben. Das Befreiende an diesem Ansatz ist das Nichtwissen – nicht zu wissen, was im Leben dieses Menschen schief gelaufen ist; nicht zu wissen, wie die Lösung aussieht. Aber dass es ein Privileg ist und dass es sich lohnt, es gemeinsam mit diesem Menschen herauszufinden.

Im Zusammenhang mit dem Thema Sprache möchte ich noch darauf hinweisen, dass ich das einschließende «uns» und «wir» häufig im Text verwendet habe. Vielleicht wird an einigen Stellen nicht ganz klar, wer damit gemeint ist – die Menschen, die psychiatrische Dienste in Anspruch nehmen, die psychiatrischen Gesundheitsfachleute oder alle. Ich wende mich ganz bewusst an alle, denn ich bin überzeugt, dass der Recovery-Prozess universell ist und die in diesem Buch thematisierten Inhalte uns alle angehen. Wir, die psychiatrischen Gesundheitsfachleute, sollten aufhören, uns als eine «Subspezies» zu betrachten, die immun ist gegen die Schwierigkeiten, Probleme und Belastungen, von denen der Rest der Menschheit betroffen ist. Wir können uns nicht auf eine Art und Weise verhalten, die unsere Vulnerabilität als Menschen und unser Bedürfnis nach Wiederherstellung und Aufrechterhaltung unseres Wohlbefindens leugnet. Der Psychiater Daniel Fisher, der den «Wahnsinn» aus eigener Erfahrung kennt und aufgrund dieser Erfahrung zu einer leidenschaftlichen und einflussreichen Stimme in der Recovery-durch-Empowerment-Bewegung in Amerika wurde, betont in seiner Recovery-Geschichte, dass er Wert auf einen Therapeuten legt, der sich ihm gegenüber als «echte Person» verhält (Fisher, 1999). Wir müssen im Umgang mit Menschen authentisch sein. Auch wir haben Schwachstellen und auch wir suchen unseren Recovery-Weg, und je bewusster und offener wir unsere Reise wahrnehmen, desto besser können wir den anderen Reisenden helfen.

In diesem Buch habe ich nicht nur meine mehr als 40-jährige Berufserfahrung in der Psychiatrie verarbeitet, sondern auch meinen persönlichen Kampf um mein psychisches Überleben und meinen Recovery-Prozess. Es gibt unter den Autoren aus dem Bereich der Psychiatrie in den letzten Jahren so etwas wie einen Trend, sich «zu outen», und auch für mich war es unmöglich, dieses Buch zu schreiben, ohne mich gründlich mit meiner eigenen Reise auseinanderzusetzen. Ich hoffe, dass die Beschreibung bestimmter Erfahrungen, die mit meiner eigenen Geschichte zu tun haben, nicht als Selbstdarstellung interpretiert wird, sondern dass sie in Verbindung mit anderen persönlichen Berichten dazu beiträgt, meine Ausführungen authentischer und überzeugender darzustellen.

In **Kapitel 1**, «Das Streben nach geistiger Gesundheit», geht es um die Frage, wie man in einer immer verrückter werdenden Welt seine geistige Gesundheit aufrechterhalten kann. Da in Großbritannien die psychiatrische Morbidität ebenso wie die Verschreibungen psychotroper Medikamente weiter ansteigt, sind wir dringend aufgefordert, über unseren egoistischen konsumorientierten Lebensstil nachzudenken und nach einer Lebensweise zu suchen, die der Gesundheit zuträglicher ist.

Kapitel 2 untersucht «Das Wesen menschlichen Leids». Zwar kann Leid durch Medikamente gemildert werden, doch hat dies immer seinen Preis. Die gesundheitsschädigende Wirkung selbst der neueren, «saubereren» Antipsychotika ist bestens bekannt und die mit psychiatrischen Diagnosen verbundene Stigmatisierung hinreichend belegt. Doch damit nicht genug: Die Pathologisierung psychischer Probleme suggeriert, dass es sich um krankhafte psychobiologische Störungen handelt, die nur durch fachkundige Intervention zu beheben sind, und bereitet so den Boden für passive Vulnerabilität. Im Gegensatz dazu plädiert das Kapitel dafür, den Zuständen psychischer Überforderung im Kontext der gelebten Erfahrungen eines Menschen Bedeutung zuzuordnen. Erst wenn Menschen diese Bedeutung entschlüsseln, werden sie fähig, den Zustand des Wohlbefindens wiederzuerlangen.

Kapitel 3, «Wege in Richtung Recovery», ist das Kernstück des Buches. Ich habe den Mythos der Heldenreise gewählt, um die Genesung von unerträglichen psychischen Problemen zu diskutieren. Dies ist nicht launig gemeint, sondern Ausdruck der ehrlichen Überzeugung, dass die Reise durch den «Wahnsinn», die oft lang und anstrengend ist, die erhabenen Qualitäten eines Menschen zutage fördert.

Kapitel 4 diskutiert «Recovery und die familiäre Dimension». Die Psychiatrie ignoriert das Diktum von John Donne «Niemand ist eine Insel» und konzentriert sich fast ausschließlich auf das Individuum. Sie stellt eine innere Störung fest, die es zu behandeln oder zu beheben gilt, wobei sie das Familiensystem und die Gesellschaft als Ursache des Problems und als Quelle der Heilung weitgehend ausklammert.

Kapitel 5 beleuchtet «Recovery und die kulturelle/gesellschaftliche Dimension», die sehr wichtig ist. Viele Nutzer und Überlebende psychiatrischer Dienste haben bestätigt, dass es schwieriger ist, die mit psychiatrischen Diagnosen verbundene Stigmatisierung und Marginalisierung zu überwinden, als sich von der eigentlichen Störung zu erholen. Trotzdem nimmt die Psychiatrie zu den politischen Bedingungen nie öffentlich Stellung. Das Kapitel ist ein Aufruf an alle Kollegen, sich häufiger zu äußern, wenn es um soziale Ungerechtigkeit und Chancenungleichheiten geht, die so oft die Ursache für krank machende Probleme sind und die Genesung zu einem Hindernis-Parcours werden lassen.

Kapitel 6 analysiert «Recovery und die spirituelle Dimension». In unserer säkularen Zeit spielen Spiritualität und Transzendenz in unserem Leben keine große Rolle. Doch wir kommen immer mehr zu der Erkenntnis, dass die Werte, an denen wir uns orientieren, ebenso wie unser hedonistischer und materialistischer Lebensstil kein wahres Glück verheißen. Die besonders in der westlichen Gesellschaft vorherrschende Unzufriedenheit und Langeweile resultieren aus einem Hunger nach Spiritualität, der häufig die Ursache von Problemen ist. Das Streben nach Wohlbefinden muss ganzheitlich ausgerichtet sein, d. h. es muss die spirituelle Dimension miteinbeziehen.

Kapitel 7 betrachtet «Recovery und die kreative Dimension». Für alle Menschen ist Kreativität ein Bedürfnis – wie sonst hätten wir als Spezies so erfolgreich überleben und uns weiterentwickeln können? Diese kreative Energie stärkt den Geist und verleiht dem Leben Vitalität, Schwung und Bedeutung. Für viele Menschen ist die künstlerische Betätigung ein wichtiges Element auf ihrem Genesungsweg.

Kapitel 8, das letzte Kapitel des Buches, ist dem Thema «Recovery-Beziehungen» gewidmet. Als Angehörige der Familie *Homo sapiens* sind wir von Natur aus aufeinander angewiesen, und diese gegenseitige Abhängigkeit zeigt sich nie deutlicher als in Zeiten, wenn geistige Probleme mit ihrer zerstörerischen Wirkung über unser Leben hereinbrechen. Erst die empathische Betreuung durch andere Menschen gibt uns sicheren Halt in unserem Kampf gegen erdrückende Probleme. Es ist vor allem dieser katalytische Effekt einer empathischen Beziehung, der uns während des Recovery-Prozesses in die Lage versetzt, in unserem Streben nach Wohlbefinden nicht nachzulassen.

Zwischen die Kapitel eingestreut sind fünf Recovery-Geschichten abgedruckt, die mutige Menschen, die ich beruflich und persönlich kennengelernt habe, freundlicherweise beigetragen haben. Diese Geschichten sind die Seele des Buches, denn sie legen Zeugnis ab von der Unbeugsamkeit des Geistes, der diesen Menschen in Zeiten von Aufruhr und Desintegration in ihrem Kampf um Überleben und Genesung Halt gegeben hat. Sie zeigen einen Weg auf, der nicht häufig gewählt wird – ihren absolut individuellen Weg in Richtung Recovery, für den sie sich entschieden haben, nachdem sie eine Weile in der Isolation und Trostlosigkeit ihrer chaotischen inneren Welt gefangen waren. David Molan beschreibt, wie er sein Wohlbefinden durch einen Selbstheilungsprozess wiedererlangte, bei dem er sich von seiner Intuition leiten ließ. Dazu war eine Entgiftung auf körperlicher, emotionaler und spiritueller Ebene und der Einsatz diverser ganzheitlicher Therapien erforderlich. Janet Russel schildert, wie sie nach mehrjähriger Hospitalisierung ihre Recovery-Reise begann, ein Prozess der Selbstverwirklichung und des Selbst-Empowerment, der sie befähigt hat, ihre anhaltenden Krankheitssymptome zu transzendieren. John McCloud erläutert, wie ihm nach mehreren Jahren, in denen er unter extremen Stimmungsschwankungen litt, klar wurde, dass er versuchen musste, von seinen Sucht erzeugenden Phasen der Hochstimmung loszukommen, lähmende depressive Phasen zu vermeiden und dabei trotzdem ein lebenswertes Leben zu führen. Emma erzählt, wie sie nach Jahren emotionaler Verzweiflung und Selbstverletzung endlich die Kraft fand, sich mit ihrem Kindheitstrauma und den «alltäglichen Verletzungen des Geistes» auseinanderzusetzen, um ihrem Leben Sinn und Bedeutung zu geben. Anna Last berichtet von ihrer Gefangenschaft in einem Labyrinth der Depression, die ihr Selbstvertrauen aushöhlte und ihr Leben zerstörte, und erläutert, wie kreatives Schreiben ihr auf ihrem Recovery-Weg geholfen hat.

Das Buch ist die Quintessenz aus den Erfahrungen und Betrachtungen meines Arbeitslebens, das im institutionalisierten Bereich der psychiatrischen Krankenhäuser begann und sich im dynamischen Bereich der gemeindenahen psychiatrischen Dienste fortsetzt. Ich empfinde es als großes Privileg, dass ich so viele Menschen auf ihrer Recovery-Reise und durch die unsicheren Tiefen und die sicheren Höhen ihres Lebens begleiten durfte, wo Fortschritt möglich ist. Wie der kritische Leser feststellen wird, ist das Buch «auf den Schultern von Riesen» geschrieben. Die Arbeit der humanistischen Therapeuten, Philosophen und Lehrer Carl Rogers und John Heron hat mein Arbeits- und Privatleben stark geprägt, und die Ideen der radikal denkenden Psychiater R. D. Laing und Peter Breggin haben mich ebenso inspiriert wie die Gedanken meines Kollegen aus der Pflege, Professor Phil Barker. Die veröffentlichten Texte von Überlebenden und Nutzern des Psychiatriesystems, insbesondere die von Ron Coleman und Patricia Deegan, waren eine ständige Aufforderung für mich, konventionelles Denken zu überwinden. Dank schulde ich darüber hinaus meinen Kollegen im Ipswich Outreach Team, die in den vergangenen sieben Jahren die Ideen in die Praxis umgesetzt haben, auf deren Grundlage dieses Buch entstanden ist.

Mein aufrichtiger Dank gilt meiner Partnerin Ann, die mir großzügig ihre Zeit zur Verfügung gestellt und mir geduldig bei der Textkorrektur geholfen hat, und noch einmal Ann sowie Bron, Gemma und Jan, deren heilsame Gegenwart mir in einer Zeit meines Lebens, als ich ausgebrannt war und großen Kummer hatte, eine große Stütze war.

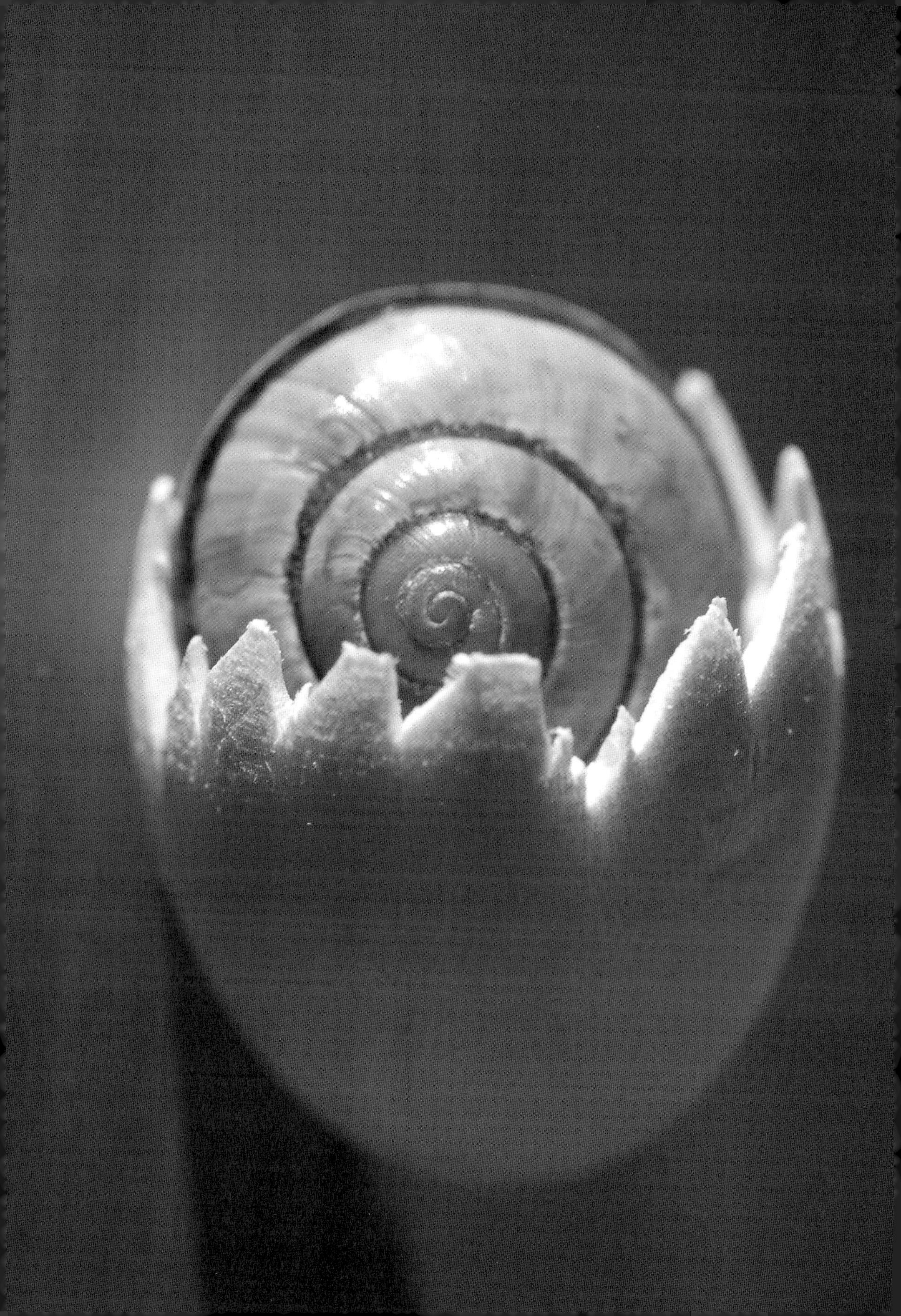

1 Das Streben nach geistiger Gesundheit

Die wahre Lebensreise findet in unserem Innern statt; sie hat zu tun mit Reife, Tiefe und mit wachsendem Vertrauen auf das kreative Wirken der Liebe und Gnade in unseren Herzen. Nie war es nötiger, auf dieses Wirken zu hören.
Thomas Merton

1.1 Einleitung

In der westlichen Kultur der Gegenwart ist unser Streben im politischen wie im privaten Bereich von Egoismus und Konsumdenken bestimmt. Es ging uns nie besser, und trotzdem sind psychische Probleme so häufig wie nie zuvor. Zu jeder Zeit leidet ein Sechstel der Erwachsenen in Großbritannien an psychischen Störungen (Office of National Statistics, 2000a). Dieses Kapitel geht von dem Grundgedanken aus, dass wir den Kontakt zu unserer wahren Natur verloren, uns von unserem Platz in dieser Welt entfernt haben und als Ersatz dafür versuchen, Sinn im Konsum zu finden. Wir definieren uns über Geld, Status und materiellen Besitz und messen daran auch die Qualität und den Wert unseres Lebens. Kein Wunder also, dass wir ständig Angst um unseren Besitz haben und verzweifelt versuchen, immer mehr anzuhäufen. In diesem Kapitel geht es nicht darum, Askese zu predigen, sondern deutlich zu machen, dass wir dem, was wir haben, zu viel Bedeutung zumessen, ein Aspekt, den der Psychoanalytiker und Philosoph Erich Fromm die «*Existenzweise des Habens*» nennt.

Inzwischen erkennen viele Menschen, dass der Weg zu dauerhaftem Wohlbefinden in einer achtsamen, besonnenen, altruistischen und spirituell bewussten Lebensführung liegt. Menschen besitzen neben ihrem Ego in ihren Herzen und Seelen auch die Fähigkeit, liebevoll mit anderen umzugehen sowie Daseinsfreude und ein tiefes Gefühl der Verbundenheit mit anderen und allem, was lebt, zu empfinden. Leider werden wir oft erst durch «Leid in die Lage versetzt, uns in Richtung ‹*Existenzweise des Seins*› zu verändern» (Fromm, 1976). In der «*Existenzweise des Seins*» zu leben bedeutet, unsere erhabensten Eigenschaften, Talente und Fähigkeiten zum Ausdruck zu bringen. Es bedeutet, sich zu verändern, zu entwickeln, zu lieben, zu fantasieren, zu reflektieren und im Hier und Jetzt präsent zu sein. Es bedeutet auch, Sinn und Erfüllung nicht mehr primär in begehrten Objekten zu suchen, sondern unsere Aufmerksamkeit wieder auf die Entwicklung unseres menschlichen Potenzials und auf unser Bedürfnis nach Verbundenheit und Einssein mit der uns umgebenden Welt zu richten. Dieser Entwicklungsprozess hin zu der Person, die wir eigentlich sind, schenkt uns Lebendigkeit, Sicherheit und Wohlbefinden. Psychische und somatische Symptome sind nichts als Metaphern, die uns mitteilen wollen, dass unsere Art und Weise, in der Welt zu sein, mit Gesundheit unvereinbar ist. Wenn es uns gelingt, die Bedeutung dieser Botschaften zu verstehen und von der immanenten Weisheit unseres Körpers/unserer Seele zu lernen, wird es möglich, den Zusammenbruch unserer geistigen Gesundheit in einen Durchbruch zu verwandeln.

Wir leben in einer merkwürdigen Welt, in der wir mit Bildern überflutet werden, die die «*Existenzweise des Habens*» glorifizieren, in der wir Arbeiten erledigen, die uns entwürdigen und auslaugen, in der das habgierige, hedonistische Streben nach Reisen, Besitz und Spaß uns lediglich für kurze Zeit Zufriedenheit verschafft. Wir überfrachten unsere persönlichen Beziehungen mit der Erwartung, dass sie uns heil und unser Leben perfekt machen, nur um sie dann aufzugeben, wenn diese Illusion sich als trügerisch erweist. Wir achten bei der Erziehung unserer Kinder darauf, dass sie sich umfassende und fundierte Kenntnisse aneignen, die ihnen jedoch nicht vermitteln, wie sie leben sollen. Die Art und Weise, wie mir mit unserer Erde umgehen, ist selbstherrlich und profitorientiert, und das obwohl eine globale Katastrophe droht. Meiner Ansicht nach ist es unsere Gesellschaft, die verwirrt ist und Verwirrung schafft, und es sind die geistig Gesunden unter uns, die erkennen, dass ihre Probleme das Symptom eines fehlgesteuerten soziopolitischen Systems sind, das nicht müde wird, einen Lebensstil zu propagieren, der mit Wohlbefinden unvereinbar ist.

Der Gedanke, dass die Medikalisierung der Depression, einer heute in der westlichen Gesellschaft sehr verbreiteten Erkrankung, dazu dient, die Aufmerksamkeit von diesen politischen und sozialen Bedingungen abzulenken, die unsere geistige Gesundheit schädigen, ist absolut einleuchtend. Das anzuschauen, was die Symptome der Depression uns zeigen, würde uns all das zu Bewusstsein bringen, was uns an unserem modernen Lebensstil verzweifeln lässt. Doch stattdessen versuchen wir, Depressionen mit Antidepressiva zu behandeln, mit der Begründung, Zustände tiefer Niedergeschlagenheit hätten organische Ursachen. Hillman (1976) schreibt in seiner Abhandlung über die Reformierung der Psychologie, dass jeder irgendwann einmal mit psychischen

Problemen zu tun hat, weil dies die Sprache der Seele in Extremsituationen ist. Und anstatt unsere Symptome zu lindern, sollten wir lieber über ihre Bedeutung nachdenken und dann unser soziales Handeln und unsere Kultur entsprechend verändern.

«Achtung! Achtung!» Dies waren die ersten Worte, die der Protagonist in Aldous Huxleys letztem utopischen Fantasieroman «Island» hörte, nachdem er einen Schiffbruch überlebt und sein Bewusstsein wiedererlangt hatte. Er wurde auf eine Insel verschlagen, die von der Kultur der restlichen Welt noch nicht infiziert war. Das Buch beschreibt eine Gesellschaft mit einem an Tugenden und ethischen Werten orientierten Lebensstil. Die Botschaft des Buches – endlich aufzuwachen und uns mehr um unser Leben zu kümmern – passt besser in unsere heutige Zeit als in die Zeit seiner Erstveröffentlichung, die mehr als 40 Jahre zurückliegt.

Der erste wichtige Schritt zur Veränderung unserer Art und Weise, in der Welt zu sein, ist die Schärfung unseres Bewusstseins, was bedeutet, jeden Augenblick den Fluss der Erfahrungen, Empfindungen, Gedanken, Gefühle, Intuitionen und Handlungen bewusster wahrzunehmen. Es ist dieses geschärfte Bewusstsein, das uns wieder mit unserem Wesenskern, mit anderen Menschen und mit der Natur und dem Kosmos verbindet. Es lässt uns den Sinn des Lebens wieder erkennen – Hillman nennt dies «die Entwicklung eines gefühlvolleren Lebens». Das mag ziemlich esoterisch klingen, ist aber nicht weniger und nicht mehr als unser natürliches Erbe, eine Manifestation unseres Seins, die uns nur fremd erscheint, weil wir uns so weit davon entfernt haben. Der einflussreiche Psychologe und Philosoph Carl Rogers beschreibt in seiner Arbeit über die menschliche Natur, dass «eine bewusstere Wahrnehmung von Erfahrungen» unser Leben reicher machen und mit mehr Sinn erfüllen kann (Rogers, 1961). Wenn es uns gelingt, weniger defensiv zu leben und Erfahrungen, ob aus unserem Innern oder aus der uns umgebenden Welt, bewusst wahrzunehmen anstatt sie zu verleugnen und zu verzerren, werden wir uns lebendiger und mehr in Kontakt mit unserem wahren Selbst fühlen. Dies erfordert Mut, denn manchmal werden wir dabei mit schmerzlichen Gefühlen, niederen Motiven und destruktiven Neigungen konfrontiert. Doch erst diese Suche nach unserer Seele entwickelt unsere Fähigkeit, uns anderen liebevoll zuzuwenden, Verbundenheit zu empfinden und unser Leben an ethischen Prinzipien auszurichten. Dieses achtsame Leben versuchen heute immer mehr Menschen durch Beratung, spirituelle Praktiken und die Entwicklung eines ökologischen Bewusstseins zu realisieren.

Thomas Berry weist in seiner Arbeit über ökologisches Bewusstsein darauf hin, dass wir Menschen uns von dem uns zugedachten Platz in der Natur entfernt haben (Berry, 1999) und dass unsere Überheblichkeit uns zu der Annahme verleitet hat, wir hätten das gottgegebene Recht, über alles zu herrschen. Um unseren aufwändigen Lebensstil aufrechterhalten zu können, kontaminieren und plündern wir nach Belieben die Erde immer weiter aus, bis sie nur noch durch eine radikale Veränderung unserer kulturellen Bestrebungen gerettet werden kann. Bislang ist es unseren Institutionen in den Bereichen Politik, Wirtschaft, Erziehung und Religion nicht gelungen, Pläne oder Aktivitäten zu entwickeln, die geeignet sind, die Welt zu heilen. Wir müssen anders mit der Erde umgehen, wenn die Menschheit überleben soll, und dieser andere Umgang ist nur möglich, wenn wir es schaffen, der Lebensgemeinschaft, zu der auch wir gehören, wieder mehr Bewunderung, Verehrung und Achtung entgegenzubringen. Berry spricht von «dem großen Werk», «der Heldentat», die wir in den nächsten Jahrzehnten vollbringen müssen, wenn wir die ökologische Katastrophe abwenden wollen. Der Antrieb zu diesem «großen Werk» wird nicht allein von visionären Führern kommen, vielmehr werden die Auswirkungen der Schäden, die wir der Welt zugefügt haben und die sich bereits in der Zunahme psychischer und körperlicher Beeinträchtigungen manifestieren, uns dazu zwingen. Immer mehr Menschen, die auf ihr Wohlbefinden bedacht sind, erkennen die Notwendigkeit, das menschliche Leben mit der Natur in Einklang zu bringen. Wir müssen die Natur wieder verehren, jedoch nicht auf eine romantisch verklärte Art und Weise, sondern auf eine, die anerkennt, dass wir ein Teil der Natur sind, ein Teil des Ökosystems auf diesem Planeten, auf den wir angewiesen sind. John Clare, ein romantischer Dichter des 19. Jahrhundert, versank rettungslos in einer Welt der Melancholie und des Wahns, weil die Landschaft, mit der er sich tief verbunden fühlte, eingefriedet wurde und er nicht mehr ungehindert mit ihr kommunizieren konnte. Wie viel Grund hätten wir erst, betroffen zu sein, sind wir doch von der Erde, die uns erhält, regelrecht abgeschnitten.

Wenn wir bewusst leben, treten die Bestrebungen des Ego in den Hintergrund und das Ego wird zu dem, was es ist, eine wandlungsfähige Figur, in deren Gestalt wir täglich die Bühne des Lebens betreten. Denken Sie kurz darüber nach, was es bedeuten würde, weniger egogesteuert zu sein. Wir würden nicht so übermäßig großen Wert darauf legen, wie wir uns im Alltagsleben präsentieren, wie wir unser Ego durch Besitz und Status aufwerten können, und wir wären nicht so sehr darauf bedacht, uns sklavisch an die herrschenden sozialen Normen anzupassen. Wir würden unser Selbstwertgefühl nicht aus der Zustimmung anderer oder aus dem Erwerb äußerlicher Statussymbole beziehen, sondern aus einer inneren Quelle. Wir wären nicht so versessen darauf, etwas zu leisten nur um der Leistung willen, sondern würden unsere Kraft aus selbstlosen Motiven beziehen. Wenn wir weniger egozentrisch wären, wären wir nicht so selbstverliebt, sondern hingerissen von der Welt, von der wir nur ein Teil sind. In diesem egolosen Dasein hätten Eifersucht, Groll, Furcht, Niedergeschlagenheit, Vorwürfe, Misserfolg, Hoffnungslosigkeit und Schuldgefühle kaum eine Chance, in unser Bewusstsein zu dringen und uns aus dem Gleichgewicht bringen.

Ich will damit nicht sagen, dass das Streben nach Glück in der Auflösung des Egos liegt – dafür legt die westliche Kultur viel zu großen Wert auf Individualismus, als dass dies geschehen könnte. Ich plädiere lediglich für eine weniger egozentrische Form des Individualismus, für eine Seinsweise, die nicht egogesteuert ist, sondern Ausdruck des authentischen Selbst, das Herz und Seele der Menschheit offenbart. Ein Leben in größerer Offenheit führt zu einem, wie Rogers es nennt, *existenziellen Leben*, d. h. wir nehmen unsere Erfahrungen in jedem Moment bewusst war und reagieren unmittelbar auf alles, was uns begegnet. Es ist unser tieferes Selbst, das uns eine freudvollere, gefühlvollere und mehr an ethischen Werten orientierte Seinsweise ermöglicht. Dies ist etwas völlig anderes als das genormte Verhalten, das für gewöhnlich unsere Interaktion mit der Welt kennzeichnet.

Es könnte der Eindruck entstehen, als sei die «Freiheit des Seins» so etwas wie ein Freibrief für Egoismus und ungehemmtes Ausleben der Schattenseiten der menschlichen Natur. Doch das Gegenteil ist der Fall – je stärker unser Leben um die «*Existenzweise des Habens*» kreist, desto stärker ist es egogesteuert und desto maßloser und rücksichtsloser verhalten wir uns gegenüber anderen. Rogers schätzte das Bindungsstreben der Menschen, wie er es nannte, sehr hoch ein – unser Bedürfnis nach Verbundenheit, Zusammenhalt und Zugehörigkeit. Aufgrund seiner lebenslangen Beschäftigung mit Menschen und ihrem Streben nach Wohlbefinden gelangt er zu der Überzeugung, dass der Prozess der Entfaltung unseres Potenzials uns ganz automatisch in Richtung konstruktives soziales Engagement führt (Rogers, 1961). Je besser wir uns selber kennen, desto mehr können wir darauf vertrauen, dass unsere Aktionen und Interaktionen richtig sind. Wie viele andere Menschen habe auch ich Probleme, dies mit der Feindseligkeit, den Gräueltaten und dem antisozialen Verhalten in Einklang zu bringen, die wir tagtäglich im Fernsehen und auf der Straße zu sehen bekommen. Für den Philosophen und Theologen Paul Tillich ist ein solches Verhalten der Beweis für die Entfremdung von unserer wahren Natur – eine Abspaltung von unserem Selbst, von unseren Nachbarn und von Gott (Tillich, 2000). Tillich zeichnet ein optimistisches Bild von der menschlichen Natur und ist überzeugt, dass wir auf den richtigen Weg zurückfinden und den Zustand der Gnade wiedererlangen können:

> Gnade berührt uns, wenn wir große Schmerzen und Unruhe empfinden. Sie berührt uns, wenn wir das dunkle Tal eines sinnlosen leeren Lebens durchqueren. Sie berührt uns, wenn wir spüren, dass unsere Abspaltung größer ist als gewöhnlich, weil wir ein anderes Leben entwertet haben, ein Leben, das wir geliebt oder von dem wir uns entfremdet haben. (S. xii)

Es liegt in der Natur der Menschen, ihre Erfahrungen zu deuten und auf der Grundlage dieser Deutung sinnvolle Entscheidungen zu treffen. Die Verarbeitung von Erfahrungen kommt im sozialen Umgang mit anderen sehr häufig vor. Die Deutung von Erfahrungen vollzieht sich nicht nur im Kontext interner kognitiver Prozesse, sondern auch im Kontext der Interaktion mit anderen und im Kontext unseres kulturellen Erbes. Wird unsere Fähigkeit, Erfahrungen richtig zu verarbeiten, beeinträchtigt, führt dies unweigerlich zu Problemen und Störungen. Man kann sich leicht vorstellen, dass eine verzerrte Wahrnehmung von uns selbst und von der Welt auf negative Bindungserfahrungen und traumatische Kindheitserlebnisse zurückzuführen ist. Diese Schwierigkeiten bei der Verarbeitung von Erfahrungen setzen sich ins Erwachsenenalter fort und verursachen dann psychische Störungen und psychischen Stress. Wenn uns emotionale Kompetenz nicht beigebracht wird, werden wir anfällig für emotionalen Stress, und wenn das sich entwickelnde Selbst nicht akzeptiert und anerkannt wird, dann sind wir unsicher, wie wir uns verhalten sollen und haben Schwierigkeiten, uns selbst zu achten. Wohlbefinden beruht auf der festen Überzeugung: *Ich bin okay und du bist okay* – die psychologische Variante eines Gebots aus der christlichen Ethik, das da lautet: *Liebe deinen Nächsten wie dich selbst.*

Nichts, was Menschen tun, ist perfekt: Perfektion ist den Göttern vorbehalten. Unser Bemühen, unsere Qualitäten und Potenziale in stärkerem Maße zu aktualisieren, ist zum Scheitern verurteilt. Nur wenige werden das Ziel erreichen, das zu werden, was Rogers als «voll funktionierende Menschen» bezeichnet. Aber wir können uns trotzdem bemühen, dieses Ziel zu erreichen, und anfangen, unser Potenzial zu realisieren und damit das *Sein* und nicht das *Haben* zum zentralen Anliegen unseres Lebens zu machen.

1.2 Verrückte Diagnosen – eine persönliche Auseinandersetzung mit dem Recovery-Prozess

David Molan

Es ist schwierig, Anfänge an Dingen festzumachen, die so schwer fassbar sind wie der eigene Geisteszustand, daher ist die Einweisung ins Krankenhaus ein ziemlich beliebiger Ausgangspunkt. Aber tatsächlich fingen zu dem Zeitpunkt meine Probleme an. Sechs Jahre zuvor, während meines Studiums an der Universität, begann meine Reise durch das Psychiatriesystem. Ich hatte meinen Weg genau geplant, aber mein Leben nahm einen ganz anderen Verlauf und mündete in das Leben, das ich seitdem führe. Zuerst wurde bei mir die Diagnose medikamenteninduzierte Psychose gestellt. Danach folgten solche verrückten Diagnosen wie manische Depression, schizoaffektive Störung, Schizophrenie – in Wirklichkeit Kombinationen von Diagnosen, so zahlreich und verschiedenartig wie die sich ständig erweiternden DSM-Kriterien und der Erfindungsreichtum der Psychiater sie hergaben.

Die Psychiatriesysteme, wie ich sie kennengelernt habe, und der von mir eingeschlagene Weg unterschieden sich grundlegend. Die Annahme, dass ich an einer genetisch bedingten Störung und an einem chemischen Ungleichgewicht leide (für beides gibt es keinerlei stichhaltige Beweise), hat zu meiner aktuellen Diagnose geführt und ist ein Urteil, das jeder Grundlage entbehrt. Da ich als «unheilbar» galt, durfte ich bestenfalls auf eine «Remission» hoffen. Meine Philosophie, was meine Gesundheit betrifft, basiert dagegen auf einem ganzheitlichen Ansatz, der einzige, der mir mit Blick auf mein Ziel, gesund zu werden, als sinnvoll erschien. Experimentierfreude und eine offene Zielsetzung, beides eine absolute Notwendigkeit, haben zu positiven Ergebnissen geführt in einem Klima, dem Skepsis lieber gewesen wäre. Bestimmte Menschen, die die Oberfläche meiner Welt, die Verkörperung meiner Befunde durchdringen, haben meine täglichen Praktiken, meine Einstellung und meinen Lebensstil beeinflusst.

Menschen reagieren auf mich ganz unterschiedlich. Überraschenderweise habe ich festgestellt, dass diejenigen, die keinerlei Erfahrung mit «geistiger Gesundheit» hatten außer ihrer eigenen Weltlichkeit, einen großen Einfluss auf mich ausübten und außerordentlich klug und kenntnisreich waren. Im Kontext des Gesundheitssystems bin ich nach einigem Nachdenken zu der Überzeugung gelangt, dass alle Beteiligten nur mein Bestes wollen. Es ist dieses unsägliche Erbe falscher Vorstellungen über geistige Gesundheit, diese täglich im Umgang mit Patienten und der Öffentlichkeit manifestierten haltlosen Überzeugungen aus unserer jüngsten Sozial- und Medizingeschichte, die ich jetzt hautnah zu spüren bekomme. Ich wünsche mir, dass diejenigen, die in den Krankenhäusern und im ganzen System auf der Grundlage dieser haltlosen Vorurteile handeln, eines Besseren belehrt oder zur Verantwortung gezogen werden.

Heute bin ich weniger chaotisch, obwohl mein Leben paradoxerweise weniger geplant ist als in der Zeit, bevor mein Abenteuer begann. Ich bin reifer und sicherer geworden, weil ich das Geheimnis des Lebens und die Grenzen meines Verstandes anerkenne. Die Gesundheit spiegelt die Beziehung wider, die man zu sich selbst und zu seiner Umgebung hat. Meine Gesundheit ist derzeit ziemlich gut. Ich habe Ruhe gefunden, meine Tage sind angefüllt mit Momenten, die mich glücklich machen und mich auf einen Weg führen, der darauf angelegt ist, alle nur denkbaren Kriterien eines schlechten Gesundheitszustands zu überwinden.

Als das Krankenhaussystem sich um meinen geistigen Zustand kümmerte, hatten sich die Anzeichen, dass meine Beziehung zu meiner Umgebung schlecht war, bereits verdichtet. Teile meiner Innenwelt spiegelten sich auf bizarre Art und Weise in meinen sozialen Beziehungen wider; ich war einfach nicht in der Lage, angemessen damit umzugehen. Ich nahm bis zu einem gewissen Grad wahr, in welcher Situation ich mich befand, und versuchte auf unterschiedliche Art und Weise, mich mitzuteilen, stieß aber bei Freunden und Fachleuten nur auf Unverständnis. Was da geschah, hatte ich noch nie erlebt; ich wollte es zum Ausdruck bringen, damit spielen, es leben und eine Möglichkeit haben, es festzuhalten. Ich hatte plötzlich das Gefühl, nicht in eine Umgebung zu passen, in der andere sich auf ihre Prüfungen vorbereiteten. Ich wusste nicht, wohin ich gehen oder wie ich reisen sollte, also kam ich ins Krankenhaus.

Meine Reaktion, die keine Willenskraft erkennen ließ, diente dazu, mein Leben mit den Wünschen meiner Seele in Einklang zu bringen. Ich überließ mich meinen inneren Stimmen oder temperamentvollen emotionalen Pferden, die mich in einen Zustand des Friedens und in eine schöne Bilderwelt versetzten. Dies steht im Widerspruch zu der anfänglichen, späteren und bis zu einem gewissen Grad immer noch vorhandenen Tendenz der «Kräfte des medizinischen Modells», solche Sehnsüchte zu unterdrücken, zu dämpfen und zu beseitigen. Schließlich bekam ich starke Medikamente der gut florierenden Pharmaindustrie als Allheilmittel für alle Krankheiten, die bei mir festgestellt wurden. Verbesserungen meines Zustands wurden der Medikamentenwirkung zugeschrieben; jede nachteilige Veränderung wurde zum Anlass genommen, meine Medikamente zu überprüfen. Auf alle meine Bitten, die verschriebenen Medikamente abzusetzen, bekam ich die Antwort, dies sei mit außerordentlich großen Risiken verbunden, und zum Beleg wurde auf eine beeindruckende Zahl von Diagrammen und von der Pharmaindustrie gesponserten Studien verwiesen, die die gravierenden Folgen eines solchen Vorgehens aufzeigten. Mein Wunsch, auf die starken Gifte zu verzichten, wurde als Beweis meiner Krankheit und mangelnden Einsicht in meinen Zustand gewertet, und so wurden alle meine Argumente, die ich mit meinen eigenen Worten und nicht in der Fachsprache vorbrachte, diskreditiert. Verständlich, dass der Glaube an chemische Mittel zur Heilung von Krankheiten so stark und unerschütterlich ist, wenn man sich vor Augen hält, dass die Theorie, geistige Zustände seien einzig und allein auf physikalische und organische Vorgänge zurückzuführen, die Geburtsstunde der Psychiatrie einläutete.

Düstere Prognosen über meine Zukunft, die auf fragwürdigen Studien basieren, denen zufolge eine vollständige Genesung für die meisten eine Illusion ist, verloren an Bedeutung. Ich hielt mich an die positiven Berichte der wenigen, die es geschafft und mir den Weg als mein Schicksal vorgezeichnet haben. Ich glaube immer noch daran, dass Recovery für alle möglich ist. Mein Weg hat mich vom medizinischen Modell weggeführt. Gesundheit ist die Anwesenheit von pulsierendem Leben und nicht die Abwesenheit von Symptomen. Meine täglichen Erfahrungen mit intuitiver Selbstheilung sind als Evidenzbasis viel zu überzeugend als dass sie einfach ignoriert und auf die Formel gebracht werden können, Wohlbefinden sei die natürliche Folge meiner veränderten und verbesserten Einsicht. Sicherlich liegt wahre Gesundheit in unserem Wesen!

Es bedarf außergewöhnlicher Anstrengungen, um uns daran zu hindern, wieder gesund zu werden. Giftige Nahrung bringt die Gesundheit aus dem Lot. Auch der übermäßige Konsum von Alkohol, Zucker, Koffein, allopathischen Medikamenten und Drogen schädigt die Gesundheit. Negative Emotionen und die Unterdrückung unserer natürlichen Bestrebungen können unsere Kreativität, die nach Ausdruck verlangt, hemmen. Die Tatsache, dass so viele Menschen auf unserem überbevölkerten Planeten einsam sind, führt zu Verunsicherung, lässt Zweifel an unserem Wert und unserem Platz in der Welt aufkommen und unterdrückt unser innerstes Bedürfnis nach Gemeinsamkeit und Verbundenheit.

Sind wir schon so weit, dass Gespräche mit uns selbst, unserem höheren Selbst, ein Grund sind, jemanden zu verachten? Unser innerer Dialog weist uns den Weg durch unser Leben in dieser Welt. Könnte es sein, dass der Gemeinschaft insgesamt Schaden zugefügt wird, wenn der Einzelne hier scheitert? Wir brauchen Heilung auf globaler Ebene, und wenn jeder seine Schmerzen heilt, führt dies zwangsläufig zur Heilung auf globaler Ebene. Wir können unsere Umgebung beeinflussen! Es ist so wichtig, dass wir uns von Unterdrückung befreien und uns auf unsere natürliche Schönheit und Gesundheit zurückbesinnen. Ich weiß aus eigener Erfahrung, dass wir in uns die Tendenz zur Heilung haben, und wenn wir sie haben, können wir diesen natürlichen Prozess maximieren und selbst in Gang setzen. Mit jedem Schritt gestalten wir unseren eigenen Prozess.

Meine Reisen haben mich durch Welten geführt, die erst jetzt vertraut erscheinen. Meine Auseinandersetzung mit ihnen hat sie zu meinen eigenen gemacht. Die Reise zu beginnen, hat Mut erfordert; ich hatte Angst, da ich kaum wusste, was ich tun sollte. Gerade dies hat mich zu Lösungen, Entdeckungen und Erkenntnissen geführt, die meinen Glauben an die natürliche Heilungstendenz bestätigt haben. Ich verstehe jetzt, warum die Alternativen zu den Tabletten durch Versuch und Irrtum gefunden werden mussten. Es wäre sehr viel einfacher gewesen, wenn mir verschiedene Möglichkeiten gleich zu Anfang aufgezeigt worden wären, als ich hilflos war und Lösungen und Hilfe gebraucht hätte anstatt schockierende Erfahrungen mit Sperrvorrichtungen, Schlüsseln, Injektionen und anmaßende klinische Anspielungen auf meine defekten Gene. Tatsache ist, dass die allopathisch behandelnden Psychiater nicht wussten, was sie taten, und weder meine Erfahrungen noch die der anderen Reisenden auch nur ansatzweise verstanden. Sie sahen mich als Krankheitsfall, behandelten mich und blieben dabei auf Distanz. Das ist lächerlich, schließlich handelt es sich um einen leidenden Menschen – eine mysteriöse invasive Fehlfunktion «herauszuschneiden» kommt der Abtötung und Entfernung eines Teils meiner Seele gleich, die vor Schmerzen schreit. Als Folge der medikamentösen Behandlung kehrt Ruhe ein, es gibt keine Antwort auf die Frage, die meine Symptome stellen, keine Aussicht auf echte Gesundheit, nur Unterdrückung und Kontrolle.

Depressionen und Manien sind natürliche Reaktionen auf die Höhen und Tiefen des Lebens, die nach Ausdruck verlangen. Schizophrenie ist eine natürliche Reaktion auf die Botschaften innerer Stimmen und Führer, die sich in verschleierter Form präsentieren, weil sie sonst nicht wahrgenommen werden. Symptome können auf eine sozial verträgliche Art und Weise behandelt werden, ohne dass unser heiliger Raum verletzt wird, und dabei lernen wir, mit anderen und mit uns selbst in Harmonie zu leben.

Ich habe verschiedene Methoden benutzt, die jeder selber ausprobieren kann. Ich habe mir vorgestellt, dass sich eine hoch konzentrierte emotionale Energie in meinem Körper befindet und dass ich durch Weinen, Singen oder Ur-Geräusche (engl.: *primal noise*) Kummer und Wut auf eine strukturierte und funktionale Art und Weise auflösen kann. Zu diesem Zweck gehe ich an einen Ort, wo ich dies ungestört tun kann und diese Gefühle nicht missverstanden, sondern als das gesehen werden, was sie sind: natürliche Gefühle, die aufgestaut wurden. In diesem Kontext kann ich sie auf angenehme Art und Weise loslassen, und hinterher fühle ich mich gereinigt. So beseitige ich die Ursachen und werde langfristig emotional stabilisiert. Heute leide ich kaum noch an emotionalen Zuständen oder Stimmungen, die auf konkrete Umstände zurückzuführen sind. Meine geistige und körperliche Gesundheit ist wiederhergestellt, für mich der Beweis, dass sich durch aufgestaute Emotionen Toxine in den Zellen anreichern. Meine wiedergewonnene geistige Klarheit zeigt mir, wie effizient dieser Prozess ist. Mit der anhaltenden geistigen Klarheit sind auch mein Gedächtnis, mein Charakter und meine Jugendträume zurückgekehrt, und dies führe ich allein auf die Wiederentdeckung meiner Seele oder Katharsis zurück.

Um meinen Körper zu entgiften, wende ich verschiedene Methoden an. Eine zweitägige Entgiftung reinigt die Leber von den dort gespeicherten chemischen Stoffen, die mein Körper früher vor allem in Form von Medikamenten, Drogen und modernen Nahrungsmitteln aufgenommen hat. Dies wirkt sich nicht nur äußerst positiv auf meine Vitalität aus, sondern auch auf meine Fähigkeit, den Augenblick bewusst wahrzunehmen und die Vergangenheit loszulassen und mich so auf körperlicher, emotionaler und geistiger Ebene von Ballast zu befreien. Ich besuche regelmäßig Kurse in Yoga, Salsa-Tanzen, Chi Gong, Massage, Shiatsu und Reflexzonenmassage. All dies schafft eine Verbindung zwischen Körper und Geist und stärkt somit die Selbstwahrnehmung. Es hat viele Vorteile, sich gemeinsam mit anderen auf den Weg der Heilung zu begeben. Das Fehlen klassischer klinischer Kriterien gibt mir die Möglichkeit, mich auf die Suche nach innerer Ruhe und Harmonie zu begeben.

Meine Ernährung hat geradezu dramatische Auswirkungen auf meine Stimmung und meine geistige Verfassung. Je gesunder ich wurde, desto sensibler habe ich die Folgen dieser unglaublich starken Form der Medikation wahrgenommen und inzwischen brauche ich Nikotin, Koffein usw. nicht mehr. Darüber hinaus hat sich mein Informationsbedürfnis verändert. Der wahllose Konsum von seichten, minderwertigen Fernsehprogrammen, die zudem schädliche ultraviolette Strahlen aussenden, wurde ersetzt durch geistig anspruchsvolle, gute Filme und Theateraufführungen. Die tägliche Lektüre von destruktiven und auf emotionale Wirkung bedachten Tageszeitungen und anderen Publikationen wurde ersetzt durch Gespräche, eine angenehmere Art, sich über aktuelle Dinge zu informieren, die zudem den Vorteil bietet, dass man das Thema selbst bestimmen kann, ein Umstand, der das emotionale Klima in meiner Umgebung verbessert. Aufgezeichnete Vorträge über Selbstentwicklung, Astronomie und Sprachen verschaffen mir leichten Zugang zu einer gleich bleibenden Stimme und Struktur und machen Mentoren für mich jederzeit erreichbar. Ich benutze die Vorträge, um über die Worte des Redners nachzudenken, ich wiederhole die Worte laut und modelliere sie oder benutze sie einfach als Geräuschkulisse, um meine Stimmung subtil zu beeinflussen. All dies macht jeden Moment des Tages wertvoll und verhindert, dass meine Gedanken plan- und ziellos umherschweifen. Die Gespräche, die ich führe, drehen sich jetzt überwiegend um sinnvolle konstruktive Themen.

Mit einem Digitaldiktafon zeichne ich meine Stimme und meine Gespräche mit anderen auf, natürlich nur mit deren Einverständnis. Wenn ich mir die Gespräche später noch einmal anhöre, passiert es häufig, dass ich einen Dialog anders interpretiere. So konnte ich die Fähigkeit entwickeln, in jeder Interaktion einen anderen Standpunkt einzunehmen. Zurzeit lese ich viel über die Themen Gesundheit und Entwicklung. Die Umsetzung in die Praxis zwingt mich zur Auseinandersetzung mit Gewohnheiten und dem damit verbundenen Prozess, sie zu verändern. Die Übergangszeit wurde für mich sehr viel leichter dadurch, dass ich mehr über die Gewohnheiten lernte, speziell was die Symptome des Medikamentenentzugs betraf. Diese informativen Texte zeigten mir Möglichkeiten auf, wie ich, anstatt mir Sorgen zu machen, praktisch mit den Symptomen umgehen konnte.

Was meine sozialen Kontakte angeht, bin ich wählerischer geworden. So sind Beziehungen entstanden, die allen Beteiligten guttun und individuelle Stärken bewusst nutzen. Persönliche Konversations- und Interaktionsregeln gewähren mir größere Freiheit und Sicherheit im Umgang und bei der Arbeit mit anderen in einer Zeit, in der ich versuche, mich an mein neues Selbst zu gewöhnen.

Meine Gedanken haben sich verändert. Sie beschäftigen sich jetzt mit Fragen und Prozessen, die mir jeden Tag ein Gefühl von Begeisterung und Freude vermitteln, sodass ich nicht mehr über frühere Diskussionen oder wahrgenommene Fehler nachgrübeln muss. Dies beruht auf der Erkenntnis, dass man sich nur immer auf eine Sache konzentrieren kann. Und wenn ich die Wahl habe, warum sollte ich dann über etwas anderes nachdenken als über Themen, die mir jetzt helfen und die die Gesundheit fördern?

All dies hat mich mit einem inneren Ort «wunderbarer geistiger Gesundheit» in Verbindung gebracht, und diese Verbindung drückt sich in einer Form des Schreibens aus, die sich entwickelt hat. Ich habe gelernt, auf dem Computer blind zu schreiben. Ich schreibe einfach drauflos und nehme die Wörter und Satzstrukturen erst später wahr. Auf diese Art und Weise entstehen ganze Textseiten, als ob sie mir diktiert würden, die aber durchaus einen Sinn ergeben. Dies ist für mich eine Möglichkeit, jederzeit mit meiner Quelle oder mit dem Teil meines Selbst, der die richtigen Antworten kennt, in Kontakt zu treten. Ich weiß, dass jeder in seinem Unterbewusstsein ein Reservoir hat, das jede Erfahrung, jedes Wort und jedes Gefühl speichert und zu dem man über einen entsprechenden Stimulus Zugang finden kann. Ich bin einen anderen Weg gegangen und habe dieser enormen natürlichen Intelligenz eine Ausdrucksmöglichkeit verschafft. So haben mein Schreiben und meine innere Stimme mir geholfen, die Furcht vor meiner rebellischen Psyche, die mir eingeimpft wurde, zu überwinden. Alle Wörter und Texte, die auf diese Art und Weise entstanden sind, haben mich liebevoll unterstützt.

Solche Ergebnisse und Praktiken sind heute für mich eine Selbstverständlichkeit geworden und gehören zu meinem Tagesablauf. Ich erinnere mich gut an die Zeit, in der mir fast all diese Dinge bizarr, fremd und sicher nicht geeignet erschienen, in die Tat umgesetzt oder diskutiert zu werden; aber wenn man bedenkt, wie sehr sie zur Verbesserung meiner Gesundheit beigetragen haben, ist es kein Wunder, dass ich in Schieflage geriet. Herauszufinden, wie wertvoll diese Lektionen sind, war das Beste, was ich tun konnte.

Vor meinen ersten Krankenhauseinweisungen hatte ich Halluzinationen; Menschen waren von wunderbaren Auren aus Licht umgeben und Musik und

Natur waren mit subtilen Bedeutungen verknüpft. Irreale visuelle Wahrnehmungen werden als klinisch eingestuft und gelten nicht als Quelle echten Reichtums, die sich aus einer umfassenderen Wahrnehmung der Realität speist. Im Kontext der Psychiatrie waren diese Visionen für den Psychiater, der mich untersuchte, eine Störung, und er verordnete Medikamente und Isolation. Seitdem ich mein Gleichgewicht wiedergefunden und Kurse über Heilung belegt habe, wird mein Ansatz von meiner Peer-Gruppe sehr geschätzt, und meine oben beschriebenen Erfahrungen sind intensiver und konkreter geworden. Dies bestärkt mich in meiner Auffassung, dass solche Erfahrungen ein Aspekt einer gesunden Funktion sind, die es zu unterstützen gilt, und dass wir anderen mitteilen sollten, wie wir sie als Mittel einsetzen. Die alten Heilkünste mögen sich außerhalb der groben, undifferenzierten wissenschaftlichen Realitätswahrnehmung befinden, aber diejenigen, die sie nutzen, bestätigen immer wieder ihre Wirksamkeit. Wer braucht schon statistische Zahlen? Wer jemals Massagen bekommen hat, weiß, dass sie wirken.

Wir können unsere natürliche Intelligenz als Ressource anzapfen und nutzen. Wer dies ignoriert, kann Probleme bekommen. Unsere Außenwelt ist das Spiegelbild unserer Innenwelt; es muss so sein – wäre etwas anderes möglich? Werfen wir einen Blick auf die Zyklen unseres Wahnsinns. Wir gehen schlecht mit unserem Wasser um, aus dem wir zu 80 % bestehen, versprechen uns aber gesundheitlichen Nutzen von seiner Wirkung. Unter dem Deckmantel des technischen Fortschritts vergiften wir die Luft, die wir zum Atmen brauchen. Unsere Erde, die von nur ca. sechs Milliarden Menschen bewohnt wird, ist so verwüstet wie das Schlafzimmer eines chaotischen Teenagers. Die Folgen sind unausweichlich, wenn wir als Individuen und als Weltgemeinschaft nicht zur Einsicht kommen. Düstere Vorzeichen der Krankheit signalisieren unserem kleinen Geist, dass er endlich erkennen muss, wie wichtig das Erwachen zu unserem großen Geist ist. Wenn wir die emotional Sensiblen unterstützen, wird die Zukunft für die kommenden Generationen dann hoffnungsvoller aussehen? Die Wände, die wir bauen, sind so dünn und vermitteln die Illusion des Getrenntseins. Es gibt fähige Menschen, die sich in einem globalen Netzwerk zusammenschließen; damit sind wir dem Ziel, uns zu einer für alle nutzbringenden Gemeinschaft zusammenzuschließen, einen Schritt näher gekommen. Ganz gleich, welche Rolle Sie bei der Entwicklung des Gesundheitssystems spielen, Ihr Part ist wichtig.

Seitdem ich das Krankenhaus verlassen habe, nehme ich keine Medikamente mehr und bin auch nicht mehr stationär behandelt worden. Heute arbeite ich im psychiatrischen Bereich und helfe anderen Menschen, ihren Recovery-Weg zu gehen.

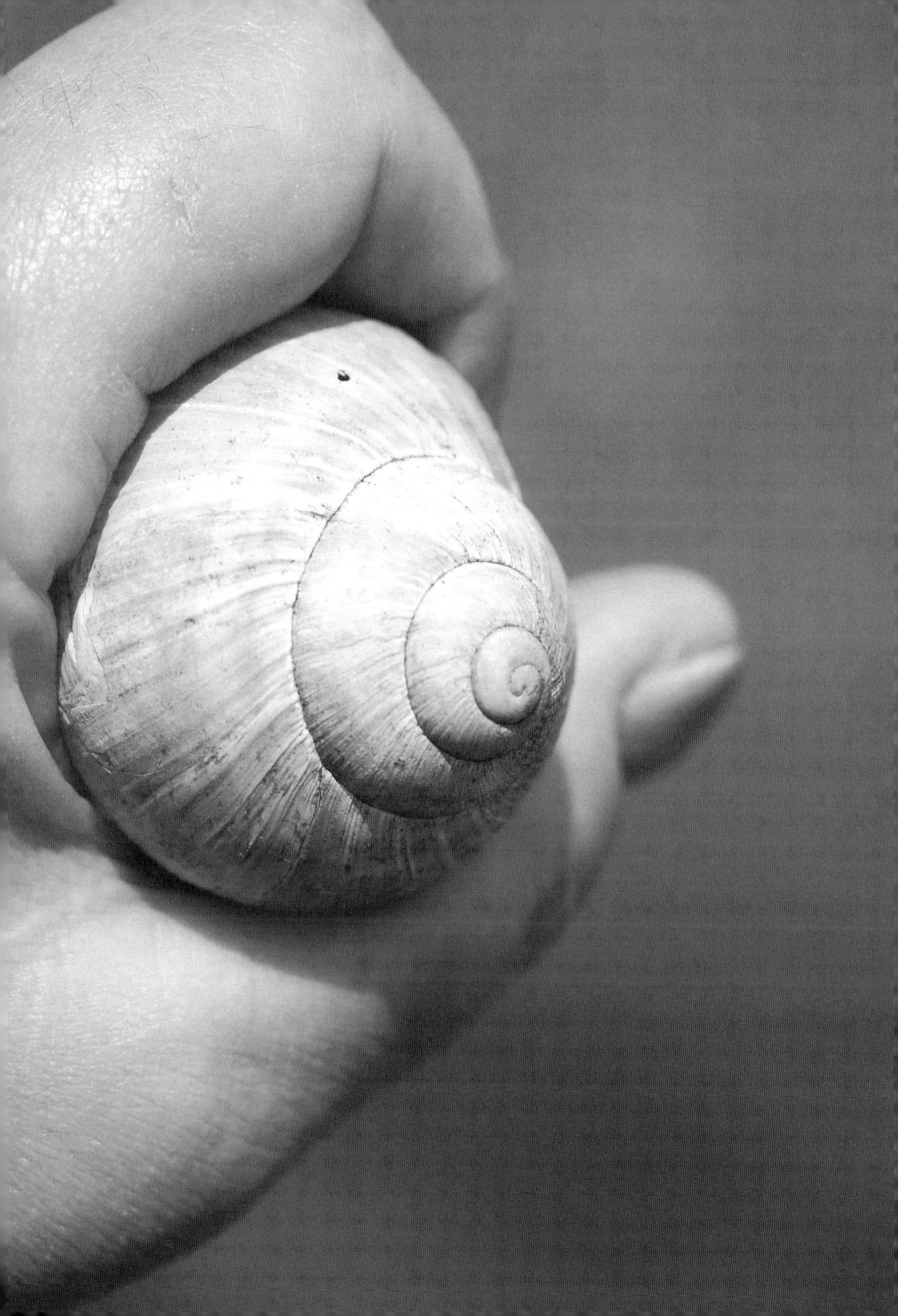

2 Das Wesen des menschlichen Leids

Wir sind uns selbst ein Rätsel.
R. D. Laing

2.1 Einleitung

Dieses Kapitel beleuchtet alternative Ansätze im Umgang mit psychischen Problemen, die Menschen mit den psychiatrischen Diensten in Kontakt bringen. Es basiert auf der Überzeugung, dass die Erfahrung einer psychischen Störung, so lähmend und problematisch sie für die Betroffenen und für die Gesellschaft auch sein mag, keine pathologische Unterbrechung des Lebensprozesses ist, die sich grundlegend von normalen menschlichen Erfahrungen unterscheidet. Ich plädiere für die Entmedikalisierung schwerer psychischer Erkrankungen, weil ich zu der Überzeugung gelangt bin, dass es für die meisten Menschen schlimme Folgen hat, wenn ihre psychische Erkrankung pathologisiert wird. Diagnosen wie z. B. eine Psychose bringen Menschen sofort mit dem Psychiatriesystem in Verbindung, leisten Stigmatisierungen und Diskriminierungen Vorschub und machen es den Betroffenen schwer, ihren Platz im Leben zu finden. «Diagnostiziert» zu werden bedroht ihre Identität, entmündigt sie, nimmt ihnen einen Großteil ihrer persönlichen Verantwortung für ihren Recovery-Prozess ab und vereitelt jeden Versuch, die Probleme im Kontext ihrer Erfahrungswelt zu verstehen. Kein Wunder, dass sich so viele Menschen gegen Diagnosen wehren, die ihre ganze Identität infrage stellen und ihr Leben in eine Zwangsjacke stecken.

Eine Überprüfung weltweiter Untersuchungen der öffentlichen Meinung hat Folgendes ergeben: Obwohl die psychiatrischen Dienste von der medizinischen Psychiatrie und der Pharmaindustrie beherrscht werden, glauben die meisten Menschen im Zusammenhang mit psychischen Störungen nicht an biologische Theorien, sondern an psychosoziale Faktoren (Read/Haslam, 2004). Ich gebe zu, dass die medizinische Psychiatrie vielen Menschen Erleichterung verschafft. Die Einstufung eines verstörenden, chaotischen und lähmenden Geisteszustands als «behandelbare Krankheit» wirkt oft außerordentlich beruhigend und hilft einigen Menschen, ihre geistige und soziale Funktionsfähigkeit wiederzuerlangen. Aber was ist eigentlich das therapeutische Element in der orthodoxen psychiatrischen Intervention angesichts der Tatsache, dass die Wirksamkeit der Neuroleptika – die Daseinsberechtigung der medizinischen Psychiatrie – ernsthaft in Zweifel gezogen wird (Mosher, 2003; Ross/Read, 2004)? Die Medikalisierung von psychischen Problemen und Krisen hat ihren Preis. Erstens hat sie mit hoher Wahrscheinlichkeit eine Langzeitmedikation mit all den damit verbundenen Problemen zur Folge, und zweitens müssen die Betroffenen unter Umständen ihr Leben lang unter Diskriminierungen leiden. Noch wichtiger als dies ist jedoch, dass sie den Betroffenen die allen Krisen innewohnende Chance nimmt zu lernen, sich weiterzuentwickeln und sich zu verändern.

Eines ist gewiss: Leben bedeutet Leiden. Auch wenn wir unruhige Zeiten als Ausnahmesituation betrachten, die Unwägbarkeiten der menschlichen Existenz bescheren jedem Menschen Höhen und Tiefen im Leben. Verluste und Traumen treten in verschiedenen Erscheinungsformen auf und sind die Prüfungen, denen wir uns im Verlauf unseres Lebens stellen müssen. Manchmal, wenn der Druck zu übermächtig und kaum zu ertragen ist, manifestiert er sich in Form von Verhaltensstörungen. Ebenso wie es in unserer Erfahrungswelt das Allgemeine und das Besondere gibt, haben auch geistige und psychische Probleme allgemeine und individuelle Ausdrucksformen. Versuche, die in Aufruhr geratene Psyche in einzelne, verbindliche, diagnostische Kategorien einzuteilen, sind letztendlich zum Scheitern verurteilt, da sie individuelle Besonderheiten und kulturelle Unterschiede nicht berücksichtigen können. Sie haben auch keine Erklärung für die Häufigkeit, mit der «pathologische» Symptome in der gesunden Bevölkerung auftreten.

Die Grenze zwischen geistiger Gesundheit und Wahn ist fließend. Nach Bentall (2003) ist es an der Zeit, die Klassifikation psychischer Störung abzuschaffen – ein Paradigma, das er für wissenschaftlich bedeutungslos hält – und stattdessen zu versuchen, die *Beschwerden*, die Menschen veranlassen, Hilfe zu suchen, zu verstehen und zu erklären. Es ist plausibel, die Gesundheit der Bevölkerung als glockenförmige Normalverteilung darzustellen, mit einem hohen Grad des Wohlbefindens am einen Ende und einem hohen Grad an Belastung und Störungen am andern Ende des Kontinuums (**Abb. 2-1**). An welchem Punkt in diesem Spektrum menschlicher Erfahrung wir uns in bestimmten Momenten unseres Lebens befinden, ist abhängig von der Interaktion einer Vielzahl von Variablen. Für östliche Philosophen ist Gesundheit gleichbedeutend mit Harmonie – einem Zustand der Gnade, der aus dem Gefühl resultiert, dass Innen- und Außenwelt absolut übereinstimmen. Wenn wir uns in einem Zustand der Disharmonie und Abspaltung befinden und von Teilen unseres Selbst, von unserer sozialen Welt, von unserem spirituellen Erbe und von der Biosphäre, die uns erhält, getrennt sind, was kann uns dann die Hoffnung geben, dass wir den Zustand des Wohlbefindens erreichen?

Die Theorie über psychische Belastungen/Störungen, die seit 20 Jahren die größte Anerkennung findet, ist das Vulnerabilitäts-Stress-Modell (Zubin/Spring, 1977). Leider hat sich die biomedizinische Psychiatrie dieses Modell zunutze gemacht, um ihre Theorie zu stützen, dass Vulnerabilität in erster Linie auf eine genetisch bedingte Störung bei der Übertragung von Neurotransmittern zurückzuführen ist. Dies verengt den ursprünglich breit angelegten Fokus in Bezug auf die Ätiologie geistiger und psychischer Probleme. In seiner ursprünglichen Konzeption postulierte das Modell, Vulnerabilität gegenüber psychischer Überforderung sei die Folge früher psychosozialer Erfahrungen, wie z. B. Traumen und gestörte Familienfunktionen. In seinem informativen Buch *Madness Explained* (2003) stellt Bentall noch einmal alle Einflüsse dar, die uns anfälliger für psychische Zusammenbrüche unter Stresseinwirkung machen. Er stützt sich auf Familienstudien, die instabile Beziehungen, Kommunikationsdevianz und heftige Gefühlsäußerungen als die Vorläufer psychischer Störungen im Erwachsenenalter ermittelt haben, und kommt zu dem Schluss, dass es stichhaltige Belege dafür gibt, dass ungünstige familiäre Beziehungs- und Interaktionsmuster das Risiko von Kindern im Entwicklungsalter erhöhen, im späteren Leben an einer Psychose zu erkranken.

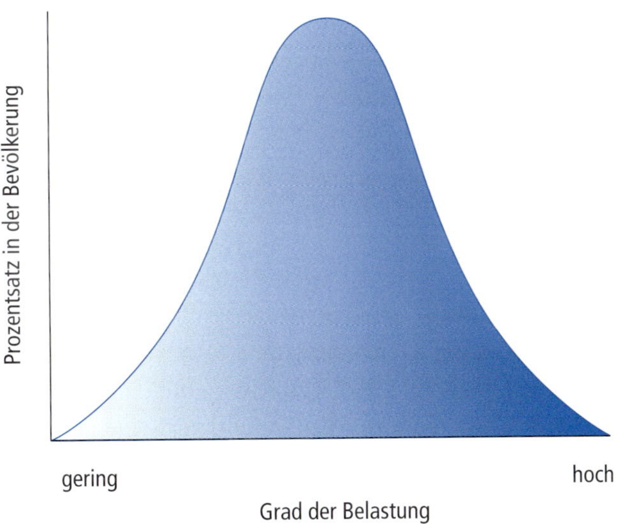

Abbildung 2-1: Darstellung der Belastungsgrade in der Bevölkerung. Studien schätzen, dass jährlich 10–25 % der Bevölkerung in Großbritannien wegen psychischer Probleme Hilfe suchen. Davon leiden 2–4 % an schweren und lähmenden Graden von Belastung (Sainsbury Centre for Mental Health, 1998).

Morrison und Kollegen (2003) ziehen nach ihrer Überprüfung der Forschungs- und theorieorientierten Literatur das Fazit, dass die meisten psychotischen Störungen die Folge von Traumen sind. Read (2004) hält es nicht für verwunderlich, dass sexueller Missbrauch, Gewalt, Vernachlässigung oder der Verlust der Eltern in der Kindheit, häufig in Kombination mit weiteren Traumen im Erwachsenenalter, genauso häufig in der Ätiologie schwerer psychischer Probleme zu finden sind wie in der Ätiologie von Störungen, die sich nicht so auffällig manifestieren. Darüber hinaus weisen die Themen der befremdlichen Gedanken und der Stimmen gewöhnlich eine Ähnlichkeit auf – was als Anzeichen einer schweren psychischen Störung gilt –, die auch zu der Art der traumatischen Erfahrung passt. In diesem Zusammenhang fällt mir ein junger Mann ein, den ich persönlich kenne und dessen Vorgeschichte durch Depressionen und Stimmenhören, Ängste und einen sehr zurückgezogenen Lebensstil gekennzeichnet ist. Der junge Mann führte seine Beschwerden auf einen sexuellen Übergriff zurück, den er im Alter von vier Jahren erlebte. Er gab an, sich nach diesem Vorfall nie wirklich sicher gefühlt zu haben, und war selbst als Erwachsener überzeugt, dass sein Peiniger «ihn irgendwo da draußen beobachtete und auf ihn wartete». Die Stimmen, die ihn ständig begleiteten, waren laut und zahlreich und sie schienen das zu repräsentieren, was seiner Art und Weise, in der Welt zu sein, fehlte. Der junge Mann deutete sie zutreffend als die Stimmen von «jungen Burschen, die nie ein richtiges Leben hatten» und durch ihn leben wollten. Passenderweise kritisierten die Stimmen oft seinen inaktiven, zurückgezogenen Lebensstil.

Die Tatsache, dass die Forschung sich seit einigen Jahren ausschließlich auf die Untersuchung genetischer und biochemischer Faktoren konzentriert, hat eines der häufigsten ätiologischen Merkmale gravierender psychischer Belastungen in den Hintergrund gedrängt, nämlich die soziale Dimension menschlicher Erfahrungen. Es gibt stichhaltige Beweise für einen ursächlichen Zusammenhang zwischen Armut, Ethnie, Geschlecht und gravierenden psychischen Belastungen. Armut beeinflusst das Leben vieler Menschen. Selbst in Gesellschaften, in denen die Bevölkerung im Allgemeinen genug zu essen und ein Dach über dem Kopf hat, gibt es Deprivation und Benachteiligung, die die Herausforderungen des Lebens beträchtlich verschärfen. Es ist eine unbestreitbare Tatsache, dass psychische Beschwerden und körperliche Krankheiten häufiger in armen als in reichen Gesellschaftsschichten auftreten. Neuere Studien über Armut bestätigen frühere Befunde und verweisen übereinstimmend auf einen ursächlichen Zusammenhang zwischen urbaner Deprivation und der Prävalenz von Psychosen (Rushing/Ortega, 1979). Armut erniedrigt und entmündigt die Betroffenen. Sie vermindert ihre Selbstachtung und ihren Zugang zu Ressourcen, die für das emotionale Wohlbefinden wichtig sind, und konfrontiert sie mit unangenehmen Lebensbedingungen, einer höheren Kriminalitätsrate und antisozialem Verhalten. Read (2004) erläutert den

Kreislauf der Unterdrückung, der in Gang gesetzt wird, wenn Menschen mit dem Psychiatriesystem in Berührung kommen. Die sozialen Aspekte ihres Lebens werden selten adäquat berücksichtigt, und die Armen werden schneller hospitalisiert und als psychotisch eingestuft als wohlhabende Bürger aus der Mittelschicht. Dies trägt dazu bei, dass sie weiter entmündigt werden, ihre Selbstachtung sinkt, ihre Aussicht auf einen Arbeitsplatz sich verringert und ihre Freunde und Angehörigen sich von ihnen distanzieren. Reads Fazit: «Es ist sehr entmutigend, dass Experten armen machtlosen Menschen, die unter ihren Belastungen zusammenbrechen, erklären, irgendetwas stimme nicht mit ihrem Gehirn, und sie mit ihren Diagnosen, Medikamenten und ihren Elektrotherapien noch tiefer in die Machtlosigkeit, Hoffnungslosigkeit und Einsamkeit treiben» (S. 168).

Der Diskurs über schwere gesundheitliche Beeinträchtigungen in unserer Kultur ist geprägt von einer ethnozentrischen westlichen Sicht, die solche Beeinträchtigungen als Störungen ansieht, die in dem Individuum selbst liegen. Diese Krankheitshypothese ist so dominant, dass sie nicht weiter hinterfragt und offiziell als Grundlage einer professionellen, expertenkontrollierten Betreuung und Behandlung anerkannt wird. Viele Menschen halten die Auffassung, eine gesundheitliche Beeinträchtigung sei eine Krankheit, die von Gesundheitsfachleuten behandelt werden kann, für wichtig und richtig, während sie Menschen aus anderen Kulturen eher fragwürdig erscheint. Darüber hinaus begegnen Menschen afro-karibischer, afrikanischer und asiatischer Herkunft im Psychiatriesystem in Großbritannien immer noch Rassenvorurteilen, mangelnder Rücksichtnahme auf kulturelle Belange und restriktiven Praktiken, weshalb sie sich begreiflicherweise weigern, die psychiatrischen Dienste in Anspruch zu nehmen (Fernando, 1995; Bhugra/Bahl, 1999).

Es ist leicht einzusehen, dass bestimmte psychische Erkrankungen mit der Kultur zusammenhängen und dass gesundheitliche Beschwerden bei ethnischen Minderheiten mit dem tagtäglichen versteckten Rassismus zu tun haben, der trotz eines halben Jahrhunderts Multikulturalismus in Großbritannien immer noch ziemlich verbreitet ist. Die Literaturüberprüfung von Sharpley et al. (2001) zeigt, dass in England lebende Menschen afro-karibischer Herkunft unter sozialer Benachteiligung und Rassismus leiden und deshalb eine geringe Selbstachtung haben, ein Faktor, der im Hinblick auf die weite Verbreitung von Psychosen in dieser Ethnie eine wichtige Rolle spielt. Auch die kulturellen Konflikte von Kindern aus Migrantenfamilien, die in Großbritannien aufgewachsen sind und sich einerseits zu westlichen Werten hingezogen fühlen und andererseits auf Familientraditionen und -überzeugungen Rücksicht nehmen müssen, sind leicht nachzuvollziehen. Fernando plädiert dafür, eine Kultur nicht als etwas Statisches anzusehen, sondern als Entwicklungsprozess, der sowohl vom sozialen und familiären Kontext als auch von Traditionen beeinflusst wird. Wenn wir gesundheitliche Beeinträchtigungen verstehen wollen, müssen wir also die individuellen Erfahrungen eines Menschen und seiner Familie und sein kulturelles Erbe einbeziehen.

Es ist unglaublich, dass nach 50 Jahren Feminismus die psychischen Bedürfnisse von Frauen immer noch nicht ausreichend berücksichtigt werden. Frauen leiden doppelt so häufig unter Ängsten und Depression wie Männer – eine Tatsache, die in direktem Zusammenhang mit ihren sozialen Erfahrungen steht. Wie das Department of Health (2002a) auf der Grundlage von Forschungsbefunden festgestellt hat, sind Frauen viel häufiger als Männer von Armut und Arbeitslosigkeit betroffen und sie arbeiten häufiger im Niedriglohnbereich. Frauen sind eher sozial isoliert, besonders als alleinerziehender Elternteil, und sie sind sehr viel eher als Männer häuslicher Gewalt, Misshandlungen und sexuellen Übergriffen ausgesetzt, Faktoren, die psychischen Problemen Vorschub leisten. Trotzdem «interessiert sich die Psychiatrie im Allgemeinen kaum für die sozialen Auswirkungen von Armut, Sexismus, Rassismus, Erziehungsproblemen, sexuellem Missbrauch und Gewalt auf das Leben von Frauen. All dies erklärt einen Großteil der seelischen Belastungen, aber da ein oberflächlicher Ansatz nie zu den wirklichen Ursachen vordringt, treten die Belastungen eben immer wieder auf» (zitiert in *Women's Mental Health*, Department of Health, 2002a: 23).

Die eigentliche Ursache jeder psychischen Störung ist Angst, und die Art und Weise, wie wir mit dieser Angst umgehen, bestimmt die Art und den Verlauf der Erkrankung. Angst ist zunächst einmal ein psychobiologischer Überlebensmechanismus, der uns veranlasst, auf eine konkrete Gefahr mit Kampf, Flucht oder Erstarrung zu reagieren. In der heutigen Zeit ist eine unmittelbare Bedrohung unseres physischen Überlebens zumindest in den entwickelten Ländern dieser Welt eher selten. Aber unser psychisches Überleben ist ständig in Gefahr, und wir müssen sehr viel geschickter und reaktionsfähiger sein als unsere Vorfahren, um mit dem modernen Leben zurechtzukommen. Was bedroht wird, ist unsere Persönlichkeit. Unsere Aufgabe im Leben ist es, unser Potenzial als Menschen zu entfalten und die sich entwickelnden Facetten unseres Selbst zu einem harmonischen Ganzen zu integrieren. Vieles kann diesen Prozess stören und Disharmonie und Desintegration nach sich ziehen, besonders dann, wenn Selbstakzeptanz und Selbstachtung das sich entwickelnde Selbst nicht ausreichend stabilisieren. Je stärker unser Selbstwertgefühl aus unserer inneren Einstellung zu uns selbst resultiert, desto besser können wir uns als Menschen entwickeln und wachsen. Wenn wir in den Entwicklungsjahren jedoch auf stabile und innige Beziehungen zu unseren Bezugspersonen verzichten mussten und somit nicht genug Selbstachtung entwickeln konnten, dann ist unser Selbstwertgefühl abhängig von der Zustimmung anderer und von Statussymbolen. Wir reagieren empfindlicher auf Ablehnung, Enttäuschung, Verlust und Misserfolg und versuchen, die Achtung anderer durch gefälliges Verhalten zu gewinnen, anstatt uns so zu geben, wie wir wirklich sind. Ganzsein bedeutet, dass wir nicht nur unsere guten, sondern auch unsere negativen Seiten akzeptieren, denn wenn wir unseren Schatten nicht annehmen, sind wir als Menschen in unserer Art und Weise, in der Welt zu sein, nicht authentisch.

Je länger medizinische Modelle den Umgang mit psychischen Problemen bestimmen, desto mehr werden die Ursachen dieser Probleme verschleiert. Es besteht kein Zweifel daran, dass die Ursachen schwerster psychischer Störungen nicht nur Traumen sind, sondern auch die kleinen, tagtäglichen «seelischen Verletzungen», wie Anthony Trollope sie nennt. Wie wir im nächsten Kapitel, «Wege in Richtung Recovery», sehen werden, kann der Prozess, ein Patient zu werden, durchaus eine Rolle bei dieser Art von Traumatisierung spielen. Menschen, die am Rande der Desintegration stehen, hatten vermutlich nicht die Chance, sich im Kontext liebevoller Beziehungen zu entwickeln. Sie haben wahrscheinlich immer eine tiefe Unsicherheit und oft verstörende Orientierungslosigkeit in Bezug auf ihre Person, ihre Erfahrungen und ihr Verhalten empfunden – R. D. Laing bezeichnet dies als ontologische Unsicherheit. Das Psychiatriesystem verschlimmert diese Orientierungslosigkeit und Unsicherheit unwissentlich durch die Mystifizierung der Diagnose und durch den Betreuungs- und Behandlungsprozess. Was Menschen in ihrem bedrohlichen Gefühlschaos brauchen, ist Sicherheit und Stabilität und die Chance, ihre Erfahrungen zu verstehen. Es muss niederschmetternd für einen Menschen sein zu erfahren, dass seine für real gehaltene Erfahrung eine Krankheit ist, die stationär mit Medikamenten behandelt werden muss. Kein Wunder, dass es Proteste gibt! Letztendlich ergeben sich die Menschen in ihr Schicksal, nehmen ihre Medikamente, werden zu Schlafwandlern, behalten ihre Erfahrungen für sich und werden schließlich entlassen. Wie nicht anders zu erwarten, wird dann ein entmutigender und entmündigender Kreislauf von Rückfällen in Gang gesetzt. Viel vernünftiger wäre es doch anzuerkennen, dass der Kampf dieser Menschen eine Übergangssituation ist, die sie zu einer Lebensweise auffordert, die Harmonie und Gesundheit fördert. Was diese Menschen brauchen, ist eine Recovery-Umgebung, die sie auf ihrem Weg zu geistiger Gesundheit stärkt und unterstützt. Sie brauchen andere Menschen, die sie auf ihrer Entdeckungs- und Recovery-Reise begleiten; eine Reise, die ihnen die Bedeutung ihrer Probleme enthüllt; eine Reise, die ihr Selbstgefühl stärkt; eine Reise, die sie in ein sinnerfülltes und wertvolles Leben zurückführt.

Ist es möglich, psychische Störungen nicht als Krankheit, sondern als Geschenk zu sehen, das uns die Chance bietet, Zugang zu dem Reichtum unseres wahren Selbst zu finden, egoistische Bestrebungen zu überwinden und uns mehr zu dem Menschen zu entwickeln, der wir sind? Kann unsere Fähigkeit, tiefes Leid oder überschäumende Freude zu empfinden, Stimmen zu hören oder befremdliche Gedanken zu denken, uns menschlicher machen – uns zu Reisenden in die Tiefen unserer Psyche werden lassen? Ist es möglich, dass wir von dieser Reise zurückkehren mit reicheren und tieferen Erkenntnissen, die uns zeigen, wer wir sind und was es bedeutet, ein Mensch zu sein, und die unsere Art und Weise, in der Welt zu sein, prägen? Kay Redfield Jamison, Psychiatrieprofessorin an der Johns Hopkins University School of Medicine, hat ein tiefgründiges und aufschlussreiches Buch über ihre bipolare Störung geschrieben. Im Epilog schildert sie mit eloquenten Worten das Geschenk, ihre Erkrankung:

> Ich bin ehrlich davon überzeugt, dass ich dadurch mehr und tiefer gefühlt habe; mehr und intensivere Erfahrungen hatte; mehr geliebt habe und mehr geliebt wurde; mehr gelacht habe, oft weil ich häufiger geweint habe; nach dem Winter den Frühling mehr geschätzt habe; den Tod hautnah erlebt und ihn wie auch das Leben mehr geschätzt habe; das Edelste und das Abgründigste in den Menschen gesehen und langsam die Bedeutung von Fürsorge und Loyalität verstanden habe und wie wichtig es ist, Dinge durchzustehen …
>
> Selbst in den tiefsten Tiefen meiner Psychose – wenn ich Wahnideen und Halluzinationen hatte und völlig außer mir war – war mir bewusst, dass ich neue Bereiche in meiner Seele und in meinem Herzen fand. Einige dieser Bereiche waren fantastisch und schön, sie raubten mir den Atem und gaben mir das Gefühl, ich könnte jetzt sterben und die Bilder würden mich tragen. Andere waren grotesk und hässlich, und ich wollte sie am liebsten vergessen und nicht mehr sehen. Aber diese neuen Bereiche waren immer da – auch als ich wieder ich selbst war und der Medizin und der Liebe dankbar war für dieses Selbst – und ich kann mir nicht vorstellen, des Lebens überdrüssig zu werden, weil ich um diese grenzenlosen Bereiche mit ihren grenzenlosen Möglichkeiten weiß. (Jamison, 1993)

Viele Menschen, die unter extremen und gravierenden Belastungen zu leiden hatten, würden diese Erfahrungen trotz des damit verbundenen Leids nicht als Unglück oder Krankheit ansehen, die behandelt und eingedämmt werden müssen, sondern als Teil ihres Menschseins und als Begleiterscheinungen menschlicher Erfahrungen, die das Selbst stärker, einfühlsamer, harmonischer und kreativer machen. Da die medizinische Psychiatrie diesen Prozess gewöhnlich unterdrückt und psychische Belastungen und Störungen auf eine behandelbare Krankheit reduziert, haben viele Menschen, die das Psychiatriesystem überlebt haben, die Chance der Entwicklung und Reifung erst erkannt und wahrgenommen, als sie die Kontrolle über ihr Leben wiedergewonnen hatten und in der Lage waren, dem Ruf zu folgen, sich auf die Recovery-Reise zu begeben.

2.2 Erfahrene Stimmen – eine persönliche Auseinandersetzung mit dem Recovery-Prozess

Janet Russel

Als ich 60 wurde und über mein Leben nachdachte, kam ich zu dem nicht sehr originellen Schluss, dass ich die Summe all dessen bin, was sich in meinem Leben ereignet hat. Aus dem Kind, das ich einmal war, musste zwangsläufig die stumme, isolierte, übergewichtige Frau werden, die, mit Medikamenten vollgepumpt und sabbernd, tagein tagaus in einer Ecke auf der Station des örtlichen psychiatrischen Krankenhauses saß. Dreizehn Jahre zuvor war ich in diese Existenz eingesperrt worden, aus der anscheinend kein Weg in die Außenwelt führte.

Ich war ein Einzelkind, ein etwas eigenartiges, einsames Mädchen, das lieber seine Nase in Bücher steckte oder Geschichten und Begleiter erfand, als sich dem Risiko auszusetzen, mit echten Menschen in Kontakt zu kommen. Ich hatte Freundinnen, konnte aber immer nur eine verkraften. In der Schule war ich ein Überflieger, aber nur deshalb, weil ich die meiste Zeit meiner Jugend mit Pauken verbrachte. Ich wusste, dass ich anders war, unattraktiv und nicht gerade liebenswert, und dass ich nur dann glänzen konnte, wenn ich gut in der Schule war. Ich musste die Beste sein, der zweite Platz war nicht gut genug.

Ich wurde Lehrerin. Kurz nachdem ich meine Ausbildung abgeschlossen hatte, heiratete ich einen Kommilitonen. Ich wusste, das war ein Fehler, denn mir war klar, dass er labil, brutal und egozentrisch war. Aber ich heiratete ihn aus Dankbarkeit und weil ich wusste, dass mich ohnehin kein anderer wollte. Seine ständigen physischen und emotionalen Gewalttätigkeiten gegen mich zerstörten das bisschen Selbstachtung, das ich noch hatte. Die «Melancholie» meiner Jugend wuchs sich zu einer schweren Depression aus. Während meines zweiten Krankenhausaufenthalts wurde ihm klar, dass ich ihm nichts mehr zu bieten hatte, und er verließ mich. Mir erschien das völlig in Ordnung, ich hatte es verdient und es war zu erwarten.

Zu dieser Zeit arbeitete ich nicht mehr als Lehrerin, da ich dem Druck nicht standhalten konnte, und nahm eine gut dotierte, aber geisttötende Arbeit im öffentlichen Dienst an. Ich versuchte, mit meinem Leben alleine klarzukommen. Bald jedoch stellte ich fest, dass der Milchmann meine Mich vergiftete und dass ständig jemand gegenüber meinem Haus stand und mich auf Schritt und Tritt beobachtete. Schließlich wurde ich in eine psychiatrische Klinik eingewiesen, wo ich mich in den folgenden sieben Jahren häufiger aufhielt als zu Hause. Ich verlor natürlich meinen Job. Aus der intelligenten berufstätigen Frau war ein Nichts geworden. Die wenigen Bekannten, die ich hatte, zogen sich zurück, und ich war völlig isoliert. Meine Familie unterstützte mich zwar, war aber ziemlich konfus und hilflos.

In den 1970er-Jahren bekam ich eine Unmenge von Medikamenten in jeder nur denkbaren Kombination. Die meiste Zeit war ich gar nicht richtig klar im Kopf. Dreimal pro Woche wurde ich in den Frauenschlafsaal gebracht, wo Dutzende mit einer Elektrokrampftherapie (EKT) behandelt wurden. Bei den wöchentlichen Stationskonferenzen war ich von psychiatrischem Personal und Fachleuten umgeben, die alle viel über meine Fortschritte oder das Gegenteil zu berichten hatten. Man sprach über mich, aber nie mit mir, und mir war es nicht erlaubt, etwas zu sagen. Gewöhnlich erkundigte sich der Arzt in barschem Ton nach meinen Fortschritten. Wenn die Antwort negativ ausfiel, bellte er sofort zurück: «Geben Sie ihr noch einmal sechs (oder 12, oder 20) Einheiten.» Aber die EKTs wirkten sich negativ auf meine Depression und auf meine Denk- und Funktionsfähigkeit aus.

Gegen Ende der 1970er Jahre erlebte ich innerhalb weniger Wochen mehrere traumatische Ereignisse. Ich war von den Medikamenten so benebelt, dass ich nicht fähig war, eine Sache zu Ende zu denken. Das Krankenhauspersonal war von seiner Ausbildung her nicht in der Lage, mit den Patienten Gespräche zu führen oder sie auch nur als Menschen zu betrachten. Eines Nachmittags tauchte ich gerade so weit aus meinem Dämmerzustand auf, dass es mir gelang, eine riesige Fensterscheibe im Essbereich zu zertrümmern. Bald darauf wurde ich in einen durch Fensterläden verdunkelten Raum gesperrt, in dem sich nur eine Matratze, eine Decke und eine Bettpfanne befanden. Man sagt mir, ich sei dort bis zum nächsten Morgen geblieben. In jener Nacht hörte ich Stimmen, die mir sagten, wie boshaft, wertlos und ekelhaft ich sei und dass ich einen schlechten Einfluss auf die Welt hätte.

Heute, 27 Jahre später, höre ich die beiden Stimmen immer noch. Sie sind da, wenn ich morgens aufwache, und sie sind da, wenn ich abends schlafen gehe. Es ist schwer, meine Gefühle in jener Nacht zu beschreiben, als ich sie zum ersten Mal hörte. Ich war völlig verängstigt, allein, verzweifelt, mir war kalt, und ich fühlte mich unwohl. Niemand konnte von außerhalb des Raumes mit mir sprechen. Ich stand zu sehr unter dem Einfluss von Medikamenten, um eine vernünftige Erklärung für die Stimmen zu finden. Sie waren – und sind es immer noch – völlig real. Dass sie mir Dinge über mich sagten, die ich bereits wusste, machte sie noch beeindruckender und absolut glaubwürdig. Sie sagten mir, die Welt würde infiziert und letztendlich zerstört werden, wenn ich mich nicht töten würde. Bis die Tür am nächsten Morgen geöffnet wurde, stand ich entsetzliche Qualen durch. Die Stimmen verboten mir, irgendjemandem von ihnen zu erzählen, und ich hielt mich fast zehn Jahre daran.

In den 1980er-Jahren entschloss ich mich, das Krankenhaus zu verlassen. In den folgenden sieben Jahren eroberte ich mir ein Stück Normalität zurück. Meine Medikamente wurden abgesetzt, und ich konnte wieder klar denken. Ich hatte verschiedene schlecht bezahlte Jobs, bevor ich dann eine interessantere Arbeit mit mehr Verantwortung und nette Arbeitskollegen bekam. Ich freundete mich mit einigen an. Ich engagierte mich in der Kirche und leitete schon bald einige Organisationen, speziell für junge Leute. Es waren harte Zeiten, aber die neuen Freunde, das Gefühl, wertvoll zu sein und etwas zu leisten, sowie mein christlicher Glaube, der immer stärker wurde, halfen mir, weiterzumachen.

Mein Erfolg war jedoch auch mein Untergang. Ich bürdete mir immer mehr auf und war schließlich erschöpft und ausgebrannt. Ich machte meine Arbeit gut, verlor aber mein Selbstvertrauen, kam nicht mehr klar und überlebte nur, weil meine Arbeitskollegen mich deckten. Die Stimmen meldeten sich ständig, laut und deutlich. Ich bekam schreckliche Angst, was passieren würde, wenn ich ihren Befehlen nicht folgte. Kurz darauf wurde ich wieder in eine psychiatrische Klinik eingewiesen, und es war, als hätte es die Fortschritte der zurückliegenden Jahre nie gegeben.

Ich blieb fast die ganzen folgenden viereinhalb Jahre im Krankenhaus. In dieser Zeit verlor ich meine Arbeit und die meisten meiner Freunde. Ich wurde genauso therapiert wie früher – mit Medikamenten. Ich bekam Neuroleptika in immer höheren Dosierungen, die aber keinerlei Auswirkungen auf die Stimmen hatten. Ich wurde durch die Medikamente bloß lethargisch, dick und denkunfähig. Ich saß immer nur in einer Fensternische, sprach nicht, tat nichts, hörte nur den Drohungen und spöttischen Bemerkungen der Stimmen zu. Meine «Behandlung» übernahm ein anderer Arzt, der entschlossen war, mir zu «helfen», koste es was es wolle. Mir wurden EKTs und verschiedene «unübliche» Therapien verordnet, wie z. B. Abreagieren und Schlafentzug. Weder habe ich zugestimmt, 72 Stunden am Schlafen gehindert zu werden, noch wurde mir Sinn und Zweck dieser Behandlung erklärt. Der einzige spürbare Effekt war der, dass die Stimmen noch bösartiger und lauter wurden. Zu allem Überfluss führte die Langzeiteinnahme der hoch dosierten Neuroleptika dazu, dass ich eine tardive Dyskinesie entwickelte. Ich sabberte und zitterte so sehr, dass ich oft nicht aus der Tasse trinken konnte; ich schlurfte wie ein Rentner; ich verzog mein Gesicht so stark, dass es meiner Mutter peinlich war, mit mir nach draußen zu gehen. Aber all das machte niemandem auch nur das Geringste aus, nur mir, und ich war eine Unperson. Mein größter Wunsch war, mit jemandem über meine Gefühle sprechen zu können. Doch immer, wenn ich versuchte, mit dem Personal über meine Stimmen zu sprechen, bekam ich zu hören: «Wir reden nicht über Dinge, die es nicht gibt. Wenn Sie aufhören, Unsinn zu reden, kommen wir wieder.»

Zu guter Letzt wurde ich an einen anderen Arzt überwiesen, der, vermutlich aus lauter Verzweiflung, zustimmte, die Medikamente schrittweise abzusetzen. Ich wurde in die Rehabilitationseinheit geschickt und über sieben Monate von den Tabletten entwöhnt. Nach einigen Monaten fing ich an, mich wieder lebendig zu fühlen. Langsam nahm ich die Welt um mich herum wieder wahr.

Ich fühlte mich wie neugeboren. Ich konnte mir etwas kochen und mich ein bisschen mit Computern und Tischlerarbeiten beschäftigen. Ich war wieder eine Person. Am 15. Juni 1993 wurde ich aus dem Krankenhaus entlassen und begann ein neues Leben.

Mein Leben war nicht leicht. Manchmal waren die Stimmen so übermächtig, dass ich meinte, ihnen gehorchen zu müssen. Ich arbeitete mehrere Jahre mit einem Kunsttherapeuten; er war der erste Mensch, der mir zuhörte. Das einzige, was mir während meiner Rehabilitation wirklich half, war die Beziehung zu meinem Therapeuten in dem Beschäftigungszentrum, in das ich ging. Er zeigte sich interessiert an den Stimmen, und wir unternahmen zusammen eine Entdeckungsreise, die uns mit dem Hearing Voices Network in Kontakt brachte. Wir nahmen an Konferenzen und Workshops teil und diskutierten stundenlang. Ich untersuchte jeden Aspekt der Stimmen – ihr Geschlecht, ihr Alter, ihre Persönlichkeit, was sie ärgerte und freute, wann sie am aufdringlichsten waren. Sie wurden mir so vertraut, dass sie nicht mehr so unheimlich und bedrohlich auf mich wirkten. Ich fand Strategien, die mir halfen, sie in den hintersten Winkel meines Gehirns zu verbannen, damit sie nicht so zudringlich waren. Ich hatte das Gefühl, mehr die Kontrolle zu haben und ihnen nicht so hilflos ausgeliefert zu sein. Ich empfand es als große Erleichterung, dass die Stimmen ernst genommen und ihre Realität anerkannt wurden. Mein Therapeut ließ mir unendlich viel Zeit, schenkte mir Aufmerksamkeit und unterstützte mich vorbehaltlos. 1997 hatte ich noch einen schrecklichen Zusammenbruch, und er saß, während die Stimmen mich attackierten, stundenlang bei mir im Wohnzimmer. Er unterstützt mich auch heute noch, allerdings auf einer anderen Ebene. Ich hatte auch das Glück, fast drei Jahre von einem wirklich außergewöhnlichen Psychologen begleitet zu werden, der mir auf sehr rücksichtsvolle Art und Weise half, mich selbst zu verstehen und sogar ein wenig zu lieben.

Ich begann mit kreativem Schreiben, was ich immer schon nebenbei getan hatte, und schrieb viele Gedichte. Eigenartigerweise bin ich dankbar, dass ich die Möglichkeit hatte, den «Grund meines Selbst» auf eine Art und Weise zu berühren, wie es nur wenige Menschen können. Die Gedichte waren sehr lebendig und voller außergewöhnlicher Bilder und schmerzlicher Gefühle. Literarisch waren sie nicht sehr bedeutend, aber sie zu schreiben war eine Therapie für mich und hat mir geholfen, mich selbst zu verstehen. Ich belegte einen Kurs und fing an, «richtig» zu schreiben. Meine Arbeit war sicher literarisch wertvoller, aber in der relativ ruhigen Zeit der letzten Jahre ist es mir nie wieder gelungen, an die Intensität der ersten Gedichte anzuknüpfen. Ich schloss die Ausbildung mit einem hervorragenden Diplom in kreativem Schreiben ab – eine hochgeschätzte Auszeichnung.

Kurz nachdem ich mithilfe des Shaw Trust das Krankenhaus verlassen hatte, fand ich eine Teilzeitarbeit im Stadtrat, die ich sechs Jahre ausübte. Danach arbeitete ich vier Jahre als Helferin in einem Team, das sich ehrenamtlich in der Gemeindepsychiatrie engagierte. Diese Arbeit, so anstrengend sie zeitweise war, hat mir enorm viel gegeben, und manchmal fühlte ich mich besonders dazu berufen. Ich habe sie erst vor Kurzem aufgegeben, um mich um meine alten und kranken Eltern zu kümmern, eine Aufgabe, für die ich sehr dankbar bin und von der ich niemals glaubte, sie übernehmen zu können. Dass ich die Möglichkeit hatte zu zeigen, dass ich regelmäßig und effizient arbeiten, an der Universität studieren und erfolgreich schreiben kann, hat meine Selbstachtung erheblich verbessert. Ich habe das Gefühl, jetzt mehr Kontrolle über mein Leben zu haben. Ich bin verletzlich, aber eigenartigerweise macht mich diese Verletzlichkeit stark und unbesiegbar.

Heute weiß ich, dass mein Leben anders verlaufen wäre, wenn ich, als ich 1969 das erste Mal «krank» wurde, eine Gesprächstherapie und Unterstützung bekommen hätte und nicht durch Unmengen von Medikamenten zerstört worden wäre. Gute Beziehungen und individuelle Unterstützung sind lebenswichtig. Mittlerweile ist mir klar, dass meine lang gehegte Überzeugung, dass ich den Stimmen auf Gedeih und Verderb ausgeliefert bin, falsch ist. Sie sind immer noch sehr «real» und oft auch problematisch; ich würde nicht behaupten, «geheilt» zu sein, oder bestreiten, dass weitere psychotische Episoden folgen könnten. Aber ich weiß, dass die Stimmen eine Manifestation meiner Selbstwahrnehmung sind und dass ich ihren Anordnungen nicht Folge leisten muss.

Als mir im Jahre 2000 ein Psychiater sagte, ich sei niemals krank gewesen, denn sonst könnte ich nicht in dem Zustand sein, in dem ich jetzt bin, war ich verletzt und wütend. Dass er meine Stimmen als «Pseudostimmen» bezeichnete, kann ich nicht akzeptieren. Aus seiner Sicht betrachtet, hat also die Ärzteschaft 31 Jahre, sechs Fachärzte und eine Medikamentenmenge, die die Einwohner von ganz London außer Gefecht setzen könnte, gebraucht, um zu dem Schluss zu gelangen, dass mit mir alles in Ordnung ist! Ich bin froh, dass ich dank meiner wiedergewonnenen Gesundheit – die ich aus eigener Kraft und mit der Unterstützung meiner Freunde zurückerobert habe – in der Lage bin, diese letzte Diagnose zu erläutern, wenn nicht gar richtigzustellen!

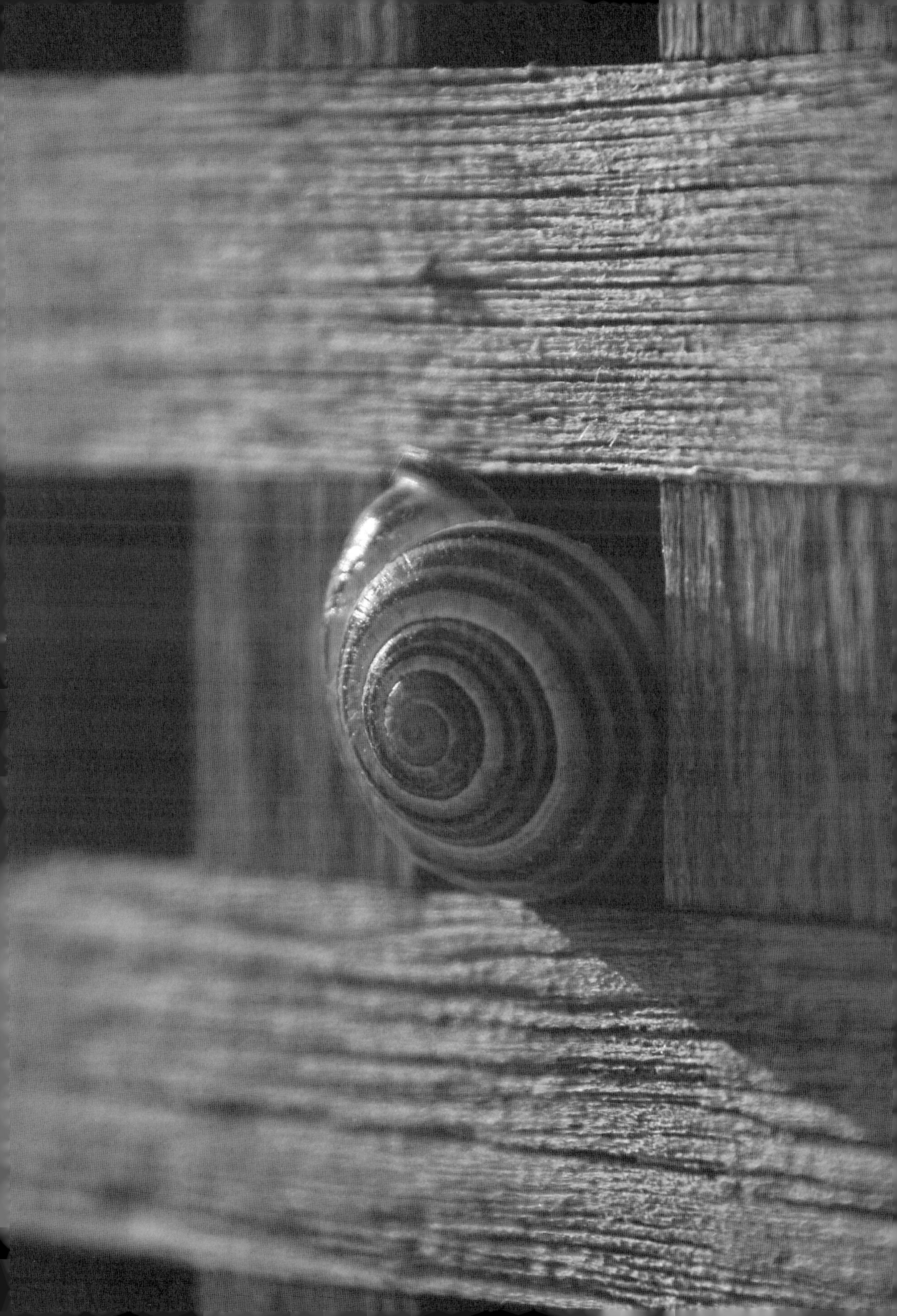

3 Wege in Richtung Recovery

Du betrittst den Wald an der dunkelsten Stelle, wo es keinen Weg gibt … Du sollst deinen eigenen Weg zum Glück finden.
Joseph Campbell

3.1 Einleitung

Die Psychiatrie der westlichen Welt ist gekennzeichnet durch therapeutischen Pessimismus, wenn es um die Auswirkungen schwerer psychischer Probleme auf das Leben hilfesuchender Menschen geht. Den meisten wird gesagt, sie hätten mit Rückfällen und einer Verschlechterung ihrer geistigen und sozialen Funktionsfähigkeit zu rechnen. Die Langzeiteinnahme von Antipsychotika gilt als die beste Möglichkeit, ein symptomfreies Leben und eine einigermaßen normale soziale Funktionsfähigkeit zu gewährleisten. Es ist immer noch so, dass Menschen nur selten als gesund angesehen werden, auch wenn sie viele Jahre frei von Symptomen sind. Dies wird dann gewöhnlich als «Remission» eingestuft. Diese skeptische Haltung gegenüber dem Recovery-Prozess wurde in den letzten zehn Jahren durch die positiven Ergebnisse von Langzeitstudien infrage gestellt, die darauf hindeuten, dass bis zu zwei Drittel der Menschen, deren psychotische Erfahrungen zu einer psychiatrischen Diagnose führten, gute Aussichten haben, ihre Gesundheit in vollem Umfang wiederzuerlangen oder eine signifikante Besserung zu erreichen (Harrison et al., 2001). Selbst dieses Ergebnis ist mit Zurückhaltung zu betrachten, da Studien sich natürlich an strengen, messbaren Recovery-Kriterien orientieren, wie z. B. an denen von Liberman et al. (2002): Abwesenheit von Symptomen über einen Zeitraum von zwei aufeinander folgenden Jahren, ein Lebensstil, der zu sozialer Teilhabe befähigt inklusive Berufstätigkeit, sowie eine unabhängige Lebensführung. Diese Kriterien erfassen jedoch nicht die subjektive Erfahrung von Wohlbefinden und gesundheitlicher Wiederherstellung – die Wiederherstellung eines sinnvollen und erfüllten Lebens trotz Anwesenheit von Symptomen und episodisch auftretenden psychischen Beeinträchtigungen in einigen Fällen

(Davidson, 2003). Auch die veröffentlichten Berichte der Nutzer und Überlebenden des Psychiatriesystems unterstützen die kritische Haltung gegenüber dem therapeutischen Pessimismus (Barker et al., 1999; Read/Reynolds, 2000; Barker/Buchanan-Barker, 2004). Aus all diesen autobiografischen Berichten lässt sich folgendes Fazit ziehen: Recovery ist ein Prozess, der es ermöglicht, persönliche Lebensziele und Ambitionen zu verfolgen und gleichzeitig die Vulnerabilität gegenüber unerträglichen psychischen Belastungen und Störungen zu akzeptieren und zu transzendieren.

Es gibt immer mehr empirische und auf Erfahrungen basierende Daten, die belegen, dass die klinische und soziale Genesung von schweren psychischen Problemen nicht nur möglich, sondern sogar wahrscheinlich ist, eine Erkenntnis, die in den letzten zehn Jahren in Amerika (Anthony, 1993) und seit Neuestem auch in Großbritannien (Department of Health, 2001) bei der Neuorientierung der psychiatrischen Dienste berücksichtigt wird. Wenn diese Umstrukturierung der Dienste mehr sein soll als nur eine Umetikettierung, dann müssen wir, die psychiatrischen Gesundheitsfachleute, sicherstellen, dass unsere Praxis auf einer humanistischen, personenzentrierten Philosophie basiert und die Qualitäten aufweist, die den Recovery-Prozess ermöglichen (s. **Kasten 3-1**).

Kasten 3-1 Die Kriterien einer Recovery-Kultur

- Die Menschen werden als Experten in eigener Sache gewürdigt.
- Ihre individuellen Fähigkeiten werden anerkannt.
- Es wird anerkannt, dass der Recovery-Prozess individuell ist und dass viele Wege zu einem guten Leben führen.
- Es wird anerkannt, dass soziale Teilhabe und uneingeschränkte Bürgerrechte Teil des Recovery-Prozesses sind und gefördert werden müssen.
- Es wird akzeptiert, dass es unterschiedliche Auffassungen über die Qualität psychischer Beeinträchtigungen gibt.
- Menschen werden in die Lage versetzt, in ihren leidvollen Erfahrungen einen Sinn zu erkennen, der für sie von Bedeutung ist.
- Den Menschen wird vermittelt, dass man sie für fähig hält, sich so zu entwickeln und zu verändern, dass ihr Leben sich verbessert.
- Es wird anerkannt, dass Vulnerabilität auch positive Aspekte hat und dass aus einem Zusammenbruch ein Durchbruch werden kann.
- Rückschläge werden als unvermeidlicher Bestandteil der Recovery-Reise gesehen und als Chance begriffen, neue Erkenntnisse zu gewinnen und sich weiterzuentwickeln und zu verändern.
- Es wird anerkannt, dass es oft schwieriger ist, die sozialen Folgen anhaltender schwerer psychischer Belastungen und psychiatrischer Diagnosen zu überwinden als das psychische Problem selbst.
- Psychiatrische Gesundheitsfachleute gelten im Kontext des Recovery-Prozesses als Helfer und Begleiter und nicht als Autoritätspersonen.

- Die Aufmerksamkeit wird nicht auf Defizite, sondern auf Stärken, Fähigkeiten, Qualitäten und Potenziale gerichtet.
- Es wird akzeptiert, dass Menschen auch ohne professionelle Hilfe gesund werden können.
- Das Recht auf Selbstbestimmung und Entscheidungsfreiheit wird respektiert.
- Es wird berücksichtigt, dass das Familiensystem und ein individuelles Unterstützungsnetzwerk für den Recovery-Prozess von großer Bedeutung sind.
- Bei der Unterstützung von Menschen während ihres Recovery-Prozesses wird auf kulturelle Belange Rücksicht genommen.
- Die Rolle der Nutzer/Überlebenden-Bewegung bei der Entwicklung und Überprüfung der Ausbildung und bei der Umstrukturierung und Überprüfung des Dienstes wird gestärkt.

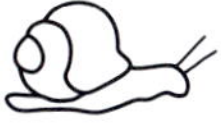

Selbsttest

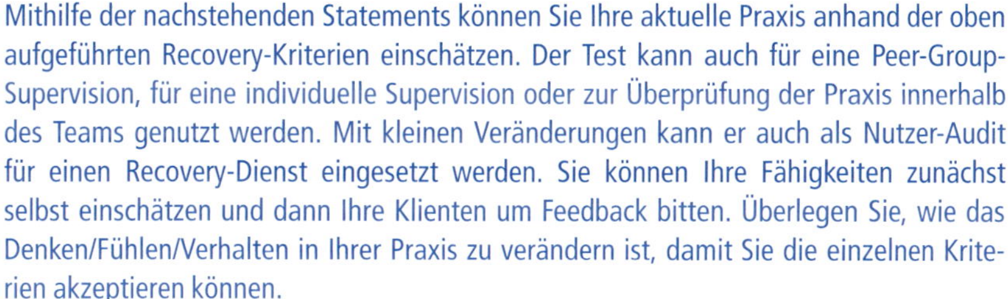

Mithilfe der nachstehenden Statements können Sie Ihre aktuelle Praxis anhand der oben aufgeführten Recovery-Kriterien einschätzen. Der Test kann auch für eine Peer-Group-Supervision, für eine individuelle Supervision oder zur Überprüfung der Praxis innerhalb des Teams genutzt werden. Mit kleinen Veränderungen kann er auch als Nutzer-Audit für einen Recovery-Dienst eingesetzt werden. Sie können Ihre Fähigkeiten zunächst selbst einschätzen und dann Ihre Klienten um Feedback bitten. Überlegen Sie, wie das Denken/Fühlen/Verhalten in Ihrer Praxis zu verändern ist, damit Sie die einzelnen Kriterien akzeptieren können.

5. Ich beachte und verwirkliche dieses Kriterium immer in meiner Praxis.
4. Ich beachte und verwirkliche dieses Kriterium meistens in meiner Praxis.
3. Ich beachte und verwirkliche dieses Kriterium manchmal in meiner Praxis.
2. Ich beachte und verwirkliche dieses Kriterium hin und wieder in meiner Praxis.
1. Ich lehne dieses Kriterium ab und verwirkliche es nicht in meiner Praxis.

Zunächst einmal geht es darum, Recovery zu definieren. Manche Menschen bezeichnen ihre Genesung von einer schweren psychischen Störung einfach als «Wiedererlangung meines Selbstvertrauens und der Kontrolle über mein Leben». Für andere ist Recovery mit persönlicher Entwicklung verbunden: «Ich akzeptiere und achte mich mehr, und weil dies so ist, bin ich glücklicher.» Roe et al. (2004) definieren Recovery schlicht als Prozess der Selbstfindung, Erneuerung und Transformation. Der Prozess kann langwierig, schmerzlich und schwierig sein, aber er führt zu einem neuen Selbstgefühl, das stärker und sinnerfüllter ist, und er macht die Beziehungen zu anderen reicher. Auch Roberts und Wolfson (2004) liefern ein Beispiel für das wachsende Interesse an einer grundlegenden Neudefinition von Recovery «als Prozess, in dessen Verlauf man erfährt, wie man mit anhaltenden Symptomen und Vulnerabilitäten leben kann (und zwar gut)».

Wie in der Einleitung zu diesem Kapitel erwähnt wurde, bewertet die Recovery-Forschung Recovery anhand der sozialen Funktionsfähigkeit und anhand der Kontrolle oder Abwesenheit von Symptomen (soziale und klinische Kriterien), ohne die individuellen subjektiven Erfahrungen der Betroffenen oder ihre Lebensqualität zu berücksichtigen. Viele Menschen mit schweren psychischen Störungen werten das Verschwinden von Symptomen, wie z. B. Stimmenhören, nicht als Recovery. Sie können ein zufriedenes, aktives Leben führen, obwohl sie immer noch Stimmen hören oder kognitive Schwierigkeiten und starke Stimmungsschwankungen haben. Was wichtig ist und was diese Gruppe von der immer noch leidenden Gruppe unterscheidet, deren Leben weiterhin eingeschränkt wird, ist die Tatsache, dass es der ersten Gruppe gelungen ist, ihre psychischen Schwierigkeiten in eine positive Identität zu integrieren. Dies ist vor allem dem Umstand zu verdanken, dass sie ihren Beschwerden eine individuelle Bedeutung zuordnen und Mittel und Wege finden konnten, sie zu überwinden oder zu minimieren anstatt es zuzulassen, dass sie ihr Leben weiterhin belasten und dominieren. Dies hat ihnen die Kraft gegeben, ihr Potenzial zu mobilisieren, ihre Stärken zu nutzen, ihre Träume zu verfolgen und ihr Leben zurückzuerobern – ein Leben voller Freude und Erfüllung, das wir alle anstreben.

Außerhalb des Kontextes der medizinischen Psychiatrie ist Recovery kein besonders gelungener Begriff für einen auf Entwicklung und Veränderung abzielenden Prozess. Unter günstigen Umständen befinden wir uns alle in einem Entwicklungsprozess – wir definieren uns immer wieder neu und realisieren unser angeborenes menschliches Potenzial im Kontext der Erfahrungen, die das Leben für uns bereithält. Ein solcher Prozess ist kein Ziel, sondern eine nie endende Reise. Nur wenige entwickeln sich zu dem, was Rogers (1961) als «voll funktionsfähige Person» bezeichnet, die nichts abwehrt, sondern offen ist für alle Erfahrungen, die das Leben bereithält.

Im Zentrum von Rogers Kontinuum des Veränderungsprozesses steht die Aktionstendenz mit den Extrempunkten *Stagnation* auf der einen, und *Fluidität* auf der anderen Seite (**Abb. 3-1**). Je stärker unser emotionales Gleichgewicht gestört ist, desto mehr gerät die soziale Struktur unseres Lebens aus den Fugen, desto mehr Träume und Hoffnungen zerplatzen und desto tiefgreifen-

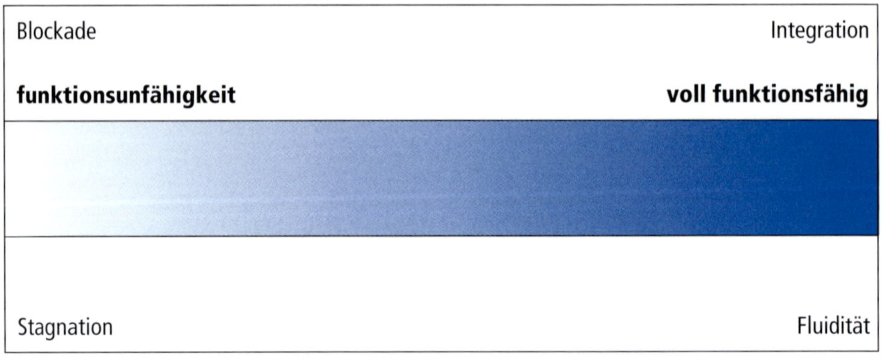

Blockade	Integration
funktionsunfähigkeit	**voll funktionsfähig**
Stagnation	Fluidität

Abbildung 3-1: Kontinuum der Veränderung.

der werden die Veränderungen zwangsläufig sein (Roe et al., 2004). Es kommt häufig vor, dass Menschen, die eine verstörende und überwältigende Phase des Leids durchmachen, festsitzen (Stagnation) und nicht in der Lage sind, sich weiterzuentwickeln und zu verändern, sondern ihr Leben in einer einengenden Sicherheitszone leben. Frühere Vorstellungen vom Selbst und von der Realität haben sich verändert, der aufbegehrende Geist hat die vertraute Matrix ihres Lebens aus den Angeln gehoben, und deshalb wissen sie nicht mehr, wie sie sich in der Welt verhalten sollen.

Die Recovery-Arbeit zielt darauf ab, Menschen zu befähigen, die Stagnation zu überwinden und die Sicherheitszone zu verlassen. Dazu braucht es Mut, Entschlossenheit und Hoffnung. Die Menschen sind gefordert, sich den Herausforderungen, Chancen und Aufgaben des Lebens zu stellen und die emotionalen Hinterlassenschaften früherer Traumen zu konfrontieren, damit sie ihr Selbst wieder aufbauen können, ein Selbst, das die Vergangenheit integriert, ohne sich von ihr zermürben zu lassen. Bei dieser schwierigen Aufgabe werden sie zusätzlich noch beeinträchtigt durch die betäubende Wirkung der andauernden Medikation, durch den Verlust ihrer Persönlichkeit, der zwangsläufig mit dem Status eines Psychiatriepatienten verbunden ist, und durch die soziale Verarmung, die ihre Isolation mit sich bringt. Es kommt also harte Arbeit auf die Menschen zu und daher ist es kein Wunder, dass viele den Zustand der Stagnation vorziehen.

3.2 Die Heldenreise

Ein komplexer Prozess lässt sich oft gut durch eine Metapher veranschaulichen. Ich stelle mir den oft langwierigen und anspruchsvollen Recovery-Prozess gern als Reise vor, genauer gesagt als *Heldenreise.* Der Mythos der Heldenreise ist Teil der Menschheitsgeschichte und ist wie alle Mythen ein Lehrstück über die Natur der menschlichen Existenz und die Lebensführung. In der Heldenreise begibt sich ein Mensch auf eine Suche, auf der ihn viele Herausforderungen erwarten; wenn er dann schließlich nach Hause zurückkehrt, ist er verändert durch die Erfahrungen, die er auf der Reise gemacht hat. Alle Mythen enthalten eine Botschaft, die etwas von dem Geheimnis der menschlichen Existenz und Erfahrung enthüllt. Der Mythos beinhaltet die Quintessenz dessen, was das Menschsein ausmacht: Leid und Erlösung, Abkehr und Rückkehr, Lieblosigkeit und Liebe, Sinn und Sinnlosigkeit, Leid und Freude, Tod und Wiedergeburt. Auch das klassische griechische Epos *Die Odyssee* und sein modernes Gegenstück *Der Herr der Ringe* sind Heldenreisen. In den Heldenreisen der heutigen Zeit geht es um die Führer der Bürgerrechts- und Anti-Apartheidsbewegung und um Sportlegenden und ihre Leistungen, um humanitäre Aktionen sowie um große wissenschaftliche oder künstlerische Leistungen – all das hat mit Glaube, Engagement und Kampf zu tun. Das ganze Leben eines Menschen lässt sich als Heldenreise verstehen, deren Aufgabe darin besteht, bewusster zu leben und eine Seinsweise anzustreben, die uns mit dem «Zauber des Lebens» in Berührung bringt (Campbell, 1993). Die klassische Heldenreise und auch die Recovery-Reise besteht aus mehreren Etappen: der Ruf; der Mentor; die Schwelle; der Weg; die Rückkehr.

3.3 Der Ruf

Aufgabe: Die Dringlichkeit des Rufs erkennen und «Ja» zum Leben sagen.

Es gibt einen Punkt im Leben, an dem es nicht mehr weitergeht. Die Probleme werden immer massiver und fordern uns auf, nach einer Lösung zu suchen, nach einer anderen, weniger anstrengenden Art, in der Welt zu sein. Diese Aufforderung kann sich manifestieren als zunehmend störende außergewöhnliche Bewusstseinszustände oder als lähmende Trauer, erdrückende Angst, gefährliche und entstellende Selbstverletzung oder zerstörerische Sucht. Oft erkennen wir nicht, dass die Manifestationen unserer Probleme Zeichen sind, die darauf hinweisen, dass unsere Innen- und Außenwelt nicht miteinander in Einklang stehen. Eine geistige oder körperliche Erkrankung ist immer eine Botschaft des Unterbewusstseins, die uns darauf aufmerksam macht, dass unser Leben aus dem Gleichgewicht geraten ist. Weil wir die Zeichen nicht erkennen, verstärken sich die pathologisierenden Symptome, verschleiern die eigentliche Ursache noch mehr und lenken so von der Aufgabe ab, aktiv zu werden, ein Prozess, der Passivität und Hoffnungslosigkeit fördert und die Betroffenen in die Opferrolle drängt. Die Behandlung mit Neuroleptika unterstützt diesen Prozess der Inaktivität noch, weil sie die emotionalen Spannungen unterdrückt, von denen die Motivation ausgehen könnte, sich mit Recovery-Arbeit zu befassen. Im Rahmen ihrer Analyse und persönlichen Auseinandersetzung mit ihrer Genesung von einer psychischen Krankheit weist Schiff (2004) darauf hin, dass emotionale Schmerzen sie veranlasst haben, ihre Recovery-Reise zu beginnen und stellt fest, dass «die Gewöhnung an den Dämmerzustand» ihren Heilungsprozess blockiert hätte. Nach einer gewissen Zeit ist die ursprüngliche Ursache der Probleme nicht mehr klar auszumachen, und die Aufgabe, die Verbindungen herzustellen, die es ermöglichen, einen Sinn zu erkennen und Einsichten zu gewinnen, wird immer schwieriger.

Häufig löst der Ruf Ängste aus. Die Aufgabe, sein Leben aus dem Griff innerer Dämonen und einer marginalisierten Existenz zu befreien, erscheint unlösbar. Es kann sehr schwierig sein, die Mutlosigkeit zu transzendieren, die das Leben beherrscht, und sehr mühsam, die Hoffnungslosigkeit und Hilflosigkeit so weit zu überwinden, dass es möglich ist, sich auf das Wagnis einzulassen, eine erfülltere Seins- und Lebensweise anzustreben. Oft erscheint es leichter, in dem Blockadezustand der Sicherheitszone zu verharren und sein Leben weiterhin von seiner psychischen Erkrankung bestimmen zu lassen.

Einige Menschen entscheiden sich als Reaktion auf ihre psychischen Belastungen und Störungen für einen *integrativen* Recovery-Stil, andere für eine Bewältigungsstrategie der *Blockade* (s. Abb. 3-1, S. 60). Im Rahmen ihrer Untersuchung verschiedener Formen der Zusammenarbeit weisen Tait et al. (2003) darauf hin, dass der Blockadestrategie zum einen mangelndes Interesse zugrunde liegt, mehr über die Probleme zu erfahren, und zum anderen die Absicht, jede aktive Suche nach effizienteren Bewältigungsstrategien zu unterbinden. Die Blockadestrategie, die verhindern soll, dass eine schwere psychische Krise die Identität und Selbstachtung bedroht, führt zur Aufkündigung der Zusammenarbeit mit den Diensten oder zu passiver Zusammenarbeit und konterkariert die Recovery-Arbeit (Birchwood et al, 2000). Es gibt wahrscheinlich unzählige psychosoziale Faktoren, die zusammenwirken und den Recovery-Stil eines Menschen prägen, wie z. B. die Art, wie in der Herkunftsfamilie mit Krisen umgegangen wurde. Doch trotz dieses scheinbar festgelegten Recovery-Stils kann eine Blockadestrategie mit entsprechender psychologischer Unterstützung im Laufe der Zeit überwunden werden (s. Kapitel 8, «Recovery-Beziehungen»). Es gibt gewisse Indikatoren, die darauf hindeuten, dass ein Mensch seine Abwehr aufgibt: seine größere Bereitschaft, über seine Probleme, über die Bedeutung seiner Symptome und über den Umgang mit ihnen zu sprechen; er ist weniger von seinen Problemen in Anspruch genommen oder weniger darauf bedacht, seine Probleme zu verdrängen; er hat mehr Lebensenergie.

Es kann sein, dass Menschen ihre Recovery-Reise immer wieder anfangen und abbrechen, bevor es ihnen gelingt, dem Ruf zu folgen und endgültig «Ja» zu einem Leben zu sagen, das mehr zu bieten hat.

3.3.1 Die Befolgung des Rufs und Empowerment

Wer dem Ruf folgt, braucht und entwickelt persönliches Empowerment. Wenn wir unser Leben nicht mehr unter Kontrolle haben, können wir uns nur schwer vorstellen, dass eine Veränderung möglich ist. Persönliche Macht bezieht sich auf die Selbstbestimmung und Selbstwirksamkeit, die wir brauchen, um uns zu verantwortungsvollen und entscheidungsfähigen Menschen zu entwickeln, die in der Lage sind, die Richtung ihres Lebens selbst zu bestimmen. Coleman (1999: 48) schreibt dazu:

> Ich gehöre zu denen, die die Meinung vertreten, dass die Genesung eines Menschen von der Wiedererlangung seiner persönlichen Macht abhängt. Ich glaube, dass die Macht des Psychiatriesystems abgebaut und die Macht als persönliche Ressource wiederhergestellt werden muss, wenn die Recovery-Reise erfolgreich sein soll.

Persönliche Macht ist eine Dimension des Selbst, die sich im Laufe des Lebens in Abhängigkeit von psychosozialen und politischen Einflüssen verändert. Die mit sozialen Rollen verbundene Macht zeigt sich besonders deutlich in professionellen helfenden Beziehungen mit ihrer ungleichen Machtverteilung, ein

Problem, das seit 20 Jahren in der Diskussion ist. Campbell (2000) beschreibt seine Begegnung mit dem Psychiatriesystem und bezeichnet die Erfahrung, «durch die Diagnose einer psychischen Krankheit als vernunftbegabte, kompetente, kreative Person» entwertet zu werden, als unheilvolle Macht, die Menschen erniedrigt und entmündigt. Heute wird großer Wert darauf gelegt, dass Klienten und psychiatrische Gesundheitsfachleute partnerschaftlich zusammenarbeiten, und der Umgang mit der Dynamik in den Beziehungen gilt als ausschlaggebend für den Recovery-Prozess. Die Art und Weise des Umgangs mit Macht reicht von autoritär bis unterstützend. Je länger ein Klient autoritären Beziehungen ausgesetzt ist, desto geringer wird seine persönliche Macht, und er nimmt allmählich eine passive, unterwürfige Haltung an. Umgekehrt wird die Beziehung schwierig, wenn der Klient verzweifelt versucht, seine schwindende Macht zu behaupten, was sich in provozierendem Verhalten, Verweigerung der Mitarbeit, Nichtbeachtung des Versorgungs- und Behandlungsplans und in der Ablehnung diagnostischer Formulierungen manifestiert. Eine solche Situation führt häufig dazu, dass gesetzliche Zwangsmaßnahmen angewendet oder angedroht werden, was einen entwürdigenden Angriff auf die Souveränität des Klienten darstellt, der die Kontrolle, die er über sein Leben hat, weiter einschränkt.

Die Dynamik der Entmündigung kann weitaus komplizierter sein und ist es häufig auch. Nicht selten führt mangelnde Selbstbestimmung dazu, dass Klienten an die psychiatrischen Dienste überwiesen werden. Es kann sich um ein Persönlichkeitsmerkmal handeln, das die eigentliche Ursache für ihre aktuellen Probleme ist. Dieses etablierte Verhaltensmuster lässt sich häufig in helfenden Beziehungen beobachten: Der Klient verzichtet auf seine Macht und übernimmt sehr schnell die Rolle des Hilflosen und Abhängigen. Dieses Problem muss offen thematisiert und bearbeitet werden, zum einen, um die Agens des Klienten zu fördern und zu stärken, und zum anderen, um flexibler auf Abhängigkeitsbedürfnisse reagieren zu können. Es kommt auch vor, dass der professionelle Helfer seine verleugneten Abhängigkeitsbedürfnisse erfüllt, indem er sie auf den Klienten projiziert und sie auf diese Art und Weise befriedigt. Dieser Mechanismus unterstellt den Menschen, die Hilfe suchen, Vulnerabilität und Hilflosigkeit in einem Ausmaß, das nicht zulässig ist.

Wichtig im Zusammenhang mit der Betreuerrolle sind nicht nur Abhängigkeitsbedürfnisse, sondern auch Machtbedürfnisse, die möglicherweise dazu dienen, unsere Unsicherheit und Machtlosigkeit zu überspielen, deren Ursachen einerseits mit unserer persönlichen Geschichte zu tun haben und andererseits sozial konstruiert sind. Solche uns meistens nicht bewussten persönlichen Bedürfnisse und emotionalen Verletzungen, die sich in die Dynamik helfender Beziehungen einschleichen, begünstigen kontaminiertes Helfen (Heron, 2001) – die Schattenseite helfender Beziehungen. Dies macht deutlich, weshalb die Aspekte Selbstwahrnehmung und persönliche Entwicklung in die Ausbildung von psychiatrischen Gesundheitsfachleuten integriert werden sollten und weshalb Supervision für die Aufrechterhaltung einer guten Praxis eine unverzichtbare Ressource darstellt (Watkins, 2001).

Dies soll jedoch nicht heißen, dass es Situationen, in denen ein leicht autoritärer Betreuungsstil angezeigt ist, überhaupt nicht gibt. Menschen, die von Ängsten und Verzweiflung beherrscht sind und von einer chaotischen und bedrohlichen Realität verstört und gepeinigt werden, brauchen manchmal jemanden, der für eine gewisse Zeit die Verantwortung für ihr Wohlergehen übernimmt. Doch selbst wenn die Betreuungsbedürfnisse des Klienten Anweisungen und Vorschriften erforderlich machen, kann dies in den meisten Fällen in Form einer Beratung geschehen, die das Selbstbestimmungsvermögen des Klienten respektiert, auch wenn dies zu dem gegebenen Zeitpunkt nicht besonders ausgeprägt ist.

Die präskriptive Machtausübung ist eines der umstrittensten Themen in der psychiatrischen Gesundheitsversorgung und der Hauptgrund, weshalb viele Überlebende des Systems der Psychiatrie zutiefst misstrauen und glauben, dass Empowerment und Recovery eigentlich erst dann möglich sind, wenn sie sich aus den psychiatrischen Diensten befreit haben. Dies ist eine schwerwiegende Anklage gegen ein Versorgungssystems, das versucht, das Unmögliche zu tun; ein System, das den Auftrag hat, die Aufgaben Betreuung/Heilung und soziale Kontrolle zu harmonisieren und zu integrieren. Leider ist es gerade diese kontrollierende Macht des Psychiatriesystems, die die Dienstleistungsnutzer erlebt haben und die viele mit der Psychiatrie assoziieren. Sie steht für Freiheitsentzug durch gesetzlich erzwungene Hospitalisierung; Zwangsbehandlung mit Neuroleptika; verschlossene Türen in der Aufnahme; ständige Beobachtung; körperliche Fixierung und Isolation als Reaktion auf Verhaltensstörungen und Verhaltensauffälligkeiten. Solche Maßnahmen sind ein Angriff auf die Souveränität des Selbst, den viele Menschen als erniedrigend und entwürdigend empfinden. Dies wird sich wahrscheinlich erst dann ändern, wenn der psychiatrische Dienst einer menschenfreundlichen Gesellschaft, die mehr Sensibilität entwickelt hat, Einblick in sein System gestattet.

Im Bereich der Psychiatrie gibt es zu viele «Experten», die nur allzu schnell Erklärungen für die im Lebenskontext auftretenden Leiden und Probleme parat haben, die Menschen veranlassen, Hilfe zu suchen – eine Haltung, die sich nach meinem Dafürhalten in zunehmendem Maße als Irrweg erweist. Wenn wir den Ausdruck menschlichen Leidens aus dem Bezugsrahmen psychischer Erkrankungen herausnehmen, dann sind Behandlungen und Heilmittel eindeutig der falsche Ansatz. Der multidisziplinäre Bereich der helfenden Berufe hat sich in den letzten Jahren eifrig mit den Themen Glaubwürdigkeit, Status und Macht auseinandergesetzt. Die meisten Disziplinen haben versucht, ihre Position durch immer mehr Wissen zu festigen, um eine evidenzbasierte Praxis vorweisen zu können. Dies ist in der einen oder anderen Hinsicht auch durchaus sinnvoll, geht jedoch, wie mir scheint, zu Lasten eines humaneren und tiefer greifenden Unterstützungsansatzes einer gemeinsamen Suche, die darauf abzielt, die Probleme zu verstehen und eine bessere Seins- und Lebensweise anzustreben. Nach Thomas und Bracken (2004) kontrolliert die Psychiatrie die Grenze zwischen Vernunft und Unvernunft. Sie beansprucht den erhabenen Bereich der Vernunft für sich und erklärt, Unvernunft sei nur über die Sprache der Vernunft zugänglich, und schließt damit die Stimmen all derer aus, die als psychisch krank gelten. Sie ignoriert, dass diese Menschen fähig sind, zu reflektieren und sich zu analysieren, ihre subjektive Welt zu beobachten und zu interpretieren, durch eine innere Landschaft zu reisen, die von anderen Realitäten geprägt ist, und diesen eine Bedeutung zuzuordnen.

Ganz gleich, welche Dynamik am Werk ist, Entmündigung ist das Haupthemmnis für den Recovery-Prozess. Nach Ahern und Fisher (2001), die sich auf ihre unter der Schirmherrschaft des National Empowerment Centre durchgeführte Recovery-Forschung stützen, ist Empowerment eine notwendige Voraussetzung für effektive Recovery-Arbeit. Sie stellen fest, dass die Heilung gravierender emotionaler Belastungen in einer Empowerment-Kultur eher möglich ist als in der hierarchischen, expertenzentrierten Kultur des Psychiatriesystems. Eine Empowerment-Kultur ermöglicht eine Recovery-Beziehung, die den Klienten achtet und ihm zutraut, gravierende Belastungen zu überwinden und die Krise als Lern- und Entwicklungschance zu begreifen; in einer solchen Beziehung werden die subjektiven Erfahrungen des Hilfesuchenden gewürdigt und es wird versucht, diesen Erfahrungen im Kontext der Erfahrungswelt des Klienten eine für ihn relevante Bedeutung zuzuordnen. Es ist eine Kultur, die Menschen befähigt, aus einer durch überwältigende Störungen und Belastungen fragmentierten und verdrängten Identität eine neue, positivere aufzubauen; eine Kultur, die soziale Teilhabe und eine sinnvolle Rolle anbietet, anstatt sozialer Marginalisierung, die viele Nutzer psychiatrischer Dienste erfahren haben (s. **Kasten 3-2**).

Kasten 3-2 Wie man eine Empowerment-Kultur entwickelt

Einige allgemeine Kriterien:

- mehr Zeit für die Klienten einplanen – Zeit zum Zuhören, zum Reden und für gemeinsame Unternehmungen
- helfende Beziehungen normalisieren/persönliche Beziehungen entwickeln
- hierarchische Struktur abbauen
- unverständliche, andere ausgrenzende Fachsprache vermeiden
- anerkennen, wie die Klienten ihre Realität erfahren
- anerkennen, dass die Betroffenen am besten wissen, was ihnen hilft
- pathologisierendes Vokabular und deterministische Erklärungen vermeiden
- Informationen bereitstellen, die die Klienten brauchen, um informierte Entscheidungen zu treffen und sich vergewissern, dass sie verstanden wurden

- die Klienten ermuntern, sich aktiv an ihrer Versorgungsplanung zu beteiligen
- den Klienten helfen zu verstehen, dass sie selbst ihre beste Ressource sind
- die Klienten befähigen, außerhalb ihrer Versorgung Ressourcen zu nutzen, die ihren Bedürfnissen gerecht werden – wie z. B. Edukation/Training, komplementäre Therapien oder Erholungseinrichtungen
- das Recht der Klienten auf freie Entscheidungen respektieren
- umsichtige Nichtintervention praktizieren
- das Recht der Klienten anerkennen, Risiken einzugehen
- Zwang und Drohungen vermeiden
- die Leistungen, Erfolge, Stärken und Fähigkeiten der Klienten anerkennen
- Hoffnung stärken
- den Klienten helfen, sich die Fähigkeiten anzueignen, die sie brauchen, um sich stärker zu fühlen und sich besser behaupten zu können
- die Auswirkungen von sozialer Ungerechtigkeit und Verarmung auf das Leben der Menschen, die psychiatrische Dienste in Anspruch nehmen, anerkennen
- die Auswirkungen von Stigmatisierungen auf das Leben der Menschen, die psychiatrische Dienste in Anspruch nehmen, anerkennen
- Klienten, die psychiatrische Dienste in Anspruch nehmen, nicht mit abfälligen/klischeehaften/beleidigenden Ausdrücken, wie z. B. «Aufmerksamkeitssucher», «Abschaum» «Schizos» titulieren
- offen über die Erfahrungen der Klienten im Zusammenhang mit Zwangseinweisung, Zwangsaufenthalt, Beobachtung und Behandlung sprechen
- unter den Gesundheitsfachleuten eine Atmosphäre schaffen, die durch Geben und Nehmen geprägt ist
- advokatives Engagement unterstützen
- Beteiligung an Nutzerforen fördern
- Ansichten der Nutzer über den Dienst ermitteln und nutzergesteuerte Forschung unterstützen

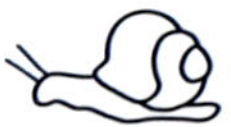

Selbsttest

Mithilfe der unten aufgeführten Statements können Sie prüfen, ob Sie die in Kasten 3-2 aufgeführten Kriterien im Hinblick auf die Entwicklung einer Empowerment-Kultur für wichtig halten, und feststellen, inwieweit sie in Ihrem Dienst verwirklicht sind. Sie können Ihre Einschätzung als Grundlage für eine Teamdiskussion oder für eine gemeinsame Überprüfung des Dienstes per Klientenfeedback nutzen. Überlegen Sie, wie die Faktoren, die niedrige Werte erzielen, in Ihrem Dienst verbessert werden können.

5. Dieser Faktor wird in unserem Dienst ständig berücksichtigt.
4. Dieser Faktor wird in unserem Dienst meistens berücksichtigt.
3. Dieser Faktor wird in unserem Dienst manchmal berücksichtigt.
2. Dieser Faktor wird in unserem Dienst hin und wieder berücksichtigt.
1. Wir lehnen diesen Faktor ab und berücksichtigen ihn nicht in unserem Dienst.

Die Helden in der Literatur haben fast immer Fehler und Schwächen. Viele haben auch tiefe Wunden, die von früheren Verletzungen, wie z. B. Verlust, Misshandlung, Zurückweisung, Verlassenwerden, herrühren und die sie überwinden müssen. Viele sind nicht besonders heldenhaft und haben wenig gemein mit den Tapferen und Kühnen der Sagen. Dies verlangt ihnen umso mehr Mut für ihre Reise ab und lehrt uns, dass jeder die Eigenschaften eines Helden in sich hat.

3.3.2 Die Befolgung des Rufs und die Trauer um das nicht gelebte Leben

Nach LaFond (2002) sind bedeutsame Verluste, Traumen und Deprivation oft die Folge gravierender psychischer Probleme und die Heilung dieser emotionalen Verletzungen, die von solchen Verlusterfahrungen herrühren, ist eine wichtige Phase in der Recovery-Arbeit. Erst wenn wir die Realität dieser Erfahrungen anerkennen und das Stadium der Akzeptanz erreichen, ist Recovery-Arbeit möglich. Andauernde Verleugnung, Trauer und Protest, die Begleiter anhaltender psychischer Probleme und Störungen, machen es den Menschen schwer, dem Ruf zu folgen und anzufangen, ihr Leben zurückzuerobern und ihre Identität neu aufzubauen. Wir, die psychiatrischen Gesundheitsfachleute, haben diesen Verlusterfahrungen nicht genügend Beachtung geschenkt und nicht richtig auf sie reagiert, weil wir das Ausmaß der Verluste entweder nicht wahrgenommen oder die Trauerreaktion pathologisiert und sie als Teil der Symptomatologie des Grundproblems gesehen haben.

Menschen, deren Leben durch übermächtige Belastungen und Störungen aus den Fugen geraten ist, haben unter vielen Verlusten und Traumen zu leiden. Eine Diagnose wie Schizophrenie oder eine Zwangseinweisung und ein Zwangsaufenthalt auf der Grundlage entsprechender Gesetze können verheerende Auswirkungen haben. Wer hilflos einem inneren Chaos ausgeliefert und von seinem gewohnten, Halt gebenden Leben abgeschnitten ist, empfindet große Angst und braucht viel Kraft, um wieder festen Boden unter den Füßen zu spüren. Soziale Kontakte und familiäre Beziehungen werden stark belastet und zerbrechen manchmal, Freunde bleiben fern oder gehen auf Distanz, die Ausbildung wird unterbrochen, die Chancen auf Karriere und Arbeit sind deutlich eingeschränkt. Der psychische Bereich, früher ein vertrautes Territorium, wird von einer anderen Realität beherrscht, die sich durch befremdliche Gedanken, und Wahrnehmungen sowie dramatische Stimmungsschwankungen ankündigte. Das Leben ist irgendwie gleich und dennoch ganz anders. Wir sind die gleichen – aber nicht die, die wir einmal waren. Die Erfahrung in ihrem ganzen Ausmaß geht mit einem riesigen Verlust einher, was von der Gesellschaft, aber auch von vielen psychiatrischen Gesundheitsfachleuten oft nicht wahrgenommen wird.

In dem Film *The Shawshank Redemption* sagt Andy Dufresne zu seinem Freund Red, der wie er selbst zu einer lebenslänglichen Gefängnisstrafe verurteilt wurde: «Entweder du bist damit beschäftigt zu leben oder zu sterben.» Aber wir können uns erst damit beschäftigen zu leben, wenn wir den Verlust des nicht gelebten Lebens betrauert haben. Der Trauerprozess hat mehrere Stadien: Überwindung der Verleugnung und Anerkennung des Verlusts; Konfrontation der Trauer, Wut, Furcht und Schuld, die Ausdruck des schmerzlichen Verlustes sind; Anerkennung der Vulnerabilität gegenüber psychischen Belastungen und des nicht gelebten Lebens (s. **Kasten 3-3**). Bei vielen Menschen wird die Recovery-Reise durch unverarbeitete Trauer beeinträchtigt. Möglicherweise empfinden sie Ärger und Groll über die Intervention der Dienste in Krisensituationen. Die durch Zwangseinweisungen, Zwangsbehandlungen und aufgezwungene Diagnosen verursachte Traumatisierung führt oft zu Verbitterung, Furcht und Misstrauen. Verbitterung kann daraus resultieren, dass sie von den Gesundheitsfachleuten nicht angehört und nicht verstanden wurden, dass ihre subjektiven Erfahrungen nicht ernst genommen wurden und dass sie ihrer Persönlichkeit beraubt wurden, Erfahrungen, die für den psychiatrischen Prozess typisch sind. Einige Menschen haben ständig Schuldgefühle und glauben, sie hätten ihr Unglück irgendwie selbst verschuldet, seien «charakter- und willensschwach» und hätten den Menschen, die mit ihnen zu tun haben, nur Elend und Unglück gebracht. Solche Selbstbezichtigungen können die Emotionen eines Menschen schwer belasten. Vielleicht fühlen sie sich ungerecht behandelt und sind traurig über das Chaos in ihrer Psyche, das die Struktur ihres Lebens, ihre Existenz, ihre Karriere, ihre Beziehungen zerstört und ihre Träume und Pläne zunichte gemacht hat.

Kasten 3-3 Verarbeitung der Trauer

Die Realität des Geschehens anerkennen

- Wie oft spricht der Klient über sein Leben mit psychischen Problemen und über die Auswirkungen, die sie auf sein Leben/seine Identität/seine Pläne und Träume haben?

Schlüsselfrage: Wie hat sich Ihr Leben verändert, seitdem Sie Ihre psychischen Probleme erstmals wahrgenommen haben?

Konfrontation mit der schmerzlichen Trauer

- Wie oft zeigt oder spricht der Klient über Gefühle im Zusammenhang mit den Verlusten, die er, bedingt durch seine anhaltenden psychischen Probleme, hinnehmen musste?

Schlüsselfrage: Welche Gefühle haben die Ereignisse in Ihrem Leben bei Ihnen ausgelöst?

Anpassung an das veränderte Leben

- Inwieweit akzeptiert der Klient seine Vulnerabilität gegenüber psychischen Problemen?
- Wie gut kann er die Geschehnisse in eine positive Identität integrieren?
- Wie aktiv ist der Klient, wenn es darum geht, seine Zukunft zu planen und aufzubauen?

Schlüsselfrage: Wenn es Ihnen wieder besser geht, was wird es dann in Ihrem Leben geben, was jetzt noch fehlt?

Emotionale Erwartungen an die Zukunft

- Wie viel Glück/Freude/Zufriedenheit empfindet der Klient angesichts seiner neuen Identität/ seines neuen Lebens?
- Wie groß ist seine Selbstachtung und sein Selbstvertrauen?

Schlüsselfrage: Was ist positiv an der Art und Weise, wie Sie und Ihr Leben sich verändert haben?

(nach Worden, 1991)

Selbsttest

Sie können Ihre Arbeit mit Klienten, die ihre durch psychische Probleme verursachte Trauer noch nicht verarbeitet haben, überprüfen. Kasten 3-3 zeigt, wie Sie feststellen können, in welchem Stadium des Trauerprozesses ein Klient sich befindet. Sie können dieses Schema auch benutzen, wenn Sie mit Klienten über das Thema Trauer sprechen. Bedenken Sie dabei, dass Trauer kein linearer Prozess ist und dass die Klienten während des Trauerprozesses in ein bereits durchlaufenes Stadium zurückfallen können. Bedenken Sie auch, dass der Trauerprozess nicht zeitlich begrenzbar ist und dass es länger dauern kann, bis er abgeschlossen ist.

Eine Trauersituation kann ziemlich kompliziert sein. Ein Nutzer psychiatrischer Dienste, den ich persönlich kenne, hat über einen längeren Zeitraum die Zusammenarbeit mit den psychiatrischen Diensten mehrfach abgebrochen (und wieder aufgenommen). Er ist ein gutes Beispiel für Menschen, die Schwierigkeiten haben, dem Ruf zu folgen und mit ihrer Recovery-Reise zu beginnen, weil sie ihre Trauer nicht verarbeitet haben. Er ist ein Mensch, der an starken Stimmungsschwankungen und paranoider Feindseligkeit leidet. Seine Äußerungen offenbaren seine unverarbeitete Trauer darüber, dass er als Kind von seinen Eltern verlassen wurde, dass er seine karibischen Wurzeln verloren hat, weil er größtenteils in weißen Pflegefamilien aufgewachsen ist, und darüber, dass er «Bildungsangebote» nicht wahrnehmen konnte, weil er zu Unrecht eine Sonderschule für Schüler mit Lernschwierigkeiten besuchen musste. Das Thema Verlust hat ihn bis ins Erwachsenenalter verfolgt, und jetzt leidet er unter dem Verlust der Chance, «jemand zu sein», der ein «normales Leben» führt und eine Beziehung, eine Arbeit, ein Auto, ein Heim hat. Dass er all dies nicht hat, führt er auf seine Krankheitsgeschichte zurück, die geprägt ist von zahlreichen Krankenhauseinweisungen, viele davon legale Zwangseinweisungen. Diese früh erfahrenen Vertrauensbrüche und Deprivationen, der Verlust des Rechts – des Geburtsrechts aller Kinder –, ein geliebtes und liebenswertes Kind zu sein, äußern sich in der Gegenwart in Form seines marginalisierten Lebens und seiner «verkorksten» Identität. Er war nie damit einverstanden, dass seine Probleme als Krankheit gesehen werden, hat Diagnosen wie schizoaffektive Störung und paranoide Psychose nicht akzeptiert und seine Probleme als die emotionalen Folgen seiner vielen Verluste und Traumen gedeutet, die er über Weite Strecken seines Lebens erfahren hat.

Ich weiß sehr gut, was Trauer ist. Im Juni 2000 nahm mein Sohn sich das Leben. Es hat sechs Jahre gedauert, bis ich in der Lage war, seine letzte Adresse und Telefonnummer aus meinem Adressbuch zu streichen – eigentlich eine kleine Sache, aber auch eine weitere schmerzliche Bestätigung der Tatsache, dass es ihn in dieser Welt nicht mehr gibt. Dies sind subtile Nachwirkungen der Verleugnung und der unvergänglichen Macht der Liebe.

Meine Reise durch die Trauer war außerordentlich schmerzlich. In den ersten Stadien ging ich wie ein Schlafwandler durch den Tag und litt häufig an Angstanfällen. Manchmal erkannte ich mich in dem kathartischen Ausdruck meiner Trauer selbst nicht mehr; er hatte so etwas Ungezähmtes. Die Schuldgefühle waren der schwierigste Teil des Trauerprozesses. Noch heute quält mich der Gedanke, dass ich seine bedenkliche emotionale Verfassung hätte erkennen und ihn beschützen müssen.

Ein Suizid zerstört oft viel mehr als das Leben eines bestimmten Menschen. Er hinterlässt eine Bitterkeit über den vermeintlichen Racheakt. Die unendliche Trauer hat eine zerstörerische Wirkung, die dem Leben jeden Glanz nimmt. Eine primitive unbändige Wut auf das anscheinend glückliche Leben anderer Menschen kann einem die Fähigkeit rauben, sich mit anderen zu freuen. Eine ohnmächtige Wut auf die universelle Lebenskraft, die jedes Jahr viele junge Männer und Frauen mit solch tragischen Konsequenzen im Stich lässt, kann die Fähigkeit, das Leben zu würdigen, völlig auslöschen. All dies muss bearbeitet werden, um die Realität zu akzeptieren und seinen Seelenfrieden zu finden. Es muss konfrontiert und neu bewertet werden, damit man mit der Realität dessen, was geschehen ist, leben kann. Am Anfang erscheint dies völlig ausgeschlossen, weil es entsetzlich und zu unerträglich ist.

Bei einem Suizid bleibt immer die Frage nach dem Warum. Mit der Ungewissheit zu leben, ist schwer. Die Gründe liegen in der Komplexität dieses besonderen Lebens und sind im Grunde nicht zugänglich. Albert Camus spricht in seinem Essay über Suizid davon, dass wir uns mit der vermeintlichen Absurdität des Lebens konfrontieren sollten; er schreibt, dass unsere Aufgabe letztendlich darin besteht, das Gefühl der Sinnlosigkeit dadurch zu überwinden, dass wir einen Sinn im Leben sehen, einen Sinn, der uns ins Leben zieht (Camus, 1955). Auch wenn es unbefriedigend für alle bleibt, die sich mit der Frage nach dem Warum auseinandersetzen, haben wir letztendlich zu akzeptieren, dass diejenigen, die sich das Leben nehmen, einfach keine Gründe finden, die sie motivieren, am Leben zu bleiben.

Es sind diese emotionalen Probleme, die Begleiterscheinungen des oben beschriebenen Trauerprozesses, mit denen die Familien und Freunde der Menschen, die in die chaotische Welt des «Wahnsinns» abdriften, oft nur sehr schwer umgehen können. Für diejenigen, die von ihren psychischen Problemen und Störungen überwältigt werden, geht es darum, einen Grund zu finden, der sie motiviert, inmitten des Chaos, das die andauernden psychischen Störungen geschaffen haben, ihr Leben wieder aufzubauen – der Anfang des Recovery-Prozesses.

3.3.3 Die Befolgung des Rufs und die Übernahme von Risiken

Es gibt kein Leben ohne Risiken, und daher begleiten Risiken auch die Suche nach einem erfüllteren Leben. Weder Entwicklung noch Veränderung wären möglich, wenn wir nicht akzeptierten, dass Risiken einfach zum Leben gehören. Ich würde sogar sagen, dass Menschen, die ihre Souveränität schützen wollen, das *Recht* haben, sich in Gefahr zu begeben und Risiken einzugehen. Es wird immer einen Widerspruch geben zwischen den Bestrebungen der Menschen, die auf ihrer Recovery-Reise vorankommen wollen, und denen der psychiatrischen Gesundheitsfachleute, die ihre eigene Angst abbauen wollen, indem sie eine vorsichtige Vorgehensweise empfehlen. Es ist in etwa so wie in einer Eltern-Kind-Beziehung, wo das Bedürfnis der Eltern, das Kind vor potenziellen Schäden zu bewahren, mit dem gleich großen Bedürfnis des Kindes kollidiert, sein eigenes Leben zu leben. Das Gleiche wiederholt sich höchst eindrucksvoll in Diskussionen über die Medikation, Hospitalisierung, Art der Unterbringung oder den Abbruch des Kontakts zu den psychiatrischen Gesundheitsfachleuten. Es besteht kein Zweifel, dass es nötig ist, positive Risiken einzugehen, um voranzukommen, sich weiterzuentwickeln und die Rolle des Psychiatriepatienten zu überwinden. Viele Überlebende des Psychiatriesystems betrachten ihre Non-Compliance als den Wendepunkt in ihrem Recovery-Prozess (Chamberlin, 1999). Die Nichtbeachtung eines Pflegeplans, der nicht hundertprozentig mit den eigenen Vorstellungen übereinstimmt, oder eines Medikationsschemas, das nicht auf informierter Zustimmung beruht, können ein Hinweis darauf sein, dass der Recovery-Geist Wirkung zeigt. Non-Compliance kann als Manifestation der persönlichen Macht des Klienten gesehen werden, als Zeichen seines Wunsches, Verantwortung für sich und sein Leben zu übernehmen und sich eine andere Identität aufzubauen als die, welche die psychiatrischen Gesundheitsfachleute ihm zugedacht haben. Der Schlüssel zur Lösung dieses ethischen Dilemmas liegt darin, dass der Prozess der Risikoeinschätzung immer gemeinsam unter Einbeziehung aller Betroffen erfolgen muss. Er sollte im Kontext einer empathischen, unterstützenden und von Respekt geprägten Beziehung stattfinden. Es besteht allerdings die Gefahr, dass der Recovery-Prozess beeinträchtigt wird durch defensive Praktiken in den Diensten, die nicht über Unterstützungs- und Supervisionssysteme für das Personal verfügen und deren Dachorganisation sich der Notwendigkeit positiver Risiken nicht bewusst ist.

3.3.4 Die Nichtbefolgung des Rufs

Es kann sein, dass Menschen sich wiederholt dem Ruf verweigern, bevor sie ihm dann schließlich doch folgen. Der Grund mag darin liegen, dass sie wegen akuter Probleme immer wieder hospitalisiert werden oder ein klinisch gemanagtes symptomfreies Leben führen, aber nur auf niedrigem Niveau funktionieren. Es tritt keine Veränderung ihres Zustands ein, obwohl das Betreuungsteam sein Bestes tut. Eine solche Situation hinterlässt bei den psychiatrischen Gesundheitsfachleuten ein Gefühl der Hilflosigkeit, der Hoffnungslosigkeit und des Versagens, das sie veranlasst, die Schuld für dieses Ergebnis bei dem Klienten zu suchen. Wir sollten uns fragen, ob wir Teil des Problems oder der Lösung sind. Sind wir in der Lage, dieses immer wieder auftretende auffällige, gestörte Verhalten als die zunehmend dringlichere Aufforderung einer überlasteten Psyche zu sehen, die an den Klienten appelliert, eine Lebensweise anzustreben, die seinem Wohlbefinden zuträglicher ist? Sind wir in der Lage, es als Chance zu sehen, dem Klienten zu helfen, seine Probleme besser zu verstehen, sich weiterzuentwickeln und zu verändern? Oder zeigen wir uns resigniert angesichts der Unvermeidbarkeit von Rückfällen und anhaltender Vulnerabilität, eine Prognose, die nur durch die regelmäßige Einnahme der richtigen Medikamente verbessert werden kann? Das Gefühl, im Griff einer so übermächtigen Krankheit zu sein, aus dem man sich nur mithilfe ebenso starker Medikamente lösen kann, führt zwangsläufig dazu, dass Klienten sich als passive Opfer empfinden, die sich außerstande sehen, dem Ruf zu folgen und sich auf die Recovery-Reise zu begeben. Gergen (1990) bemerkt sehr zutreffend, dass die Pathologisierung psychosozialer Probleme einer «Aufforderung zum Kranksein» gleichkommt.

Dass Klienten die Recovery-Reise meiden, ist durchaus nachvollziehbar, denn sie ist mit Schmerz und Unbehagen verbunden und fordert von ihnen, Verantwortung für ihr Leben zu übernehmen und Ressourcen und Kräfte zu mobilisieren, die sie sich nicht zutrauen. Die Reisenden brauchen viel Energie und Willenskraft, zu denen sie keinen Zugang zu haben glauben. Die Ziele erscheinen ihnen diffus oder unerreichbar, oder sie fürchten weitere Zusammenbrüche. Sie empfinden es als anstrengend, sich um die eigene Person und das eigene Leben zu kümmern, und so erscheint es ihnen sicherer, gar nichts zu unternehmen, als weitere Rückschläge zu riskieren. Für sie ist es leichter, ein passiver Patient zu sein, eine Rolle, in der sie sich schon eine ganze Weile befinden, die ihnen angenehm und vertraut ist, die dem Leben einen gewissen Kick gibt, ihre Identität aus der faden Anonymität heraushebt, ihren Rückzug aus dem Leben legitimiert, ihnen exzentrische Verhaltensweisen zugesteht und regelmäßigen Kontakt zu den fürsorglichen Gesundheitsfachleuten und zu einer Patientengemeinde garantiert, in der sie herzlich willkommen sind. Es ist nicht leicht, all diese Annehmlichkeiten aufzugeben, aber Coleman

(1999) schreibt in seiner Auseinandersetzung mit seinem Recovery-Prozess: «Man muss sich entschließen, nicht mehr krank zu sein, damit man anfangen kann, gesund zu werden.» «Wahnsinn» hat durchaus etwas Verlockendes, führt er uns doch in eine Welt, die ebenso faszinierend wie verstörend sein kann, eine Welt, die allemal einladender erscheint als die Alternative – ein eingeschränktes Leben (Podvoll, 2003). Manchmal ist die Psychiatriegeschichte die zentrale Geschichte im Leben eines Menschen und prägt sein Identitätsgefühl. Der Verzicht auf die kranken Anteile des Selbst kann eine Identitätskrise auslösen, die erst dann überwunden wird, wenn sich im Kontext einer anderen Geschichte ein neues Selbst entwickelt. Für Coleman (1999) ist die Entwicklung von Selbstbewusstsein, Selbstakzeptanz, Selbstachtung und Selbstvertrauen ein entscheidender Schritt auf dem Genesungsweg.

Es lässt sich nicht leugnen, dass der Mensch zu Inaktivität und Trägheit neigt, und daher müssen Mittel und Wege gefunden werden, diese Neigung zu überwinden, bevor mit der Recovery-Arbeit begonnen werden kann. Passivität bedeutet, untätig zu sein, wenn Handeln angezeigt ist, oder planlos zu handeln, wenn die Lebenssituation eine gezielte Vorgehensweise erfordert, oder unkritisch fremde Lösungsvorschläge zu akzeptieren, obwohl man sie eigentlich ablehnt. Nicht selten ist Passivität die Folge erlernter Hilflosigkeit (Seligman, 1975). Menschen, die (oft in der Kindheit) widrigen Erfahrungen ausgesetzt wurden, die sie kaum kontrollieren oder beeinflussen konnten, verfallen schnell in dieses Verhaltensmuster und behalten es bei. Werden solche Menschen dann mit den Anforderungen des Rufs konfrontiert, reagieren sie in der Regel mit Hilflosigkeit, obwohl sie durchaus in der Lage wären, ihre Situation zu verändern. Die psychiatrischen Dienste haben die erlernte Hilflosigkeit bislang stark unterstützt, anstatt sich die Förderung der erlernten Eigenständigkeit zur Aufgabe zu machen (s. **Abb. 3-2**). Zu allem Überfluss bremsen wir unsere Aktivität noch durch unseren Hang, uns selbst zu sabotieren – Egan (2002) führt in diesem Zusammenhang das Beispiel der demotivierenden Selbstgespräche an. Die kritische Stimme in uns macht uns stumm und passiv in Situationen, die nach einer Reaktion verlangen. Diese selbstverordnete Machtlosigkeit untergräbt nach und nach unser Selbstvertrauen und unsere soziale Effizienz und führt dazu, dass wir uns dem Leben verweigern.

Die Recovery-Reise kann erst beginnen, wenn die Hindernisse, die einer Veränderung im Wege stehen, erkannt und beseitigt wurden. Menschen sind von Natur aus stark, lebenstüchtig und kreativ. Wie sonst hätten wir als Spezies überleben und uns weiterentwickeln können? Psychiatrische Gesundheitsfachleute haben die Aufgabe, den Menschen zu helfen, positiv auf den Ruf zu reagieren – Ja zum Leben zu sagen –, indem sie ihre Selbstwirksamkeit verbessern. Sie erreichen dieses Ziel, wenn sie an die Menschen glauben, eine hoffnungsvolle Atmosphäre schaffen, nicht auf Schwächen, sondern auf Stärken setzen, den Menschen helfen, sich eine andere Zukunft auszumalen und

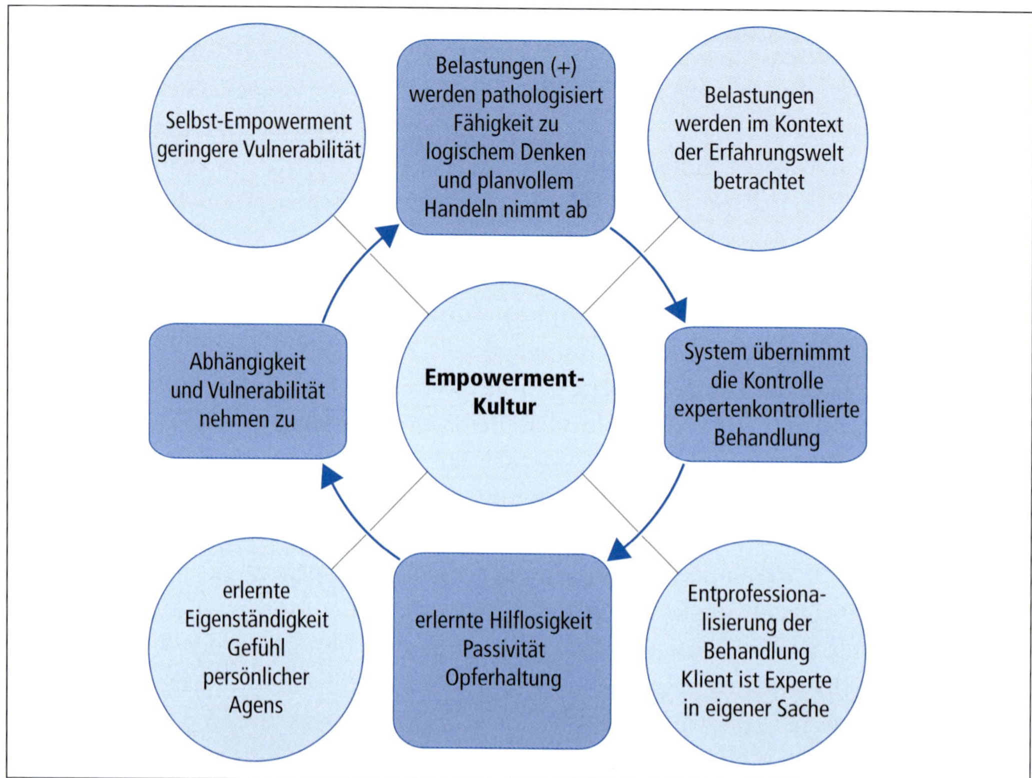

Abbildung 3-2: Der Kreislauf der Entmündigung und der alternative Ansatz.

erreichbare Ziele setzen. Der Anfang einer jeden Reise, ob sie in der Innen- oder Außenwelt stattfindet, ist von Angst begleitet. In einigen Fällen hält diese Angst Menschen davon ab, ihre sichere vertraute Welt zu verlassen. Beziehungen bieten Menschen eine *sichere Basis* und versetzen sie in die Lage, die ersten vorsichtigen Schritte zu tun und dem Ruf zu folgen. Die Beziehung zu einem psychiatrischen Gesundheitsexperten ist dabei oft von entscheidender Bedeutung.

3.4 Der Mentor und die Heldenreise

«Mentor» ist der Name einer Figur in *Die Odyssee.* Mentor war Odysseus' treuer Freund, der den Auftrag hatte, während der Zeit, in der Odysseus seine Heldenreise unternahm, dessen Familie zu beschützen. Auch in modernen Mythen wie *Star Wars* und *Lord of the Rings* begegnet uns die Beraterrolle des Mentors. Mentoren stärken den Willen, das Selbstvertrauen und die innere Kraft der Reisenden und begleiten sie sogar auf einem Teil ihrer Reise. Sie schaffen eine Atmosphäre der Hoffnung. Sie drängen den Helden, sich selbst zu vertrauen; darauf zu vertrauen, dass er über das Wissen und die Fähigkeiten verfügt, die er braucht, um die Reise zu überstehen. Mentoren kennen die Suche und die Reise, auf die sich der Mensch begibt, meistens aus eigener Erfahrung. Sie sind in der Lage, ihr Wissen als Geschenk weiterzugeben und die Fähigkeiten zu vermitteln, die dem Menschen auf seiner Reise helfen. Oft hat der Held ein inneres Bild des Mentors, das ihm hilft, gefahrvolle Situationen auf seiner Reise zu überstehen, und das die Qualitäten repräsentiert, nach denen der Held strebt. Im Kontext einer Recovery-Reise kann diese wichtige Rolle von der Familie, von Freunden, anderen Nutzern/Überlebenden des Dienstes, unabhängigen Advokaten oder professionellen psychiatrischen Gesundheitsfachleuten übernommen werden.

Welche Eigenschaften des Mentors befähigen einen Menschen, seine Recovery-Reise zu beginnen und fortzusetzen? Vor allen Dingen muss der Mentor ständig erreichbar und verfügbar sein; er muss an die Fähigkeit des Menschen glauben, sich zu entwickeln und zu verändern; er muss eine Beziehung zu ihm aufbauen, die eine «sichere Basis» (Bowlby, 1988) bietet, von der aus er seine Suche nach einer anderen Seinsweise beginnen kann. Breggin (1997: 5) beschreibt die Art dieser Beziehung sehr eindrucksvoll als «Schaffung einer heilenden Präsenz». Er stellt fest, dass es bei der Kunst, anderen zu helfen, mehr darum geht, auf eine bestimmte Art und Weise präsent zu sein, als etwas zu tun:

> Um eine heilende Präsenz zu schaffen, müssen wir uns genau auf den inneren Zustand eines anderen Menschen einstellen; nur so können wir unsere Reaktion besser auf die Grundbedürfnisse des Menschen, den wir heilen und unterstützen wollen, abstimmen. Letztendlich finden wir in uns die psychischen und spirituellen Ressourcen, die wir brauchen, um den anderen Menschen zu stärken und in seiner Entwicklung zu fördern.

Nach Breggin läuft die Unterstützung massiv gestörter Menschen letztendlich darauf hinaus, ihnen die Erkenntnis zu ermöglichen, dass das Leben zu bewältigen ist, dass emotional überwältigende Erfahrungen unsere Entwicklung fördern und uns befähigen können, zur heilenden Präsenz für uns selbst zu werden. Die stärkende Präsenz eines Mentors, der in der Lage ist, besonders einfühlsam, verständnisvoll und rücksichtsvoll auf Klienten einzugehen, kann zu einem Wendepunkt ihrer Recovery-Reise werden.

Edward Podvoll ist amerikanischer Psychiater und Psychotherapeut sowie Gründer und Direktor des innovativen Windhorse Projekts, einer «häuslichen» Betreuungsalternative zur orthodoxen psychiatrischen Behandlung, die Recovery-Umgebungen für Menschen bereitstellt, die in ihrer psychotischen Erfahrungswelt gefangen sind. Edward Podvoll hat Erhellendes über Recovery-Beziehungen geschrieben (Podvoll, 2003). Nach seiner Auffassung beruht das «fragile und tentative Recovery-Drama» mit hoher Wahrscheinlichkeit auf der «katalysierenden Wirkung vertrauensvoller zwischenmenschlicher Beziehungen». Eine zentrale Rolle in der Recovery-Umgebung spielt das Behandlungsteam, eine kleine Gruppe von Menschen – sie müssen keine ausgebildeten psychiatrischen Gesundheitsfachleute sein –, die dem Klienten durch regelmäßigen Kontakt «basic attendance» bietet. Unter *basic attendance* wird eine den Recovery-Prozess unterstützende therapeutische Grundhaltung verstanden. Podvoll beschreibt die interpersonellen Ansätze von «basic attendance» so: *being present; letting in; letting be; bringing home; bringing along; recognising; finding energy; leaning in; discovering friendship; learning.*

Being present heißt, dass wir den Menschen, um die wir uns kümmern, unsere ganze Aufmerksamkeit widmen. Oft sind wir mit unseren Gedanken ganz woanders, weil wir von eigenen Sorgen und Problemen abgelenkt werden. Dann müssen wir Mittel und Wege finden, unsere Gedanken vorübergehend auszuklammern, damit dem Klienten unsere ungeteilte Aufmerksamkeit zur Verfügung steht. Präsent sein bedeutet nicht, sich intensiv auf den Klienten zu konzentrieren, sondern entspannte Bewusstheit. Podvoll macht am Beispiel der Meditation deutlich, was gemeint ist: Wird die Aufmerksamkeit durch Gedanken abgelenkt, nehmen wir dies lediglich zur Kenntnis und richten sie erneut darauf, im Hier und Jetzt präsent zu sein, d. h. in der Situation mit dem zu betreuenden Menschen. Dieser Aspekt wird von den Klienten geschätzt, und sie sind sehr empfänglich dafür, auch wenn sie zu dem Zeitpunkt nicht in der Lage sind, aktiv darauf zu reagieren.

Letting in ist die Fähigkeit, sich für die psychische Erfahrungswelt des Klienten zu öffnen. Meistens wehren wir die emotionalen Probleme anderer Menschen ab, um uns von der Intensität ihrer Erfahrungen nicht überwältigen zu lassen. Im Extremfall wirken wir kalt oder distanziert oder wir nehmen gegenüber dem Klienten eine ungeduldige und kritische Haltung an. Doch gewöhnlich ist die Abwehr halb durchlässig, und wir nehmen den emotionalen Zustand des Klienten wahr, ganz gleich, ob er offen ausgedrückt wird oder nicht. Da viele Klienten Schwierigkeiten haben, ihre inneren Empfindungen in vollem Umfang zu kommunizieren, ist dieser Ansatz geeignet, sich ein umfassendes Bild von ihrer Gefühlswelt zu verschaffen. Die meisten von uns haben sicher schon einmal die Erfahrung gemacht, dass sie nach der Begegnung mit einem Klienten besorgt und ängstlich oder ärgerlich und bedrückt waren oder sich mutlos und hoffnungslos oder hilflos und machtlos gefühlt haben und das Empfinden hatten, dass sei nicht ihr emotionaler Ballast. Dies zeigt, wie wichtig Supervision und informelle Strukturen sind, die die Möglichkeit bieten, sich mit seiner Arbeit auseinanderzusetzen. Für Podvoll ist dieser Ansatz die *Quelle von Mitgefühl und tiefer Empathie.* Er gibt uns die Möglichkeit, eine echte Verbindung zu dem Klienten herzustellen und uns an den Ort in seiner Psyche zu begeben, an dem er sich befindet. Nur wenn wir die Menschen dort erreichen, wo sie sind, können wir ihnen helfen, die Fesseln zu sprengen, mit denen ihr Geisteszustand sie gefangen hält, und wieder Kontakt mit der Welt aufzunehmen.

Letting be hat eine ähnliche interpersonelle Dynamik wie der vorige Ansatz; er besitzt eine innere Dimension, die die Art und Weise widerspiegelt, wie wir auf Klienten eingehen. Sind wir zu sehr auf unsere Erwartungen fixiert, was den Recovery-Prozess anbelangt, dann fehlt unserer Präsenz die Gelassenheit. Der Recovery-Prozess verläuft niemals linear. Es gibt immer Fortschritte und Rückschritte. Sind wir zu sehr darauf fixiert, dass unsere Betreuung ein positives Ergebnis zeitigt, belasten wir die Klienten mit unseren Erwartungen. Wir reagieren frustriert und irritiert und geben entweder den Klienten die Schuld dafür, dass die Fortschritte ausbleiben, oder halten uns für inkompetente und unfähige Betreuer. Wir müssen unser Ego als Therapeuten in den Hintergrund stellen und die Situation, so wie sie ist, unvoreingenommen anschauen.

Bringing home ist ein Ansatz, der darauf abzielt, die Klienten in der Realität des normalen Lebens zu verankern. Toilette reinigen, Wäsche waschen, Essen zubereiten, die Rechnungen der öffentlichen Versorgungsbetriebe bezahlen – all dies gehört zum Lebensalltag und verankert uns in der materiellen Welt. Auf diese Art und Weise wird verhindert, dass wir in die Welt des «Wahns» abdriften. Gemeinsame Unternehmungen mit den Klienten sind somit eine wichtige Säule des Recovery-Prozesses. Sie müssen in die Lage versetzt werden, ihre Apathie oder Verwirrung so weit zu überwinden, dass sie das, was ihrem Leben eine Struktur gibt, aufrechterhalten können. Dies schützt sie vor dem Abgleiten ins Chaos.

Bringing along ist ein Ansatz für die Zeit nach der Phase der Kontaktaufnahme, wenn die Beziehung zwischen Klient und Betreuer enger geworden ist und sie sich besser kennen. Der Klient ist dann vielleicht bereit, mehr zu unternehmen; dann ergibt sich die Möglichkeit für gemeinsame Freizeitaktivitäten und -interessen. Für Klienten, die jahrelang zurückgezogen und isoliert gelebt haben, ist es anstrengend, sich wieder in die Welt der Interessen und Vergnügungen zu begeben, und die Zufluchtsstätte ihrer abgeschlossenen Welt stellt immer noch eine Verlockung für sie dar. Es ist gut, wenn man die Klienten an Dinge heranführen kann, die man selbst angenehm und interessant findet. Natürlich stellt sich auch hier die Frage, wo die Grenze ist, aber ich habe manchmal den Eindruck, dass wir in diesem Punkt zu wenig flexibel sind. Natürlich muss es um der ethischen Praxis willen Grenzen geben, aber ich habe nie erlebt, dass professionelle Beziehungen gelitten haben, wenn ich mit Klienten, auch außerhalb der normalen Kontaktzeit, zu einem Fußballspiel, ins Kino oder in eine Kunstgalerie gegangen bin.

Therapeutische Beziehungen mit einem eher persönlichen als professionellen Beziehungsstil bringen das Thema Freundschaft in helfenden Beziehungen ins Spiel (Watkins, 2001). Kann es Freundschaft geben in einer Beziehung, die in erster Linie therapeutische Ziele verfolgt? Podvoll sagt dazu, dass sich «in der Intimität von ‹basic attendance› freundschaftliche Gefühle entwickeln; das ist unvermeidlich». Worauf es ankommt ist, wie man diesen dynamischen Prozess wahrnimmt und wie man mit ihm umgeht. Wenn die Probleme, die sich daraus ergeben, offen angesprochen und bearbeitet werden, sodass der Recovery-Prozess gefördert und nicht behindert wird, dann ist alles in Ordnung. Freundschaftliche Gefühle zu leugnen hieße, den menschlichen Aspekt, der die Grundlage helfender Beziehungen bildet, unter dem Deckmantel der Professionalität zu verbergen.

Finding energy kann für Menschen, die durch ihre psychische Situation überfordert sind und zudem auch noch hoch dosierte Schlafmittel nehmen, ein großes Problem darstellen. Apathie und Trägheit beherrschen ihr Leben und machen es ihnen schwer, sich daraus zu befreien. Aber wir alle wissen aus Erfahrung, dass uns die Beschäftigung mit Dingen aus dem Zustand der Lethargie und des Desinteresses herausreißen und ganz unverhofft in uns Energien mobilisieren und unseren Geist anregen kann. Menschen werden durch verschiedene Dinge zum Leben «erweckt»: Natur; Musik; Kunst; Essen und Trinken; die Energien eines anderen Menschen; ein sexueller Reiz; Neugier; der Wunsch, ihr Wohlbefinden wiederzuerlangen und Ordnung in das Chaos ihres Lebens zu bringen; das Wissen um soziale Erwartungen und Pflichten. Motivation entsteht nicht einfach so als Reaktion auf ein dringendes, unerfülltes Bedürfnis, aber sie kann auf der interpersonellen Ebene entwickelt werden.

In Recovery-Beziehungen mit Klienten begegnen wir häufig einem Phänomen, das Podvoll als «Inseln der Klarheit» bezeichnet. Das sind kürzere, manchmal auch längere Momente, in denen die Klienten aus ihrer psychotischen Welt auftauchen und die Realität wieder wahrnehmen. In dieser Zeit kommt ihre «Geschichte geistiger Gesundheit» zum Vorschein und der «wahnsinnige» Anteil zieht sich zurück, wenn auch nur vorübergehend. In diesen Momenten sehen die Menschen ihr vernachlässigtes Leben, sehen, wie chaotisch, leer und unerfüllt es ist; sie erkennen, dass sie um sich selbst kreisen und dabei ihre soziale mitfühlende Seinsweise vernachlässigen. Dies ist natürlich eine ziemlich schockierende Erfahrung, die aber auch bewirken kann, dass die Menschen dann urplötzlich aktiv werden und den Mut und die Disziplin aufbringen, die Schwelle zu überschreiten und die Reise zu beginnen, um ihren chaotischen Geist zu transzendieren und ihr Leben zu verändern. Es ist außerordentlich wichtig, dass psychiatrische Gesundheitsfachleute diese *Inseln der Klarheit* als potenzielle Wendepunkte erkennen und nutzen.

Der Moment, wenn Menschen aufhören, sich auf andere zu verlassen, und anfangen, selbst Verantwortung für ihr Leben zu übernehmen, ist ein «Highlight» der psychiatrischen Arbeit, das Podvoll *leaning in* nennt. Die Klienten kommen allmählich zu der Erkenntnis, dass letztendlich allein sie selbst und kein anderer dafür verantwortlich ist, «ihr Leben in den Griff zu bekommen». Nachdem sie jahrelang von anderen abhängig waren, ist es schwer für sie, wieder ein selbstbestimmtes Leben zu führen. Ein Gefühl der Ungewissheit und Unsicherheit ist die Folge, und der Rückfall in die Abhängigkeit erfolgt unweigerlich. Aber Familienmitglieder und professionelle Betreuer müssen in der Lage sein, sich so weit zurücknehmen, dass der Klient selbst Entscheidungen treffen, Prioritäten setzen und sich um seine Bedürfnisse kümmern kann, damit er seine inneren Kräfte und Fähigkeiten entdeckt und lernt, ihnen zu vertrauen.

Ein mir bekannter junger Mann, der seit Langem an Störungen des Denkvermögens leidet, kämpft um ein eigenständiges Leben und eine adäquate Selbstversorgung. Die überfürsorgliche Betreuung seiner Mutter und die Interventionen der psychiatrischen Gesundheitsfachleute haben dazu geführt, dass er die Kontrolle über sein Leben verloren hat, und selbst wenn Inseln der Klarheit in seinem psychotischen Chaos auftauchen, fällt es ihm schwer, einigermaßen gut zu leben. Er ist fixiert auf den Gedanken, er sei körperlich zu klein und zu schwach und müsste etwas unternehmen, um größer und stärker zu werden. Es ist nicht schwer, in dieser Obsession eine Metapher für seine bedrohte Männlichkeit, schwindende Eigenständigkeit und Kontrolle zu erkennen. Unsere Aufgabe bei der Arbeit mit diesem jungen Mann besteht darin, die Chancen, welche die Inseln der Klarheit bieten, besser zu nutzen, die ihn so oft zu der Annahme verleiten, es sei «unmöglich», sein Leben zurückzuerobern, was dazu führt, dass er wieder der «Verlockung des Wahnsinns» erliegt. Unsere Arbeit mit ihm zielt darauf ab, ihn wieder in der Realität des normalen Lebens zu verankern *(bring home)*, d. h. wir versuchen zu erreichen, dass er sich und seine Wohnung versorgt und sich darum kümmert, ein eigenes Zuhause einzurichten. Wir bringen ihn mit dem öffentlichen Leben, mit Interessen und Vergnügungen in Kontakt *(bringing along)*, damit er durch diese Einbettung in den Kontext geistiger Gesundheit stärker in der rationalen materiellen Welt verankert wird.

Wir, die psychiatrischen Gesundheitsfachleute, haben das Privileg, dass wir viel lernen, wenn wir Klienten auf ihrer Recovery-Reise begleiten. Wir sehen, wie die Klienten darum kämpfen, ihr Wohlbefinden wiederzuerlangen und ihr Leben zurückzuerobern, und vieles davon ist auch für uns, für unser Streben nach Entwicklung und einer guten Lebensführung von Bedeutung. Wir können lernen, die *basic attendance*-Ansätze auf uns selbst anzuwenden: uns um uns selbst kümmern; unsere innersten Gefühle und Bedürfnisse wahrnehmen und anerkennen; uns bewusst in der täglichen Routine verankern; darauf achten, dass Freude und Zufriedenheit in unserem Leben nicht zu kurz kommen; Verantwortung für unser Leben übernehmen; in unserem Innern die Motivation finden, uns anderen liebevoll zuzuwenden; den Mut und die Disziplin aufbringen, unser Potenzial in stärkerem Maße zu realisieren.

Diese Ansätze können von allen, psychiatrischen Gesundheitsfachleuten und anderen, übernommen und entwickelt werden, die Klienten während ihres Recovery-Prozesses betreuen, denn es sind interpersonelle Eigenschaften und keine Kenntnisse, die für die Intervention wichtig sind. Für mich sind es die Grundlagen der Recovery-Arbeit, und ich danke Edward Podvoll dafür, dass er aufgezeigt hat, wie therapeutische Beziehungen mit Menschen, die an schweren psychischen Erkrankungen leiden, optimal genutzt werden können.

Kapitel 8 setzt sich ausführlicher mit «Recovery-Beziehungen» auseinander.

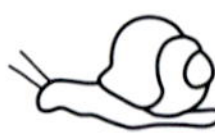

Selbsttest

Überlegen Sie kurz, wen Sie um sich haben möchten, wenn Sie Erregungszustände hätten, in den Wahnsinn abdriften würden, unzusammenhängende und wirre Gedanken hätten, durch Stimmen gestört würden, Ihre Willenskraft nachließe und Sie apathisch und träge würden.

- Wen hätten Sie gerne in Ihrem Recovery-Team?
- Sie können sich die Leute selbst aussuchen. Welche der Qualitäten und Eigenschaften, die sie haben, würden Ihnen bei Ihrem Recovery-Prozess helfen?

Überlegen Sie, welche der Qualitäten, die Ihr Recovery-Team haben sollte, Sie in die Recovery-Arbeit mit Ihren Klienten einbringen können und welche Sie noch entwickeln müssen.
Überlegen Sie:

- Welche Recovery-Umgebung wäre für Sie ideal? Welche Merkmale sind Ihnen am allerwichtigsten?
- Wie viele der Merkmale, die Ihre ideale Recovery-Umgebung besitzt, gibt es in den Umgebungen der Klienten, mit denen Sie arbeiten?

3.5 Das Überschreiten der Schwelle

Aufgabe: Die Ziele entschlossen, mutig und optimistisch verfolgen.

Die Schwelle ist das Stadium, in dem Menschen ernsthaft beginnen, die Recovery-Reise in Erwägung zu ziehen und sich eine andere Zukunft auszumalen. «Wenn es mit mir und meinem Leben bergauf geht, was wird es dann in meinem Leben geben, was jetzt noch fehlt?» «Wenn ich meine Probleme besser im Griff habe, was werde ich dann tun, was ich jetzt noch nicht tue?» Diese beiden Fragen sind wichtig. Wenn Menschen an die Schwelle zur Veränderung gelangen, wird der Blick auf ein anderes Leben möglich, ein Leben, in dem Alternativen und Chancen ausgelotet werden können. Dies kann ein Wendepunkt sein, eine Erfahrung, die sie aus der Hoffnungslosigkeit herausführt, die sie und ihr Leben beherrscht. Es ist ein Moment großer Zufriedenheit in helfenden Beziehungen, wenn ein Klient die Chance ergreift und sich entscheidet, Ziele zu verfolgen, die sein Leben verändern.

Für manche Menschen kommt der Wendepunkt zu einem Zeitpunkt, wenn ihre Situation eigentlich «nicht mehr viel schlimmer werden kann». Genau dann, inmitten größter Verzweiflung, kehrt der Wille zurück, gesund zu werden. Auch bei abhängigen Menschen kann der Recovery-Prozess erst dann beginnen, wenn sie einsehen, dass ihr Leben gescheitert ist und sie allein nicht fähig sind, ihre Situation zu verändern. Andere werden vielleicht durch eine innige Beziehung motiviert, sich auf den Weg zu machen und die «Rolle des Kranken» zu überwinden. Auch Menschen, die ihre Religion, Ausbildung, Arbeit oder kreative Betätigung als sinnvoll empfinden, werden oft motiviert, Veränderung in die Wege zu leiten. Desgleichen spornen Leistungen oder Erfolge dazu an, sich dem Leben und dem Recovery-Prozess zuzuwenden.

Manchmal signalisiert die Entscheidung, auf Drogen oder Alkohol zu verzichten, dass der Wunsch vorhanden ist, «meinen Kopf und mein Leben in Ordnung zu bringen», wie es ein Nutzer der psychiatrischen Dienste formulierte. Bei vielen Menschen vereitelt der ständige Konsum von Cannabis, Crack, Kokain und Amphetaminen jeden Versuch, die Schwelle zu überschreiten. In diesen Fällen wird manchmal ein Wendepunkt herbeigeführt durch die gemeinsame Entscheidung, die Situation zu verändern oder Medikamente einzunehmen, die die Symptome so weit eindämmen, dass der Klient beginnen kann, sein Leben wieder aufzubauen. In einigen Fällen wird dieser schwer zu greifende Wendepunkt erst dann erreicht, wenn die Klienten die Zusammenarbeit mit den psychiatrischen Diensten beenden und beginnen, eine ganz neue Identität aufzubauen und erfahren, was emotionale Emanzipation bedeutet. Es kann Jahre dauern, bis der Wendepunkt erreicht ist, aber wie Untersuchungen über die Genesung von schweren und langwierigen psychischen Erkrankungen zeigen, gibt es Hoffnung für jeden. Angesichts der

Komplexität der in diesem Kapitel diskutierten Gründe kann es 5, 10, vielleicht sogar 15 Jahre oder auch länger dauern, bis die psychischen Probleme so weit überwunden sind, dass die potenziellen Qualitäten und Kräfte eines Menschen zum Vorschein kommen, die immer noch vorhanden sind und darauf warten, entdeckt zu werden.

Selbst wenn Klienten im Begriff sind, die Schwelle zu überschreiten, fällt es ihnen manchmal schwer, den nächsten Schritt zu tun, dem Ruf zu folgen und sich gegen eine «Patientenkarriere» zu entscheiden, um sich dem Leben zu stellen, mit all seinen Schwierigkeiten und Herausforderungen und mit all seinen Freuden. Viele Menschen fühlen sich weiterhin entmündigt und haben immer noch nicht so viel Selbstvertrauen und Selbstachtung entwickelt, dass sie anfangen können, ihre Träume zu realisieren. Eine jahrelange Behandlung, in der ausschließlich ihre Probleme im Mittelpunkt stehen, kann dazu führen, dass sie sich ihrer Vulnerabilitäten und Defizite sehr bewusst sind und deshalb ihre Talente, Fähigkeiten und Stärken nicht mehr wahrnehmen. Die Lebensgeschichte, mit der sie sich identifizieren, ist von Problemen beherrscht, und der Hauptakteur darin wird als Versager, als unzulänglich und hilflos oder als Opfer gesehen – eine Sichtweise, die keine gute Voraussetzung für die Recovery-Reise ist. White (1995) weist darauf hin, dass es wichtig ist, ein Stück Normalität vor der Pathologisierung zu retten, und dass es außer den düsteren Seiten der Lebensgeschichte immer eine umfassendere Geschichte gibt, in deren Kontext das Selbst neu definiert werden kann, ein Selbst, das über Qualitäten und Stärken verfügt, die der Klient in seinem emotional instabilen Zustand völlig aus den Augen verloren hat. Klienten, die im Begriff sind, die Schwelle zu überschreiten und sich zu verändern, haben Angst und fragen sich: «Werde ich es schaffen oder werde ich scheitern, und wird es mir gelingen, Freundschaft und Liebe zu finden und akzeptiert zu werden? Wie werde ich in der Gesellschaft außerhalb des abgeschotteten Psychiatriesystems zurechtkommen? Werden die Herausforderungen des Lebens zu einem weiteren Zusammenbruch führen?» All dies macht deutlich, dass der Mentor eine entscheidende Rolle spielt und einen Einfluss darauf hat, ob der Klient die Schwelle entschlossen, mutig und hoffnungsvoll überschreitet – eine Recovery-Beziehung, die sich dadurch auszeichnet, dass der Mentor an das Potenzial und an die Fähigkeiten des Klienten glaubt, ihn unterstützt und an ihn die «freundliche Aufforderung, mehr zu sein» richtet (Deegan, 1988).

3.6 Der Weg in Richtung Recovery

Aufgabe: Zweifel, Befürchtungen, Hindernisse und Rückschläge überwinden, um das Ziel zu erreichen.

Wie gezeigt wurde, geht es bei der Recovery-Reise nicht darum, psychische Belastungen und Störungen zu beseitigen. So eine schöne neue Welt, wäre sie denn überhaupt möglich, würde uns unserer menschlichen Qualitäten berauben – Mensch sein bedeutet, sowohl Leid als auch Freude zu erfahren. Wir müssen eine Seinsweise anstreben, die weniger problembelastet, aber sinnerfüllter ist; die uns Zugang zu unseren inneren Kräften und Qualitäten ermöglicht, die uns helfen, Diagnosen und frühere Probleme zu überwinden. Wir müssen das, was wir erfahren haben, akzeptieren und diesen Erfahrungen eine Bedeutung zuordnen. Wir müssen uns und anderen vergeben, unsere positiven Anteile wiederentdecken, die durch unsere Belastungen verschüttet wurden, und ein Leben anstreben, das nicht durch Widrigkeiten und Unglück gekennzeichnet ist.

Davidson (2003) hat persönliche Berichte in der Literatur verglichen und dabei folgende Übereinstimmungen in Bezug auf den Recovery-Prozess festgestellt:

- Das Selbst wird neu definiert.
- Vulnerabilitäten werden akzeptiert.
- Stigmatisierungen werden überwunden.
- Hoffnung kehrt zurück.
- Es wird Kontrolle und Verantwortung für das eigene Leben übernommen.
- Bürgerrechte werden wahrgenommen.
- Klienten können mit andauernden oder wieder auftretenden Manifestationen gesundheitlicher Beeinträchtigungen umgehen.
- Klienten erfahren Zuwendung und Unterstützung vonseiten anderer.
- Klienten beschäftigen sich mit sinnvollen Aktivitäten und nehmen erweiterte soziale Rollen wahr.

Es gibt verschiedene Möglichkeiten, diese Voraussetzungen zu realisieren, die zu einem weniger problembeladenen, sinnerfüllteren Leben und zu anhaltendem Wohlbefinden führen. In diesem Abschnitt und in den folgenden Kapiteln werden wir uns ausführlich mit den Therapien, Strategien und Unterstützungsmöglichkeiten auseinandersetzen, die Menschen auf ihrem Recovery-Weg nutzen. Eine von der Mental Health Foundation (2000) durchgeführte Studie hat ermittelt, was Menschen auf ihrem Recovery-Weg *am besten hilft* (s. **Kasten 3-4**). Dabei ist zu berücksichtigen, dass die Strategien, die helfen, mit Belastungen umzugehen, die Identität neu aufzubauen und das Leben zurückzuerobern, ganz individuell sind.

Kasten 3-4 Faktoren, die Nutzer psychiatrischer Dienste auf ihrem Recovery-Weg als hilfreich empfunden haben

- Beziehungen zu Freunden, Familienmitgliedern, anderen Dienstleistungsnutzern und psychiatrischen Gesundheitsfachleuten
- sichere Zufluchtsorte, verständnisvolle Mitmenschen, Austausch über Erfahrungen/Identitäten mit anderen, erreichbare/verfügbare Unterstützung
- Sinn sehen in: Familie, Arbeit, sinnvollen Aktivitäten, Unterstützung anderer, kreativer Betätigung, Religion oder spirituellen Praktiken
- Medikamente, Psychotherapien, komplementäre Therapien, Kunsttherapien, körperliche Bewegung, Naturverbundenheit
- Kontrolle über die Vulnerabilität gegenüber Belastungen, Kontrolle über das eigene Leben, genügend Geld, sichere Unterkunft, Freude am Leben

nach: Mental Health Foundation (2000)

Lange Zeit haben die psychiatrischen Gesundheitsfachleute die Klienten irrtümlich als passive Opfer ihrer Not gesehen. Doch weit gefehlt. Die Klienten nutzen eigene Strategien, um ihr emotionales Gleichgewicht und ihren Seelenfrieden wiederzufinden. Einige dieser Strategien sind sehr hilfreich und geeignet, Belastungen zu verringern und den Recovery-Prozess zu unterstützen. Andere dagegen funktionieren gar nicht oder helfen nur vorübergehend, sind schlecht umsetzbar oder schädlich. Mit Klienten gemeinsam zu erarbeiten, welche Strategien ihnen helfen und wie diese optimal genutzt werden können, ist eine wichtige Intervention, die den Klienten das Gefühl vermittelt, die Kontrolle zu haben und mit ihren Belastungen umgehen zu können.

In den Recovery-Berichten stehen die Beziehungen zu Freunden und Familienmitgliedern, anderen Dienstleistungsnutzern und psychiatrischen Gesundheitsfachleuten an erster Stelle. Für viele Menschen sind die von Nutzern und Überlebenden geleiteten Programme sowie Freiwilligen-Projekte, wie z. B. die der örtlichen Mind Associations[1], auf ihrer Reise eine große Hilfe und Unterstützung (Ahern/Fisher, 2001). In diesem sozialen Kontext erfahren sie oft die Akzeptanz, das Zugehörigkeitsgefühl, die Gemeinschaft und Freundschaft, die ihnen die Gesellschaft verweigert (Mental Health Foundation, 2000). Bei Freiwilligen-Diensten ist der Glaube an die Fähigkeit der Menschen, ungeachtet ihrer Geschichte ein erfülltes Leben zu führen, fest verankert – wie schon Nietzsche sehr poetisch formulierte: «Man muss noch Chaos in sich haben, um einen tanzenden Stern gebären zu können.» Dennoch fehlt dieser Glaube in den gesetzlichen Vorschriften oft.

1 Mind = National Association for Mental Health; die führende Wohltätigkeitsorganisation für psychische Gesundheit in England und Wales (Anm. des Verlags)

3.6.1 Komplementäre oder alternative Therapien

In der westlichen Kultur wird Gesundheit heute, im Gegensatz zu früher, zunehmend ganzheitlich betrachtet. Wir wissen, dass ein ausgeglichenes und harmonisches Verhältnis zwischen den physischen, psychischen, spirituellen, sozialen und ökologischen Bereichen unseres Lebens wichtig ist. Viele Menschen sind unzufrieden mit der Schulmedizin, die bei anhaltenden und immer wiederkehrenden Gesundheitsproblemen häufig nicht die gewünschten Ergebnisse erzielt, und misstrauen pharmakologischen Interventionen. Aus diesem Grunde setzen viele bei ihrer Recovery-Reise auf holistische Therapien. Eine von der Mental Health Foundation (1997, 2000) durchgeführte Untersuchung an einer heterogenen Gruppe von Nutzern von psychiatrischen Diensten hat ergeben, dass über 85 % Erfahrungen mit komplementären Therapien hatten, die als hilfreich oder als gelegentlich hilfreich eingeschätzt wurden, was zeigt, dass sie mit diesen Therapien weitaus zufriedener waren als mit verordneten Medikamenten. Zwanzig Prozent der Studienteilnehmer, die komplementäre Therapien nutzten, gaben an, eine Kombination aus verschiedenen Therapien (z. B. eine Kombination aus Gesprächstherapie und Bewegungs-/Körperbeherrschungstherapie wie z. B. Yoga) sei mit Blick auf ihren Recovery-Prozess der Faktor gewesen, der ihnen am meisten geholfen habe. Sie schätzten den holistischen Ansatz, die Erfahrung, *als ganze Person* und *personenzentriert* behandelt zu werden. Vielen gefällt besonders das bestärkende Gefühl, aktiv an ihrem Heilungsprozess mitzuwirken und die Verantwortung für die Wiedererlangung ihrer geistigen Gesundheit zu haben. Dank holistischer Therapien ist es den meisten Menschen gelungen, während und außerhalb der therapeutischen Sitzungen in einen Zustand der *Entspannung, Gelassenheit, Ausgeglichenheit und Harmonie* zu gelangen und so ihre Ängste und Depressionen in den Griff zu bekommen. Die Therapien haben ihnen geholfen, ihre Unruhe zu überwinden und sich zu erden und ihre Mitte zu finden, was zu einer Verbesserung ihrer kognitiven Funktionen führte; darüber hinaus schätzten die Klienten die einfühlsame Art der holistischen Praktiker ebenso wie die ruhige und gemütliche Atmosphäre der therapeutischen Begegnung, Faktoren, die auch zu dem Erfolg der Behandlung beitrugen. Interventionen, die unsere eigenen Selbstheilungskräfte unterstützen, werden von vielen als eine natürlichere und bessere Methode zur Wiederherstellung des Wohlbefindens betrachtet als die pharmakologisch orientierte Psychiatrie. Trotzdem sehen die meisten Menschen in holistischen Therapien eine Ergänzung der orthodoxen psychiatrischen Behandlung und keine echte Alternative. Für einige, so auch für einen der Mitautoren dieses Buches, waren sie dagegen Hauptbestandteil ihres Recovery-Prozesses.

Die Studie der Mental Health Foundation gibt einen Überblick über die Vielfalt der eingesetzten Therapien. Zu diesen gehören: Akupunktur, Reflexzonenmassage, Aromatherapie, Massage, Reiki, Yoga, Tai Chi, Alexander-Technik, Homöopathie, Phytotherapie und Heilkräfte (engl.: *healing*). Die Auswahl der Therapie orientierte sich eher an persönlichen Vorlieben und am verfügbaren Angebot als an der Frage der Wirksamkeit. Entscheidend ist, dass die Therapie auf den Klienten zugeschnitten ist. Manche Menschen (beispielsweise solche, die Gewalttätigkeiten oder sexuellen Übergriffen ausgesetzt waren) empfinden die Intimität physikalischer Therapien wie Massage als bedrohlich. Umgekehrt können sanfte Berührungen Menschen, die wenig intime Kontakte in ihrem Leben haben und deren Berührungsbedürfnisse nicht erfüllt werden, emotional stabilisieren und aufbauen. Ein Studienteilnehmer sagte über eine Massage: «Es war sehr angenehm und warm, und ich wäre fast eingeschlafen, obwohl ich vorher ganz verspannt und verängstigt war. Es war ein Gefühl wie – Oh, geht es mir gut!» Viele Menschen speichern emotionale Spannungen in ihrer Muskulatur – die in die Materie gesunkene mentale Abwehr. Werden diese Verspannungen gelöst, können die unterdrückten Probleme wieder ins Bewusstsein aufsteigen. Eine Studienteilnehmerin berichtete: «In meinem Körper wurden viele Ereignisse aus der Vergangenheit gelöst und an die Oberfläche gebracht, und zwar auf eine Art und Weise, wie Gespräche es nie vermocht hätten.» Eine Abfuhr von Emotionen, die von alten Wunden herrühren, kann natürlich eine heilsame Wirkung haben, vorausgesetzt der Therapeut verfügt über die Fähigkeiten, die er braucht, um mit starken Gefühlen umzugehen und dem Klienten bei der Verarbeitung seiner Reaktion zu helfen. Aus diesem Grunde haben viele Menschen, die Entspannungskurse besuchen, Schwierigkeiten, Entspannung wirklich zuzulassen. Denn täten sie es, würden sie riskieren, sich schutzlos Gefühlen und Ängsten auszuliefern, die sie überwältigen könnten. Für solche Menschen sind aktive Methoden wie Tai Chi, Yoga und Meditation besser geeignet, Ängste abzubauen und in den Zustand der Entspannung zu gelangen. Dazu die Kommentare von zwei Studienteilnehmern:

«Meditation hat mir sehr geholfen. Man nimmt den Augenblick bewusst wahr, anstatt sich Gedanken darüber zu machen, was nächste Woche sein wird …»

«Tai Chi wirkt sehr entspannend und macht den Kopf frei. Ich musste mich so darauf konzentrieren, die Bewegungen zu lernen, dass ich nicht mehr an meine Probleme dachte – vielleicht waren es auch die Bewegungen, die diese Wirkung hatten – wie auch immer, es war sehr positiv.»

Was die stärkere Einbeziehung holistischer Therapien in die Recovery-Arbeit anbelangt, sind zwei Probleme zu beachten. Das erste Problem bezieht sich auf die Tatsache, dass eine fundierte wissenschaftliche Basis zum Nachweis ihrer Wirksamkeit fehlt. Aus diesem Grund wird die Komplementärmedizin im Bereich der evidenzbasierten Psychiatrie des National Health Service (NHS = staatlicher britischer Gesundheitsdienst; Anm. d. Übers.) in den

Behandlungs- und Versorgungsplänen so gut wie nicht berücksichtigt. Es gibt gut durchgeführte, randomisierte und kontrollierte Untersuchungen über den Einsatz der Akupunktur bei der Behandlung schwerer Depressionen, die in Bezug auf Symptomeindämmung und Recovery-Zeit gegenüber der Behandlung mit Antidepressiva signifikante Vorteile aufweist (Allen et al., 1998; Roschke et al., 2000). Untersuchungen über den Einsatz von Johanniskraut bei der Behandlung leichter bis mittelschwerer Depressionen haben ergeben, dass es genauso wirksam ist wie Antidepressiva (Fava et al., 2005; Demling et al., 2004). In seiner Überprüfung der Wirksamkeitsnachweise homöopathischer Arzneimittel weist Reilly (2005) darauf hin, dass diese sich sehr gut zur Behandlung von Depressionen und Angstzuständen eignen.

Wir brauchen Forschungsstudien mit gut durchdachtem Design, welche die anerkannten Validitäts- und Reliabilitätskriterien erfüllen, um sowohl die umfangreichen persönlichen Einzelberichte über den Recovery-Prozess als auch die auf Erfahrungen basierenden Erkenntnisse aus ergebnisorientierten Studien zu untermauern, die beide den Nutzen vieler holistischer Therapien überzeugend belegen.

Das zweite große Problem betrifft die Kosten. Holistische Therapien sind für die meisten Klienten unerschwinglich, es sei denn, sie sind Teil der Leistungen des National Health Service oder werden kostengünstig von nichtstaatlichen Organisationen wie etwa Mind angeboten. Ich finde, dass die potenziellen Vorteile – weniger Medikamente, verbesserte Recovery-Zeit, stabiles Wohlbefinden und positive Veränderung des Lebens – es mehr als gerechtfertigt erscheinen lassen, die Kosten für diese Dienstleistungen zu übernehmen, nicht nur aus Gründen der Kosteneffizienz, sondern auch mit Blick auf die Zufriedenheit der Konsumenten.

3.6.2 Naturverbundenheit

Naturverbundenheit belebt den Geist, lenkt von der Beschäftigung mit dem Ego ab, verankert uns in der Natur und macht uns auf diese Art und Weise bewusst, dass wir alle Kinder von Gaia[2] sind. Nach dem Tod meines Sohnes, in der Phase tiefster Trauer, fand ich in der Natur die Hoffnung auf Heilung und Recovery. Sie beeinflusste mich auf zweierlei Weise. Zunächst einmal veranlasste sie mich, aufzuschauen und den Blick nach draußen zu richten, weg von meiner Trauer, die mich zerrieb. Auf meinen einsamen Spaziergängen entlang der Küste nahe bei meinem Wohnort hatte ich das Gefühl, meine wunde Seele würde in dem Wasser der Meeresbucht gebadet und mein schmerzendes

2 Gaia: in der griechischen Mythologie die Erde in Göttergestalt (Anm. d. Verlags)

Herz von den grünen Windungen des Flusstals umhüllt. Aber das war nicht immer so! Manchmal war ich durch die Trauer so abgestumpft, dass ich mich nicht mit der Natur verbunden fühlte. Ich glaube, in diesen Fällen wurde ich unterschwellig beeinflusst: Die Natur zog mich nicht heraus, sie kam zu mir herein und ging in Resonanz zu dem Teil, der in der Menschheit und in der Natur unbezwingbar ist. Der Naturforscher Richard Mabey (2005) beschreibt einen ähnlichen Prozess während seiner Genesung von einer schweren Depression: «Ich glaube, was mich geheilt hat, war das Gefühl, dass ich nicht aus mir herausgeholt, sondern in mich zurückversetzt wurde, das Gefühl, dass die Natur in mich einströmt und die elementarsten Teile meiner Fantasie aktiviert.»

Priest (2006) fand in einer kleinen Studie über die Auswirkungen heilender Umgebungen auf eine Gruppe von Nutzern psychiatrischer Dienste Belege dafür, dass Spaziergänge in ländlicher Umgebung eine *beruhigende, befreiende* und *aufbauende* Wirkung haben können. Eine Studienteilnehmerin, die von mehreren Männern vergewaltigt worden war und unter schweren psychischen Problemen und Stimmen, die ihr drohten, litt, äußerte sich so: «Man muss die Natur nicht abwehren, denn sie ist da, um einen ebenso zu lieben wie man selbst die Natur liebt.» Sie sagt weiter, dass sie während des Spaziergangs das Gefühl hatte, «mit der Landschaft zu verschmelzen», und dass die Erfahrung der Verschmelzung mit etwas, das so viel größer ist als sie selbst, ihr geholfen hat, ihren Schmerz zu überwinden.

Im Verlauf der letzten zehn Jahre hat sich die Sichtweise der Psychologen und Psychiater durch die Ökopsychologie verändert. Die Konzeption der biophilen Natur des Menschen – die evolutionsbedingte Verbindung von Mensch und Natur, eine Natur, von der wir uns entfremdet haben – findet immer mehr Unterstützung. Auch wenn klinische Gesundheitsfachleute die Ursache psychischer Störungen immer noch im Individuum suchen anstatt im Familiensystem oder gar in der Gesellschaft, wächst die Erkenntnis, dass wir in den Untersuchungsbereich auch die Natur einbeziehen müssen, deren Teil wir sind, wenn wir die unterschiedlichen Ausprägungen von Belastungen, denen wir gegenwärtig begegnen, verstehen wollen.

Unsere Entfremdung von der Natur hat zur Folge, dass wir die Natur in anmaßender Weise immer weiter plündern und zerstören, ein Verhalten, das sich in der Krankheit widerspiegelt, an der wir als Spezies leiden (Roszak et al., 1995). Wäre der Gedanke zu überspitzt, dass wir als Spezies das Bewusstsein der Natur sind und mit der Zerstörung der Welt gleichsam unsere eigene Zerstörung besiegeln? Unser Unbehagen darüber, was wir der Biosphäre angetan haben und immer noch antun – die Plünderung von Gaia – manifestiert sich in der Zunahme psychischer Erkrankungen. Auch wenn es geleugnet wird (denn wie sollten wir mit der immensen Angst und Trauer umgehen?), müssen wir es uns bewusst machen, unsere Verzweiflung und Machtlosigkeit konfrontieren und uns wieder mit der Güte und Schönheit der Natur verbinden, deren Teil wir sind. Nur wenn wir uns mit der Natur versöhnen und verbinden, werden wir die Welt und uns selbst heilen.

3.6.3 Psychotherapien

In Großbritannien gibt es zahlreiche Psychotherapiemodelle, die Menschen mit schweren psychischen Problemen allerdings nicht ohne weiteres zugänglich sind. Dies liegt zu einem Teil daran, dass psychiatrische Gesundheitsfachleute in pharmakologischen Kategorien denken. Neuroleptika werden stets als erste Behandlungsmöglichkeit gesehen – und nicht selten auch als die zweite und die dritte. Hinzu kommt, dass man hartnäckig an der falschen Auffassung festhält, psychotherapeutische Interventionen hätten, abgesehen von kognitiven Verhaltenstherapien, bei schweren und andauernden psychischen Problemen nur begrenzten therapeutischen Nutzen.

Der Nutzen spezieller psychotherapeutischer Interventionen wird weiter diskutiert, d. h. es wird geprüft, ob bestimmte Strategien die Krankheitssymptome effektiver eindämmen können als andere. Hubble et al. (1999) haben gezeigt, dass weniger als 15 % der aktuellen psychotherapeutischen Ansätze Veränderungen bei den Klienten bewirkt haben; weitere 15 % der Veränderungen wurden dem Placebo-Effekt zugeschrieben, 30 % der Beziehung zu dem Therapeuten und 40 % den Klienten selbst. Hubble und seine Mitarbeiter kommen zu dem Schluss, dass die produktiven Selbstheilungskräfte die «Klienten» befähigen, das psychotherapeutische Angebot zu nutzen, um sich selbst zu heilen. Trotz der weit verbreiteten Überzeugung, dass die «magische Kraft der Therapie» die Psyche heilen und das Leben in Ordnung bringen kann, ist klar, dass die einzige magische Kraft – und die hat tatsächlich eine magische Wirkung – die Selbstheilungskräfte des Klienten sind, die in der Therapie mobilisiert werden.

Untersuchungen der Ressourcen, die von den Nutzern psychiatrischer Dienste eingesetzt werden, belegen, dass «Gesprächstherapien» bei den meisten Menschen hoch im Kurs stehen und als sehr hilfreich eingeschätzt werden (Mental Health Foundation, 1997; 2000). Was die Menschen an psychotherapeutischen Interventionen als hilfreich empfinden, benennen sie teils sehr konkret, teils weniger konkret (Letzteres sollte jedoch nicht unterschätzt werden):

Sie hat mir geholfen, mit meinen Stimmen umzugehen; meine Erfahrungen zu verstehen; meine Medikamente zu reduzieren; mehr Verantwortung für mein Leben und meine Genesung zu übernehmen; belastende Situationen zu bewältigen; mein Selbstvertrauen und meine Selbstachtung zu verbessern; mich selbst zu akzeptieren; emotionalen Stress abzubauen; Dinge anzusprechen, die angesprochen werden müssen; ich wurde als ganze Person behandelt; es war, als hätte ich jemanden an meiner Seite, der mich unterstützt; ich fand es hilfreich, dass mir jemand zuhört, glaubt und mich versteht; frühere Verletzungen wurden geheilt; sie hat mir geholfen zu verstehen, dass die Ursache meiner psychischen Erkrankung die erlittenen emotionalen Verletzungen sind; sie hat mir geholfen, die Dinge, auch meine Hypersensibilität, anders zu betrachten; sie hat mir geholfen, Strategien zu verstehen und zu erlernen, um mit meiner Depression fertig zu werden.

Dieser Ergebnisüberblick lässt den Schluss zu, dass Menschen, die immer wieder mit psychischen Störungen und sozialer Isolation konfrontiert werden, potenziell jede psychotherapeutische Intervention als hilfreich empfinden, egal welche theoretische Ausrichtung sie hat, wie die Studie von Hubble et al. nahelegt. Jede psychotherapeutische Schule würde derlei Erfahrungen ebenso wie die beschriebenen Ergebnisse für sich beanspruchen. Ein Faktor, der eine günstige Wirkung hat und den alle therapeutischen Ansätze gemeinsam haben, ist die ruhige, sichere, therapeutische Umgebung, wo Klienten die Möglichkeit haben, mit einem Therapeuten, der als authentisch, unvoreingenommen und empathisch wahrgenommen wird und der bestrebt ist, die Klienten in dem Veränderungs- und Recovery-Prozess einfühlsam zu unterstützen, über ihre Erfahrungen zu sprechen und nachzudenken. Abgesehen von dieser Gemeinsamkeit unterscheiden sich die einzelnen Ansätze, was ihre theoretische Ausrichtung und ihre Praxis betrifft; deshalb ist es wichtig, den Klienten den Zugang zu umfassenden Informationen über die verschiedenen psychotherapeutischen Modalitäten zu ermöglichen, damit sie eine Entscheidung treffen können.

In Kapitel 8, «Recovery-Beziehungen», werde ich aufzeigen, dass der personenzentrierte Psychotherapieansatz bei Zuständen psychischer Überforderung häufig zu positiven Ergebnissen führt. In diesem Abschnitt skizziere ich kurz die Entwicklung der kognitiven Verhaltenstherapie und ihre Vorteile für die Recovery-Reise.

Nach Chadwick et al. (1996) normalisiert die kognitive Verhaltenstherapie psychotische Phänomene, denn sie postuliert einen fließenden Übergang zwischen psychotischen Erfahrungen, wie z. B. Wahnvorstellungen, und den ausgefallenen Vorstellungen vieler anderer Menschen, die nicht als psychotisch gelten. Es ist nicht meine Absicht, extreme und abstruse Vorstellungen herunterzuspielen, wie z. B. die, dass ein Beitrag in den Fernsehnachrichten eine verschlüsselte Botschaft für Sie enthält oder dass Sie Mitglied der Antiguerilla-Einheit des Special Air Service[3] sind, sondern ich möchte lediglich deutlich machen, dass befremdende und abwegige Vorstellungen im Kontext des Lebens und der Entwicklungsgeschichte eines Menschen oft verständlich wer-

3 Special Air Service (SAS): Spezialeinheit der British Army; 1941 während des Zweiten Weltkriegs aufgestellt, ist sie eine der erfahrensten und dienstältesten noch existierenden Spezialeinheiten der Welt. (Anm. d. Verlags)

den. Chadwick et al. treten dafür ein, psychotische Symptome neu zu definieren – sie aus Symptommodellen zu lösen und stattdessen zu versuchen, befremdliche Manifestationen menschlicher Erfahrungen im Kontext der Psychologie eines Menschen zu verstehen.

Auch Romme und Escher weisen in ihren bahnbrechenden Studien über Stimmenhören schlüssig nach, dass Stimmenhören ein weit verbreitetes Phänomen ist, das nicht ausschließlich mit psychiatrischer Morbidität einhergeht (Romme/Escher, 1989, 1993). Wichtig ist in diesem Zusammenhang, dass Stimmenhören mit früheren Traumen oder Deprivationen verknüpft ist und durch aktuelle Stressoren verschlimmert wird, eine Tatsache, die von 70 % der diagnostizierten und nicht diagnostizierten Stimmenhörer bestätigt wird (Pennings/Romme, 1998). Der entscheidende Unterschied zwischen Stimmenhörern mit psychiatrischer Diagnose und Nichtpatienten ist der, dass die erste Gruppe die Stimmen vorwiegend als negativ empfindet und sich vor ihnen fürchtet. Ihr Alltag wird erheblich durch sie gestört, und sie fühlen sich ihnen hilflos ausgeliefert. Diese Erfahrungen stehen in krassem Gegensatz zu der Gruppe der «Nichtpatienten», die die Stimmen überwiegend als positiv empfindet, sie weniger als Belastung erlebt und mehr Kontrolle über die Situation hat. Diese Befunde haben Ansätze, die darauf abzielen, die Stimmen zu verstehen und damit zu arbeiten, nachhaltig beeinflusst und 1990 zur Gründung des British Voice Hearers' Network (Britisches Netzwerk der Stimmenhörer) geführt. Ziel des Netzwerkes ist es, das Stimmenhören durch Aufklärung und alternative Erklärungsansätze zu entstigmatisieren, Strategien für den Umgang mit Stimmen zu entwickeln und Menschen zu befähigen, diese Erfahrung auf positive Art und Weise in ihr Leben zu integrieren. In dem Bemühen, diese Ziele zu realisieren, sind überall im Land Selbsthilfegruppen für Stimmenhörer wie Pilze aus dem Boden geschossen.

Obwohl die Geschichte der kognitiven Verhaltenstherapie als Strategie zum Umgang mit Stimmen und Wahnvorstellungen relativ kurz ist, basiert der Ansatz, der weithin mit Erfolg zur Behandlung von Depressionen und angstbedingten Problemen eingesetzt wird, auf der Arbeit, die Aaron Beck vor 40 Jahren entwickelt hat. Die Evidenz in ihrer Gesamtheit zeigt, dass psychotische Erfahrungen mit der kognitiven Therapie ebenso effektiv behandelt werden können wie emotionale Störungen mit kognitiven Interventionen und dass diese Verbesserungen dauerhaft sind (Rector/Beck, 2002). Wahnvorstellungen sind ein Hinweis auf eine krankhafte Störung der Realitätswahrnehmung. Ereignissen, speziell solchen, die emotional bedeutsam sind, wird eine persönliche Relevanz zugeschrieben, die völlig unbegründet ist. Wird diese Fehleinschätzung der Realität nicht korrigiert, entwickeln sich daraus stabile abwegige Überzeugungen, die einen Menschen sehr beeinträchtigen und sein Verhalten nachhaltig prägen. Der therapeutische Prozess beinhaltet die Untersuchung der persönlichen Geschichte, in deren Kontext die Wahnideen entwickelt wurden, die Identifizierung der Auslöser dieser Wahnvorstellungen sowie der emotionalen und verhaltensspezifischen Reaktionen auf diese verstörenden und problematischen Ideen. Die kognitive Verhaltenstherapie zielt darauf ab, Zweifel an der Validität der falschen Realitätswahrnehmung zu säen, indem sie die Klienten animiert, alternative Erklärungen in Betracht zu ziehen und ihre früheren Interpretationen, Schlussfolgerungen und Prognosen infrage zu stellen.

Was das Stimmenhören anbelangt, geht die kognitive Verhaltenstherapie genauso vor wie bei der Behandlung von Wahnideen. Zunächst wird gemeinsam nach dem Ursprung der Halluzinationen geforscht – nach der erlebten Vulnerabilität, von der die Stimmen herrühren. Ebenfalls untersucht wird der Inhalt der Stimmen, damit zusammenhängende Ansichten, die Umstände, die das Stimmenhören verstärken, und die Art und Weise, wie der Klient auf die Halluzinationen reagiert. Der letzte Aspekt kann zeigen, welche Strategien der Klient aktuell einsetzt, um die Stimmen einzudämmen und so die damit verbundenen Probleme und Störungen zu reduzieren. Gegenwärtig zielt die kognitive Verhaltenstherapie darauf ab, die Allmacht und Allwissenheit der Stimmen zu schwächen. Zu diesem Zweck hilft sie den Klienten bei der Entwicklung von Strategien zur Eindämmung der Stimmen, indem sie die Klienten animiert, alternative Erklärungen in Bezug auf den Inhalt der Stimmen und die Ansichten über die Stimmen zu finden. Die folgenden Strategien werden von Stimmenhörern mit Erfolg eingesetzt:

Gespräche mit der Recovery-Beziehung

Eine vertrauensvolle empathische Beziehung ist ganz sicher eine gute Basis für ein Gespräch, indem das Stimmenhören gemeinsam untersucht und bearbeitet werden kann. Diese Auffassung steht im Gegensatz zu der früheren Auffassung, dass Interaktionen mit Klienten, die nicht im Zusammenhang mit der Einschätzung und Diagnose stehen, die Aufmerksamkeit von den psychotischen Phänomenen ablenken sollten, um die Klienten mehr in der Alltagsrealität zu verankern.

Die Folge davon war, dass manche Menschen jahrelang von ihren Stimmen gequält wurden und sich machtlos und isoliert fühlten:

> Erst nach 15 Jahren psychiatrischer Interventionen gelang es mir, eine Therapeutin zu finden, die bereit war, mir zuzuhören. Das war für mich der Wendepunkt. Von da an war ich in der Lage, mich aus der Opferrolle zu befreien und mich mit meinen Erfahrungen zu identifizieren … sie half mir zu verstehen, dass die Stimmen ein Teil von mir sind und einen Sinn und Zweck haben. Über einen Zeitraum von sechs Monaten gelang es mir, eine Grundstrategie zu entwickeln, die mir half, mit den Stimmen umzugehen. (zitiert in Romme/Escher, 1993)

Tagebuch führen

Es ist nicht immer möglich, mit anderen über Stimmen zu sprechen. Janet, eine Mitautorin, wurde von ihren Stimmen untersagt, irgendjemandem von ihnen zu erzählen, und so musste sie ihre Erfahrungen zehn Jahre für sich behalten. Ein Tagebuch zu führen bietet die Möglichkeit, Gefühle auszudrücken, sich von den störenden Stimmen abzulenken und die Erfahrung des Stimmenhörens näher zu untersuchen, wie z. B. die Qualität der Stimmen, wodurch sie ausgelöst werden, Inhalt und Bedeutung ihrer Äußerungen, inwieweit man sie beeinflussen und kontrollieren kann oder wie machtlos man sich ihnen gegenüber fühlt. Ein Stimmenhörer äußert sich so: «Ich verstehe jetzt, was meine Stimmen bedeuten, und mein Tagebuch hat dabei eine wichtige Rolle gespielt.» Das Tagebuch kann darüber hinaus eine gute Ausgangsbasis für ein Gespräch zwischen Klient und Therapeut sein.

Den Stimmen Kontra geben

Den meisten Menschen ist bewusst, dass in ihrem Kopf von Zeit zu Zeit Dialoge ablaufen. Die Struktur unserer Psyche scheint aus verschiedenen Persönlichkeiten und Sub-Persönlichkeiten zusammengesetzt zu sein: aus solchen, die aktiv werden und sich manifestieren und aus solchen, mit denen wir uns nicht identifizieren. Stimmen können somit als aktive vokale Sub-Persönlichkeiten konzeptualisiert werden, die – vielleicht in einer Stresssituation – unsere Abwehr durchbrechen und in unser Bewusstsein vordringen. Da wir sie ablehnen, identifizieren wir uns nicht mit ihnen. Wenn wir die Stimmen jedoch akzeptieren und uns mit ihnen auseinandersetzen, wird uns bewusst, dass es eine Facette unseres Selbst gibt, die es zu akzeptieren und zu integrieren gilt. Sobald sich der Klient gegenüber den allmächtigen Stimmen nicht mehr so machtlos fühlt, kann er ihnen vielleicht Einhalt gebieten oder mit ihnen Zeiten vereinbaren, in denen er auf sie eingeht. Ein Stimmenhörer sagte: «Ich habe gelernt, ‹dem Kritiker› freien Lauf zu lassen. Nach einer Weile hat er nicht mehr so viel Energie und ich kann ihm sagen, er soll abzischen – und das tut er dann auch.»

Umgang mit Angst

Viele Stimmenhörer wissen aus Erfahrung, dass sie in Angst- und Stresssituationen noch mehr von ihren Stimmen bedrängt werden. Deshalb sind Strategien zum Umgang mit Angst ein probates Mittel, um die Stimmen einzudämmen. Kurse wie Yoga, Tai Chi oder Achtsamkeitsmeditation können hier sehr hilfreich sein. Manchmal werden die Stimmen lauter und stören während des Kurses oder während der Übung. In solchen Fällen bringen Aktivitäten, die mehr Aufmerksamkeit fordern oder stärker ablenken, wie z. B. Musikhören, mehr Erleichterung und Entspannung. Die durch die Stimmen ausgelöste Angst hängt häufig damit zusammen, dass die Stimmen so mächtig, negativ und verstörend sind und das Leben stark beeinträchtigen. Die meisten Menschen empfinden weniger Angst, wenn sie mit ihren Stimmen nicht allein gelassen werden, besser über deren Ursache und Bedeutung aufgeklärt sind und mehr Kontrolle über die Situation haben. Ein Klient, der durch eine Stimme oft zu Gewalttaten aufgefordert wird, braucht Helfer, die ihn seiner Macht und Kontrolle versichern, um seine Angst zu einzudämmen. Andere wollen die Angst in den Griff bekommen, die durch den Inhalt der Äußerungen ihrer Stimmen ausgelöst wird. In diesen Fällen helfen Strategien der kognitiven Verhaltenstherapie, die den Inhalt solcher Äußerungen in Zweifel ziehen und innere Überzeugungen aktivieren, die der Selbstbestätigung dienen und den Stimmen Kontra geben. Manchmal ist die Angst auch situativ bedingt. Die Klienten werden dann am Arbeitsplatz oder während der Unterhaltung mit Freunden und Familienmitgliedern von den Stimmen bedrängt und gestört, was Angst auslöst. Hier hilft mehr Kontrolle über die Stimmen, die sich in solchen Situationen bemerkbar machen.

Ein mir bekannter Stimmenhörer erlebte Episoden starker Angst und Panik, die durch eine Computerstimme ausgelöst wurden, die, wie er glaubte, in sein Gehirn implantiert worden war. Die Stimme drohte damit, sein Herz zum Stillstand zu bringen, sein Gehirn zu schädigen oder ihn impotent zu machen. Diese Drohungen waren so entsetzlich real, dass er sich aus eigenem Antrieb in medizinische Behandlung begab. Wenn man bedenkt, dass Stimmen manchmal Metaphern für verleugnete Aspekte unseres Selbst und unserer Erfahrung sind, hat die emotionslose Computerstimme im Fall dieses Mannes durchaus eine Bedeutung. Er hörte die Stimmen erstmals nach dem plötzlichen Tod seiner Mutter, deren Verlust er nie richtig betrauert hatte. Die Idee ihres in sein Gedächtnis «implantierten» Todes ließ ihn abgestumpft, verzweifelt und teilnahmslos werden, Eigenschaften, die sich in seiner Verwirrung und seiner Gefühllosigkeit manifestierten.

Selbsthilfegruppen

In Großbritannien sind Selbsthilfegruppen, meist dem Voice Hearers' Network angeschlossen, wie Pilze aus dem Boden geschossen. Diese Entwicklung ist eine unmittelbare Reaktion auf den pathogenen Umgang der orthodoxen Psychiatrie mit dem Phänomen des Stimmenhörens. In der Stimmenhörergruppe erhält und bietet der leidende Mensch die Art von Hilfe, die er in der psychiatrischen Betreuung nicht bekommt. Die Gruppe ist ein Forum, wo Menschen sich über ihre Stimmen austauschen können, wo sie Unterstützung finden, Menschen mit ähnlichen Erfahrungen begegnen und wo sie lernen, wie sie mit den Stimmen leben und deren Bedeutung ergründen können – all dies kann helfen, die durch das Stimmenhören verursachte Angst und Isolation zu mindern.

Obwohl die Beweise für die Effektivität der kognitiven Verhaltenstherapie bei der Reduzierung psychotischer Residualerfahrungen signifikant sind, ist diese Therapieform nicht immer erfolgreich, und selbst wenn sie erfolgreich ist, führt sie nicht immer zu einer Verbesserung der sozialen Funktionsfähigkeit und der Lebensqualität (Garety et al., 2000). Tarrier und Calam (2002) stellen in ihrem weiterentwickelten Modell der kognitiven Verhaltenstherapie die interpersonellen und sozialen Folgen in den Mittelpunkt, die Stimmenhören und Wahnideen nach sich ziehen. Bei ihrem Ansatz, der funktionalen kognitiven Verhaltenstherapie, geht es nicht darum, kognitive Fehleinschätzungen infrage zu stellen, sondern darum, inwieweit absurde Überzeugungen, Stimmen und störende Symptome die Klienten daran hindern, am Leben teilzunehmen. Der therapeutische Prozess zielt darauf ab, funktionale Ziele festzulegen und dann zu prüfen, inwieweit die psychotischen Phänomene und die eine soziale Integration hemmenden Faktoren, wie z. B. Stigmatisierung und geringe Selbstachtung, die Realisierung dieser Ziele erschweren. Solche Ziele können sein: Freundschaften schließen oder Beziehungen knüpfen, eine Teilzeitarbeit oder ehrenamtliche Tätigkeit suchen, einen Freizeitkurs (engl.: *leisure learning course*) besuchen, öffentliche Einrichtungen aufsuchen, wie z. B. ein Café, eine Bücherei, ein Kino oder ein Geschäft, oder Mitglied in einer Gymnastikgruppe werden. Die Strategien zur Reduzierung der symptombedingten Störungen gleichen den Interventionen der traditionellen kognitiven Verhaltenstherapie, allerdings ist ihr Ziel nicht die Eindämmung der Symptome, sondern die Verbesserung der sozialen Funktionsfähigkeit und der sozialen Integration, eine Fokusverlagerung, die die Motivation beflügeln kann.

Selbsttest

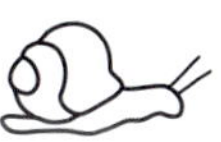

- Schreiben Sie 20 Dinge auf, die Ihnen Freude machen und Ihr Wohlbefinden steigern.
- Überlegen Sie, wie oft Sie sich diese Vergnügungen gönnen: Oft? Manchmal? Selten?
- Können Sie diesen Vergnügungen alleine nachgehen, brauchen Sie dazu andere oder ist beides möglich?
- Überlegen Sie, welche Ressourcen Sie einsetzen, um diese Vergnügungen in Ihren Lebensstil zu integrieren, beispielsweise Energie, Selbstachtung und Selbstvertrauen, Konzentration, Kontaktfreudigkeit und soziale Fähigkeiten, Geld und ein Beförderungsmittel.
- Benennen Sie die Dinge, die Sie daran hindern, sich diese Vergnügungen zu gönnen.

Sie sollten diesen Test zunächst selbst machen, bevor Sie ihn für Ihre Arbeit mit Klienten nutzen.

Aktivitäten, die Freude machen, steigern das Wohlbefinden, aber nach einem jahrelang eingeschränkten Leben fällt es manchen Menschen schwer, wieder solchen Vergnügungen nachzugehen oder sich mit dem Gedanken daran anzufreunden. Fava und Kollegen (Fava et al. 1998) plädieren dafür, diese Menschen zu animieren, sich an gute Zeiten zu erinnern und Erfahrungen sowie Aktivitäten zu benennen, die positive Gefühle wecken. Menschen, die dabei Schwierigkeiten haben, kann eine Liste mit entsprechenden Vorschlägen helfen.

3.6.4 Die Praxis der Achtsamkeit

Die Praxis der Achtsamkeit stammt ursprünglich aus der buddhistischen Philosophie und Praxis und spielt heute eine herausragende Rolle in den Lehren des vietnamesischen Mönchs Thich Nhat Hanh, die in der westlichen Welt immer mehr Anhänger finden (Thich Nhat Hanh, 1991). Diese spirituelle Praxis gibt es jedoch nicht nur im Buddhismus. Auch die Tradition der Kontemplation im Christentum kennt ähnliche Praktiken. In letzter Zeit hat die Achtsamkeitspraxis auch die säkulare Welt der Psychologie erreicht und wird dort als Möglichkeit geschätzt, den Geist von der Unterjochung durch negative Gedanken, Gefühle und Wahrnehmungen zu befreien (Hirst, 2003). Es gibt Erkenntnisse, die belegen, dass ein auf der Achtsamkeitspraxis basierender kognitiver verhaltenstherapeutischer Ansatz geeignet ist, Menschen, die anfällig für schwere psychische Probleme sind, vor Rückfällen zu bewahren (Segal et al., 2002). Kern der Achtsamkeitspraxis ist die distanzierte Wahrnehmung. Alles, was im Bewusstsein auftaucht, wird ruhig und emotionslos wahrgenommen. Der Übende löst sich von den Gedanken, ohne ihnen weiter anzuhaften. Die Anhaftung an Gedanken, die im Bewusstsein auftauchen, gilt nach buddhistischer Lehre als die Ursache allen Unglücks und Leids. Es ist leicht nachzuvollziehen, dass vorüberziehende Gedanken oder Gefühle, die negativ besetzt werden, in unserem Bewusstsein haften bleiben und uns aus dem Gleichgewicht bringen können. Doch diese Gedanken und Gefühle können uns nur deshalb beeinträchtigen, weil wir sie aufwerten. Die Praxis der Achtsamkeit ist eine Strategie, die es uns ermöglicht, unsere Aufmerksamkeit besser zu steuern, von quälenden, unser Leben belastenden Grübeleien abzulassen und unseren Geist für das Leben zu öffnen. Die Achtsamkeitspraxis versetzt uns in die Lage, unsere Denk- und Empfindungsmuster, auf die wir gewöhnlich unangemessen reagieren, distanziert und vorurteilslos wahrzunehmen. Eine distanziertere Haltung bietet den Betroffenen die Chance, ruhig und gezielt auf diese Unheil verkündenden Vorboten zu reagieren (O'Haver Day/Horton Deutsch, 2004).

Die Achtsamkeitspraxis ist für Individuen und Gruppen geeignet und kann auch in die Recovery-Arbeit integriert werden, die für die Nutzer psychiatrischer Dienste vorgesehen ist. Ein Psychoedukationsprogramm, das die Achtsamkeitspraxis vermitteln soll, beinhaltet eine Auseinandersetzung mit der Philosophie und mit der Wirkung der Übung auf den Geist, mit der Übung an sich und mit den Dingen, die Menschen davon abhalten, regelmäßig zu üben. Die Strategie der präzisen Selbstbeobachtung wird erläutert, wobei die Denk- und Empfindungsmuster, die unerwünschte Stimmungen und Verhaltensweisen auslösen, ebenso thematisiert werden wie die Möglichkeit, stärkende und aufbauende Gedanken im Alltag bewusst wahrzunehmen. Achtsamkeitspraktiken und einfache Meditationsübungen, wie z. B. die Beobachtung des Atems, unterstützen die Fähigkeit, im Hier und Jetzt präsent zu sein (s. **Kasten 3-5**). Sobald die Meditationsübung besser beherrscht wird, werden die Gedanken, die früher störende psychische Symptome ausgelöst haben, mit größerer Gelassenheit wahrgenommen und als temporäre Erfahrungen betrachtet. Praktiker, die anderen die Achtsamkeitspraxis vermitteln wollen, sollten vorher ihre eigene Achtsamkeitspraxis durch Meditation, Selbstreflexion und Selbsterkenntnis verbessern und entweder im Rahmen von Workshops oder anerkannten Lehrer-Trainingsprogrammen ein Training absolvieren.

Kasten 3-5 Achtsamkeitsübung

Schreiben Sie die folgenden Sätze auf ein Blatt Papier und legen Sie es vor sich hin. Ziehen Sie sich an einen ruhigen Ort zurück, wo Sie nicht gestört werden. Beobachten Sie Ihren Atemrhythmus und verlangsamen Sie ihn allmählich. Dann konzentrieren Sie sich auf diese Sätze:

Einatmen, ich spüre, wie ich einatme.
Ausatmen, ich spüre, wie ich ausatme.
Einatmen, ich atme tief ein.
Ausatmen, ich atme langsam aus.

Einatmen, ich bin ganz ruhig.
Ausatmen, ich fühle mich wohl.
Einatmen, ich spüre, wie ich einatme.
Ausatmen, ich spüre, wie ich ausatme.

nach Thich Nhat Hanh (1993)

Selbsttest

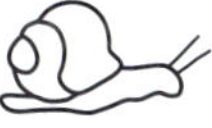

Bevor Sie Ihren Klienten Achtsamkeitsübungen beibringen, sollten Sie sie zunächst selbst üben. Durch regelmäßiges Üben erfahren Sie am eigenen Leibe eine Befreiung von der Tyrannei negativer Gedanken und Gefühle, die den Geist für das Leben im Hier und Jetzt öffnet. Auch Alltagssituationen bieten Gelegenheiten für Achtsamkeitsübungen: Zuerst konzentrieren Sie sich auf Ihren Atem, um die Aufmerksamkeit von den aktuellen Gedanken abzulenken, mit denen Ihr Geist gerade beschäftigt ist. Dann konzentrieren Sie sich auf das, was Sie gerade tun, z. B. im Garten spazieren gehen oder Geschirr abwaschen. Arbeiten Sie ruhig und bewusst und fokussieren Sie Ihre Aufmerksamkeit immer wieder auf Ihre Arbeit, wenn sie durch aufsteigende Gedanken abgelenkt wird.

3.6.5 Frühzeitige Intervention und der Recovery-Prozess

In den letzten Jahren hat sich gezeigt, dass eine frühzeitige Intervention während der ersten psychotischen Episode für den Recovery-Prozess von entscheidender Bedeutung ist. Viele Menschen haben schon fünf Jahre bevor sie eine manifeste Psychose entwickeln emotionale und verhaltensbezogene Schwierigkeiten, die als die Vorläufer einer ernsthaften Erkrankung angesehen werden können (Johannessen, 2004). Trotzdem bleiben das Ausmaß und die Art der Beschwerden bei jungen Menschen – es geht hier in erster Linie um die Altersgruppe der 16- bis 25-Jährigen – oft noch weitere ein bis zwei Jahre unentdeckt, bevor dann eine angemessene psychiatrische Intervention erfolgt. Wegen des «kritischen Fensters» (Birchwood et al., 1998), eine Phase, in der die Chance auf eine vollständige Genesung optimal ist, muss eine einfühlsame, recovery-orientierte Behandlung im Prodromalstadium oder frühzeitig im psychotischen Stadium verfügbar und zugänglich sein. Je länger die Psychose unbehandelt bleibt, desto mehr verfestigen sich die Wahrnehmungsstörungen eines Menschen und desto auffälliger wird sein Verhalten. Eine frühzeitige effiziente Behandlung kann die Gefahr einer Psychose reduzieren (Falloon, 1992; McGowry et al., 2002) und in Fällen, in denen eine psychotische Episode bereits eingetreten ist, die Wahrscheinlichkeit von Rückfällen verringern (Power et al., 1998). Nicht nur wegen der verbesserten Prognose ist eine frühe Diagnose und Behandlung absolut notwendig, sondern auch, weil das Risiko, Suizid zu begehen – die meisten Suizide finden in den ersten sechs Jahren nach dem Ausbruch der Psychose statt – und andere gesundheitsschädliche Verhaltensweisen zu entwickeln, wie z. B. der Konsum von schädlichen Substanzen, verringert wird.

Was beinhaltet eine einfühlsame, recovery-orientierte Intervention in der ersten psychotischen Episode? Auch wenn die aktuelle Forschung noch kein Behandlungsschema für die «beste Praxis» entwickelt hat, gibt die erste Welle der Frühinterventionsprogramme Aufschluss über die Wirksamkeit verschiedener Interventionen. Am meisten bevorzugt wird ein Ansatz, der intensives Fallmanagement mit niedrig dosierten Antipsychotika kombiniert (Falloon et al., 1998). Kernstück dieses Ansatzes ist die Entwicklung einer therapeutischen Beziehung zwischen Fallmanager und Klient, ein Prozess, der in der dem Klienten vertrauten sozialen Umgebung stattfindet. Diese Beziehung soll eine optimale psychosoziale Unterstützung bieten. Die Themen «Trigger», «Anzeichen für einen Rückfall» und «Bewältigungsstrategien» können bearbeitet werden und auch der Zugang zu anderen Interventionen und Diensten, die der Klient für seinen Recovery-Prozess und zur Realisierung seiner persönlichen Ziele braucht, wird ermöglicht. Interventionen und Dienstleistungen, die erwiesenermaßen einen günstigen Einfluss auf den Recovery-Prozess und die Rückfallprophylaxe haben, sind psychotherapeutische Interventionen

(Gleeson et al., 2003), psychoedukative Familienarbeit (Mullen et al., 2002) und der Zugang zu Berufsausbildung und Ausbildungsmöglichkeiten. Die Zusammenarbeit mit den Diensten muss mindestens zwei Jahre aufrechterhalten werden (Birchwood et al., 1998).

O'Toole und Kollegen (O'Toole et al. 2004) haben in ihrer Studie die Ansichten der Dienstleistungsnutzer über ihre Behandlung durch ein Frühinterventionsteam im Londoner Stadtteil Southwark erfasst. Dabei wurde deutlich, dass vor allem die personenzentrierte Beziehung, die sich während des Recovery-Prozesses zwischen den psychiatrischen Gesundheitsfachleuten und den Klienten entwickelte, als äußert hilfreich empfunden wurde. Die Klienten wussten es zu schätzen, dass ihre Fallmanager immer erreichbar waren, fühlten sich respektiert, gut betreut, ernst genommen und verstanden. Sie wurden in Entscheidungen über ihre Behandlung einbezogen, aktiv bei der Strukturierung ihres Tagesablaufs unterstützt und bekamen Hilfe, wenn es darum ging, ihr Leben wieder in geordnete Bahnen zu lenken. Die Mediationsarbeit mit den Familien wurde ebenfalls als sehr wichtig eingeschätzt.

Die enge Zusammenarbeit mit den Fallmanagern und den anderen Teammitgliedern wird zweifellos als eine entwicklungsfördernde Beziehung erlebt, besonders in einer Zeit, in der die Klienten sich verloren, überfordert, verwirrt und verängstigt fühlen. Solche Beziehungen versetzen Menschen in die Lage, sich mit ihrer psychischen Krise zu arrangieren, zu sich selbst zu finden und ihr soziales Leben wieder aufzunehmen. Im Rahmen seiner Darstellung der Entwicklungen im Bereich der Frühinterventionen unterstreicht Johannessen (2004: 331) die Bedeutung der therapeutischen Beziehung:

> Wir begegnen Menschen, die unter stärksten Ängsten leiden sowie tiefster Verzweiflung und Depression ausgesetzt sind. Wir haben als Therapeuten die Erfahrung gemacht, dass man in dieser Situation, wenn die Psychose und die psychotischen Gedanken noch nicht ganz von ihnen Besitz ergriffen haben, leichter sprechen, eine Beziehung aufbauen und normale psychologische Muster etablieren kann. Wir sehen, dass die sozialen Folgen weniger verheerend sind, der leidende Mensch seine Situation besser versteht und die Familien und das soziale Netzwerk sehr viel häufiger erhalten bleiben.

3.6.6 Psychopharmaka

Seit etwa 50 Jahren sind psychotrope Arzneimittel, also antipsychotische, antidepressive und angstdämpfende Medikamente, die erste Wahl, wenn es darum geht, schwere und anhaltende psychische Probleme zu behandeln. Dass solche Medikamente immer häufiger verschrieben werden, ist besorgniserregend. Im Jahre 1987 wurden in Großbritannien 2,3 Mio. Einheiten Antipsychotika verschrieben, 2001 waren es bereits 5, 7 Mio. (Ross/Read, 2004). Immer wieder gibt es Diskussionen über die Wirksamkeit und die ethischen Aspekte einer medikamentösen Behandlung, die in regelmäßigen Abständen auch die Öffentlichkeit erreichen – und in der Tat sind noch wichtige Fragen zu klären. Sind psychotrope Medikamente wirklich nur segensreiche Wirkstoffe, die Menschen aus den Fängen ihres gestörten Geistes befreien und ihnen ein Leben ohne Probleme ermöglichen, oder sind es gefährliche Substanzen, die nicht nur die Störung, sondern gleichzeitig auch die Vitalität unterdrücken? Handelt die mächtige Pharmaindustrie unethisch, wenn sie auf der Grundlage fragwürdiger Forschungsdaten mit menschlichem Leid hohe Profite erzielt? Ist der Glaube an die «Glückspille» schon so stark im Denken der psychiatrischen Gesundheitsfachleute und der Gesellschaft verankert, dass wir ganz selbstverständlich auf psychoaktive Medikamente zurückgreifen, um mit den Problemen des Lebens fertig zu werden?

Die Psychiater Joanna Moncrief und Phil Thomas geben unumwunden zu:

> Die wirtschaftlichen Interessen der Pharmaindustrie haben erheblich dazu beigetragen, dass psychiatrische Störungen in erster Linie aus biologischer Sicht betrachtet werden. Infolgedessen werden alternative Therapieansätze kaum in Betracht gezogen, obwohl nutzergesteuerte Forschungsprojekte deutlich zeigen, dass die verschiedenartigen nicht medikamentösen Ansätze von Dienstleistungsnutzern erfolgreich zur Eindämmung emotionaler Belastungen eingesetzt werden. (zitiert in Read et al., 2004)

Wer Antipsychotika verschrieben bekommt, ist weniger motiviert, nach anderen Behandlungsmöglichkeiten zu suchen. Nicht nur die Dämpfung der geistigen Funktionen hält die Menschen davon ab, im psychosozialen Bereich nach dem Grund für ihre psychischen und geistigen Probleme zu suchen, sondern auch die gleichzeitig mit der Pille einverleibte Botschaft, dass aus medizinischer Sicht mit ihnen irgendetwas nicht in Ordnung ist (Ross/Read, 2004).

Die Ansichten über die Wirksamkeit und die Sicherheit psychotroper Medikamente sind widersprüchlich und irritierend. Was beispielsweise die Antipsychotika betrifft, weiß man, dass sie nicht bei jedem wirken. Darüber hinaus belegen Studien, dass sie selbst bei vorschriftsmäßiger Einnahme nur bei einem Drittel der Klienten Rückfälle verhindern können (Kindermann/Cooke, 2000). Doch oft werden diese Medikamente, manchmal in Kombination mit anderen, auch bei ausbleibendem therapeutischem Erfolg immer weiter verschrieben, obwohl es stichhaltige Beweise dafür gibt, dass Menschen, bei denen ein bestimmtes antipsychotisches Medikament nicht wirkt, auch auf andere nicht reagieren (Bentall, 2003). Auch wenn immer wieder das Gegenteil behauptet wird, die neueren sogenannten atypischen Antipsychotika wirken nicht besser und werden auch nicht besser vertragen als die konventionellen (Geddes et al.,

2000). Menschen, die auf eine medikamentöse Behandlung nicht ansprechen, können ihre Symptome durchaus mit nicht medikamentösen Strategien eindämmen, doch bislang sind alternative Behandlungsmöglichkeiten in den psychiatrischen Diensten eher die Ausnahme.

Die Wirksamkeit dieser Medikamente ist schon fragwürdig, aber noch alarmierender sind ihre Nebenwirkungen. Sowohl die konventionellen als auch die atypischen Antipsychotika haben viele gravierende Nebenwirkungen. Die Nebenwirkungen der konventionellen Antipsychotika beeinträchtigen die extrapyramidalen Bahnen und führen zu Akathisie, Tremor, Rigidität, Dystonie, okulogyrer Krise und tardiver Dyskinesie. Tardive Dyskinesie führt zu unwillkürlichen Bewegungen von Mund und Zunge, wovon 30 % der Menschen, die konventionelle Antipsychotika einnehmen, betroffen sind (Llorca et al., 2002); in 75 % der Fälle ist sie irreversibel (Hill, 1986). Hinzu kommen verschiedene anticholinergische Wirkungen, wie z. B. verschwommene Sicht, Mundtrockenheit und Verstopfung. Häufig treten auch Gewichtszunahme, sexuelle Dysfunktion, Lethargie und neuroleptische Dysphorie auf, eine Form der depressiven Apathie. In seltenen Fällen kommt es zu ernsten lebensbedrohenden Nebenwirkungen, wie z. B. Agranulozytose, neuroleptisches malignes Syndrom und Herzinsuffizienz. Es bedarf zwar noch weiterer Forschung, doch die Anzeichen dafür mehren sich, dass eine Langzeiteinnahme von Antipsychotika die geistigen Funktionen dauerhaft beeinträchtigt (Breggin, 1993). Man braucht nur einen flüchtigen Blick auf die Nebenwirkungen antipsychotischer Medikamente zu werfen und man begreift sofort, warum so viele Menschen sie nicht mehr einnehmen wollen.

Chadwick (1997: 50) liefert eine anschauliche Beschreibung seiner Nebenwirkungen:

> Wenn man an Akathisie leidet, ist man von einem ständigen Bewegungsdrang geplagt. Man schaukelt mit dem Stuhl vor und zurück, schlurft über die Station, kniet und kauert sich auf einem Stuhl zusammen oder geht spazieren. Es ist wie ein Tinnitus im ganzen Körper; man ist nicht einen Moment innerlich ruhig. Ich weiß noch, wie ich einmal auf Station 3 in einen Spiegel starrte. Meine Augäpfel quollen hervor, meine Haut war fettig und körnig und meine Haare sahen aus wie Rattenschwänze. Ich war aufgebläht, weil ich unter Verstopfung litt und gleichzeitig peinigte mich die Akathisie. Ich sah genauso aus, wie man sich einen Psychiatriepatienten vorstellt – aber es waren alles nur Nebenwirkungen der Medikation.

Trotz seiner schlimmen Erfahrungen und seiner psychotherapeutischen Orientierung behauptet Chadwick immer noch, dass niedrig dosierte Antipsychotika neben spirituellen, psychosozialen und verhaltenstherapeutischen Ansätzen eine wichtige Rolle in seinem Recovery-Prozess gespielt haben.

Kommen Medikamente für den Recovery-Prozess denn überhaupt infrage? Da ich einige Male in meinem Leben Medikamente eingenommen habe, kann ich sagen, dass sie die allerschlimmsten Gedanken und Gefühle im Zustand der Verzweiflung eindämmen können. Sie können einem eine «Atempause» verschaffen, die man braucht, um sich zu regenerieren und um wieder einigermaßen klar denken zu können. An diesem Punkt kann man anfangen, sich um wirkliche Heilung zu kümmern oder nach einer alternativen Recovery-Strategie zu suchen. Viele würden das völlig anders sehen. Chamberlin (1999) sagt in einem Gespräch zum Thema Non-Compliance, Medikamente seien für sie Teil des Problems und nicht der Lösung gewesen, sie hätten sie nur «dick und lethargisch gemacht und ihre Denk- und Merkfähigkeit ruiniert». Sie sagt, dass Medikamente bei einigen Menschen wirken, während für andere, sie eingeschlossen, gilt: «Erst wenn wir alle psychiatrischen Medikamente abgesetzt haben, können wir anfangen, nach einem Recovery-Weg zu suchen.»

Kommentare von Nutzern psychiatrischer Dienste zum Thema Medikation (zitiert in Mental Health Foundation, 1997):

«Die Medikamente dämmen die Stimmen und Wahnvorstellungen weitgehend ein und halten meine Stimmung stabil.»

«Die Medikamente machten mich depressiv, und ich hatte das Gefühl, meine Motivation, meine Gedanken und meine ganze Eigenständigkeit würden gewaltsam unterdrückt.»

«Die Medikamente sind ein notwendiges Übel, ich habe nichts anderes. Sie unterdrücken die psychotischen Symptome (oder haben dies in der Vergangenheit getan).»

«Die Medikamente haben zwar geholfen, aber in der hohen Dosierung haben sie mein Bewusstsein ausgeschaltet. Ich war emotional abgestumpft und hatte keinerlei Motivation. Ich habe drei Jahre lang fast nichts anderes getan als geschlafen und ferngesehen.»

«Die starken Beruhigungsmittel versetzen mich in eine Art Trancezustand. Ich bin nicht ich selbst. Sie machen mich völlig paranoid.»

Es gilt, sorgfältig abzuwägen, ob Medikamente verabreicht werden sollen, besonders im Fall einer Langzeiteinnahme. In diesem Zusammenhang ist es sehr wichtig, dass die psychiatrischen Gesundheitsfachleute bereit sind, mit den Klienten über das Für und Wider einer medikamentösen Behandlung zu sprechen (s. **Kasten 3-6**). Manchen Menschen fällt es besonders in den ersten Phasen des Recovery-Prozesses schwer, sich für oder gegen Medikamente zu entscheiden, mit dem Ergebnis, dass sie zu passiven Empfängern von Medikamenten werden, anstatt aktiv eine informierte Entscheidung zu treffen. Deegan

(1999) empfiehlt Strategien, die Klienten in die Lage versetzen, aktiv mitzuentscheiden, ob Medikamente für ihren Recovery-Prozess infrage kommen (s. **Kasten 3-7**).

Kasten 3-6 Argumente für und gegen eine medikamentöse Behandlung

Dafür

- Symptome werden eingedämmt.
- Rückfälle werden verhindert.
- weniger Krankenhausaufenthalte
- Verbesserung der sozialen Funktionsfähigkeit
- Verbesserung der geistigen Funktionsfähigkeit
- Realisierung persönlicher Ziele
- entspricht dem für psychische Probleme vorgesehenen Behandlungsschema
- Das Medikament kann neben anderen Recovery-Ressourcen eingesetzt werden.
- Es kann eine therapeutische Minimaldosierung verabreicht werden.
- Das Medikament kann gezielt als Teil des Recovery-Prozesses eingesetzt werden/muss nicht blind eingenommen werden.

Dagegen

- Das Medikament dämmt weder Symptome ein noch verhindert es Rückfälle.
- Es treten Nebenwirkungen auf.
- Gefahr irreversibler Nebenwirkungen
- Probleme beim Absetzen des Medikaments
- Dysphorie
- Es gibt evidenzbasierte Alternativen zur medikamentösen Behandlung.
- Die Einnahme von Medikamenten stigmatisiert/unterminiert das positive Selbstbild.
- Eine Auseinandersetzung mit der Ursache und Bedeutung von Belastungen unterbleibt.
- Alternative Bewältigungsstrategien werden nicht in Betracht gezogen.
- Der Klient fühlt sich zur Medikamenteneinnahme gedrängt.

Kasten 3-7 Auseinandersetzung mit der Medikation

1. Strategie: Lernen Sie, Medikamente anders wahrzunehmen.
   - Medikamente sind keine Allheilmittel. Medikamente allein tragen nichts zur Besserung bei – Sie sollten sich nicht zurücklehnen und darauf warten, dass Sie gesund werden. Genesung bedeutet, die Probleme und Herausforderungen des Lebens aktiv in Angriff zu nehmen.
   - Medikamente sind nur eine Komponente der Recovery-Strategie – genauso wichtig sind Übungen, spirituelle Praktiken, Kreativität, Arbeit, Naturverbundenheit, komplementäre Therapien, stützende Beziehungen und Freundschaften.
   - Die Einnahme verordneter Medikamente ist in moralischer Hinsicht neutral, d. h. sie ist weder gut noch schlecht, weder richtig noch falsch. Die Entscheidung, während des Recovery-Prozesses wirksame Medikamente einzunehmen, um persönliche Ziele zu realisieren, kann durchaus sinnvoll sein.
   - Andere Interventionen, wie z. B. die kognitive Verhaltenstherapie, können helfen, störende Symptome einzudämmen und Rückfälle zu verhindern. Die Aneignung dieser Strategien kann dazu führen, dass ganz oder weitgehend auf Medikamente verzichtet werden kann.
   - Medikamente haben immer Nebenwirkungen. Vor einer Entscheidung für oder gegen Medikamente müssen stets die Vor- und Nachteile gegeneinander abgewogen werden – positive Ergebnisse, d. h. die Reduzierung lähmender und belastender Symptome versus zerstörerische Nebenwirkungen.

2. Strategie: Lernen Sie, sich selbst anders wahrzunehmen.

- Jeder Mensch ist Experte in eigener Sache und seine Erfahrungen müssen ernst genommen werden. Tagebuchaufzeichnungen über Ihre Reaktionen auf Medikamente, positive wie negative, können helfen, das richtige Medikament für Sie zu finden.
- Führen Sie nicht alle Verbesserungen auf die Medikamente zurück, sondern machen Sie sich klar, was Sie selbst zu Ihrem Recovery-Prozess beigetragen haben.
- Bestehen Sie auf Ihrem Recht, die psychiatrischen Gesundheitsfachleute nach neuen oder allgemein anerkannten Medikamenten zu fragen. «Lohnt es sich, dieses Medikament weiter einzunehmen?» «Gibt es Alternativen zur medikamentösen Behandlung?» Lohnt es sich, andere Medikamente auszuprobieren?» «Kann das Medikament noch niedriger dosiert werden?» «Woran merke ich, ob das Medikament das richtige für mich ist?» «Wie lange dauert es, bis es wirkt?» «Welche Nebenwirkungen treten bei diesem Medikament in der Regel auf?» «Kann das Medikament darüber hinaus gravierende Nebenwirkungen haben?» «Wie häufig treten sie auf?» «Gibt es Probleme, wenn das Medikament wieder abgesetzt wird?» «Gibt es Untersuchungen über die Auswirkungen einer Langzeiteinnahme dieses Medikaments?» «Gibt es Untersuchungen über die Auswirkungen von Medikamentenkombinationen?» «Könnte mein Medikamentenbedarf sich im Laufe der Zeit verändert haben?» «Welche Risiken sind mit dem Absetzen des Medikaments verbunden und wie können sie minimiert werden?» «Ist es möglich, eine Psychose ohne Medikamente zu überwinden?» All dies sind berechtigte Fragen, auf die Sie eine umfassende Antwort erwarten können.
- Zu einer kontrollierten Absetzung des Medikaments gehören: Alternative Bewältigungsstrategien; eine Aufklärung über Entzugssymptome; eine Aufklärung über die ersten Anzeichen eines Rückfalls sowie über Notfallpläne für den Umgang mit einer Krise, die auch die Fortsetzung der Medikation beinhalten können.

3. Strategie: Lernen Sie, Ihr Verhalten gegenüber den psychiatrischen Gesundheitsfachleuten anders wahrzunehmen.

- Psychiater sind anerkannte Experten für psychotrope Medikamente, aber da sie oft von ihrem biologischen Ansatz geprägt sind, können sie Sie wahrscheinlich nicht objektiv über die möglichen Ursachen Ihrer Probleme und die verschiedenen Recovery-Ansätze informieren. Fragen Sie daher immer nach alternativen Behandlungsmöglichkeiten.
- Setzen Sie nicht voraus, dass Ihr Psychiater Ihre Behandlungsgeschichte im Detail kennt. Vermutlich weiß er nicht, welche Medikamente und Medikamentenkombinationen Sie im Laufe der Zeit eingenommen haben. Aus diesem Grunde ist es sinnvoll, dass Sie selber genau notieren, welche Medikamente Sie einnehmen.
- Psychiater und Allgemeinmediziner sind nicht immun gegen den Einfluss multinationaler Pharmakonzerne. Das Bestreben, Wirkstoffe zu entwickeln, die Leiden lindern können, ist zwar sehr löblich, aber die «mächtige Pharmaindustrie» hat durchaus ihre dunklen Seiten. Gewinnstreben lässt sie zu fragwürdigen ethischen Praktiken greifen, wie z. B. der Publikation ausgewählter Forschungsstudien, die ihr Produkt in den höchsten Tönen loben. Bedenken Sie stets, dass kein Medikament so wirksam oder so «sauber» ist wie behauptet.
- Überlegen Sie vor den Meetings, was Sie mit den psychiatrischen Gesundheitsfachleuten besprechen wollen. Haben Sie Fragen zur Medikation oder zu alternativen Strategien, sollten Sie dies gleich zu Beginn der Sitzung sagen.

- Notieren Sie Ihre Fragen und Beobachtungen und nehmen Sie die Notizen zu den Meetings mit. Auf diese Art und Weise geben Sie Ihre Macht nicht preis und entwickeln einen partnerschaftlichen Umgangsstil mit den psychiatrischen Gesundheitsfachleuten.
- Nehmen Sie zu den Meetings einen Freund oder Anwalt mit, der Ihnen helfen kann, Ihre Bedenken, Fragen und Ansichten zu artikulieren und sich daran zu erinnern, was während des Meetings gesagt wurde.
- Manchmal ist es sinnvoll, wenn Klienten sich während des Meetings Notizen machen oder das Gespräch mit dem psychiatrischen Gesundheitsexperten aufzeichnen, weil in Angst auslösenden Situationen wichtige Details oft vergessen werden.

(nach Deegan, 1999)

Non-Compliance im Hinblick auf die Medikation ist selten die Folge von Unvernunft oder einer Entscheidung, die auf mangelnder Einsicht beruht. Der Grund ist vielmehr in den negativen Erfahrungen zu suchen. Trotzdem wird eine Intervention propagiert, die als Compliance-Therapie (Kemp et al., 1998) bezeichnet wird, was suggeriert, die Nichteinhaltung der Medikation sei etwas Pathologisches. Die Nichteinhaltung der Medikation kann viele Gründe haben, und diese können nur im Kontext eines offenen, respektvollen und sachlichen Gesprächs mit den psychiatrischen Gesundheitsfachleuten erörtert werden. Wir sollten uns von den «sich um die Medikation rankenden Mythen» verabschieden und anfangen, objektiv die Evidenz zu analysieren, bevor wir Menschen helfen, informierte Entscheidungen im Zusammenhang mit den Medikamenten zu treffen.

Einer dieser Mythen ist der, dass Menschen mit einer Psychose unbedingt Antipsychotika brauchen, um gesund zu werden und in der «realen Welt» wieder Tritt zu fassen. Diese klinische Betrachtungsweise wird durch die Tatsache als Mythos entlarvt, dass viele Menschen sich auch schon vor dem erstmaligen Einsatz psychotroper Medikamente in den 1950er-Jahren klinisch und sozial erholt haben, besonders dann, wenn sie in einem aufgeklärten Rahmen betreut wurden. In jüngerer Zeit wurden im Rahmen des Soteria-Projekts (Mosher, 2004) mit der nicht medikamentösen Behandlung der Schizophrenie gute Ergebnisse erzielt, die in Europa im Rahmen des Bern-Projekts repliziert wurden (Ciompi, 1997). Des Weiteren konnte gezeigt werden, dass Menschen mit der Diagnose Schizophrenie in ärmeren Ländern, wo psychotrope Medikamente nicht leicht erhältlich sind, verglichen mit den Gesellschaften der reichen Industriestaaten weitaus bessere Ergebnisse aufweisen (Harrison et al., 2001).

Ciompi (1980) machte vor 25 Jahren eine kluge Beobachtung, die damals kaum beachtet wurde:

Schizophrenie hat keinen festgelegten Verlauf. Lange Zeit wurde eine Besserung für unwahrscheinlich gehalten. Der sogenannte Verlauf der Schizophrenie gleicht viel eher einem Lebensprozess, der verschiedenartigen Einflüssen ausgesetzt ist, als einer Krankheit mit immer gleichem Verlauf.

Einige Menschen sehen einen Zusammenhang zwischen dem Thema Medikamenteneinnahme und Macht. Die Verordnung und Verabreichung von Antipsychotika ist oft mit einem gewissen Zwang verbunden, der den Beigeschmack von sozialer Kontrolle hat. Diese Erfahrung wird noch durch die Tatsache verschärft, dass diese Medikamente die Klienten «ruhigstellen». Non-Compliance kann somit auch als Versuch gesehen werden, sich ein Stück Kontrolle über sein Leben zurückzuerobern. Wer sich an die medikamentöse Behandlung hält, akzeptiert, dass psychischen Belastungen eine neurologische Störung zugrunde liegt. Vermittelt wird diese Erkenntnis gewöhnlich in Form einer Diagnose – Schizophrenie oder bipolare Störung –, ergänzt durch die Information, dass eine lebenslange oder zumindest eine Langzeitmedikation angezeigt ist, um die Symptome zu kontrollieren und Rückfälle zu vermeiden. Diese Information kann das Selbstbild und die Selbstachtung eines Menschen erheblich beeinträchtigen, und so ist es nur allzu verständlich, dass sie abgelehnt wird. Andere empfinden das Angewiesensein auf Medikamente oder das offene Bekenntnis zu einer psychischen Erkrankung, die mit «Medikamente nehmen» gleichgesetzt wird, als Stigmatisierung. Manchmal lehnen Menschen Medikamente ab, weil sie fürchten, die Medikamente würden ihr Wesen verändern, und, so chaotisch und problematisch dieser elementare Teil ihres Wesens auch sein mag, ihn einer «chemischen Lobotomie» auszusetzen bedeutet, verändert zu werden und weniger lebendig zu sein. Rechnen wir zu diesen psychosozialen Ursachen für Non-Compliance die Beeinträchtigungen durch die oben beschriebenen unangenehmen Nebenwirkungen hinzu, unter denen die meisten Menschen, die psychotrope Medikamente einnehmen, zu leiden haben, ist es kein Wunder, dass so viele ihre Medikamente absetzen. Anstatt diese Klienten als unkooperativ zu bezeichnen, sollten wir sie lieber als Menschen sehen, die kritischer sind, wenn es um ihr Wohlbefinden und um ihren Recovery-Prozess geht.

3.6.7 Die Nutzung individueller Stärken für den Recovery-Prozess

Konventionelle Betreuungs- und Behandlungsansätze konzentrieren sich auf Probleme, Defizite, Behinderungen und Störungen, deren Definition auf dem medizinischen Modell basiert. Die Definition psychischer Beeinträchtigungen als Neuropathologie oder Psychopathologie führt mit der Lebensbewältigung zusammenhängende Probleme auf eine Störung bei der Übertragung von Neurotransmittern oder eine Störung psychologischer Komplexe zurück und sieht sie als Krankheiten, die behandelt und kuriert werden können. Erweist sich die Krankheit als behandlungsresistent und lassen sich die Probleme trotz des Arsenals therapeutischer Interventionen nicht beheben, dann werden diese Menschen der Gruppe jener zugeteilt, die an schweren und andauernden psychischen Problemen leiden und denen die psychiatrischen Dienste nicht helfen konnten. Aber was ist, wenn wir den falschen Weg gehen? Wie wäre es, wenn wir den Blick auf die Vorzüge, Qualitäten, Fähigkeiten, Leistungen, Ambitionen, Potenziale und Interessen dieser Menschen richten würden anstatt auf ihre Defizite? Wie wäre es, wenn wir darauf achten würden, was sie tun können oder welche Ziele sie haben und was sie bewusster und zuversichtlicher ins Leben zurückkehren lässt? Oft bleiben Menschen, die sich abmühen, mit ihren anhaltenden psychischen Beeinträchtigungen zu leben, im Sumpf ihrer problembelasteten Geschichte stecken, die ihre Identität manchmal völlig verschüttet. Trotzdem sind mir noch nie Menschen begegnet, auch nicht unter denen, deren Geist und Leben von ihren psychischen Problemen fast völlig zerstört war, deren positive Attribute und Fähigkeit, mehr zu sein als unglückliche Opfer, nicht zum Vorschein gekommen wären.

Der Versuch, Klienten, die an periodisch wiederkehrenden Stimmungsschwankungen leiden, mit Lithium und kognitiver Verhaltenstherapie zu behandeln, ist oft eine lohnende Intervention, die ihre Lebensqualität oder ihr subjektives Wohlbefinden allerdings nicht unbedingt verbessert. Fördert man dagegen ihr künstlerisches Interesse und ihre künstlerischen Fähigkeiten und hilft ihnen, Möglichkeiten zu schaffen, damit sie ihrem Interesse Ausdruck verleihen können, dann zeigt sich der Gewinn als verbesserte Selbstachtung, sinnvolle Betätigung und soziale Teilhabe. Auch der Ansatz, Klienten wechselweise mit Medikamenten und ausgeklügelten psychotherapeutischen Strategien bei der Überwindung ihrer schwer behandelbaren, lebensbeherrschenden Apathie, Lethargie und Dysphorie zu helfen, geht oft am Ziel vorbei. Es fehlt etwas, das sie packt, mitreißt und ihnen Auftrieb gibt. Eine Arbeit, Schulung oder Ausbildung, die ihren Ambitionen und Träumen entspricht, kann sehr viel motivierender sein. Was uns befähigt, ein zielbewusstes und vitales Leben zu führen, ist der Sinn, den wir in unserem Leben sehen.

In den letzten Jahren hat das Interesse an der positiven Psychologie stark zugenommen. Bislang war es das Ziel der klinischen Psychologie, Belastungen und Störungen zu verstehen und zu beseitigen, wobei positive Gefühle praktisch keine Rolle spielten. Dieser neue und spannende Bereich der Forschung will jedoch herausfinden und maximieren, was zu einem glücklichen und erfüllten Leben führt und unser Wohlbefinden aufrechterhält. Nach Martin Seligman, einem führenden Vertreter dieser Richtung, ist es die Möglichkeit, unsere *inneren Werte und individuellen Stärken* im Alltag auszudrücken, die uns zu *wahrem Glück* verhilft (Seligman, 2002). Mit inneren Werten meint er die Tugenden, die in allen Religionen und philosophischen Richtungen auf der ganzen Welt einen hohen Stellenwert haben: Weisheit und Wissen, Mut, Liebe und Mitgefühl, Gerechtigkeit, Mäßigung, Spiritualität und Transzendenz. Unsere individuellen Stärken sind jene Verhaltensmerkmale, mit denen wir unsere inneren Werte zum Ausdruck bringen. Liebenswürdigkeit und Großzügigkeit beispielsweise sind ein Verhaltensmerkmal, das die inneren Werte Liebe und Mitgefühl zum Ausdruck bringt; Integrität, Aufrichtigkeit und Authentizität sind Anzeichen für Charakterstärke; Verspieltheit und Humor oder die Wertschätzung des Schönen sind Ausdruck von Transzendenz. Seligman ist der Ansicht, dass jeder Mensch besondere individuelle Stärken besitzt, und je mehr er diese in seine Seinsweise integriert, desto glücklicher und wohler fühlt er sich. Diese Hypothese ist leicht nachvollziehbar, denn die meisten wissen, dass man sich gut fühlt, wenn man etwas Gutes getan, seine kindliche Wissbegier auf etwas vordem Unbekanntes befriedigt oder einem heftigen Verlangen widerstanden hat. Ich glaube, dass die positive Psychologie für psychiatrische Gesundheitsfachleute ein wirksamer Ansatz für die Recovery-Arbeit ist, der ihnen die Möglichkeit bietet, gemeinsam mit Klienten ihre individuellen Stärken ausfindig zu machen und nach Mitteln und Wegen zu suchen, diese im Alltag deutlicher zum Ausdruck zu bringen.

Der Ansatz ist eine gute philosophische Grundlage für die Praxis, und die Evidenzbasis, die seine Effektivität belegt, erweitert sich kontinuierlich (Barry et al., 2003). Er zielt auf die Realisierung von Potenzialen und Ambitionen und auf die Erfüllung von Bedürfnissen ab und ist somit ein zentraler Aspekt der Recovery-Arbeit (s. **Kasten 3-8**). Der Ansatz ignoriert nicht die Tatsache, dass es psychische und soziale Probleme gibt, die das Leben von Menschen zunichte machen können, sondern er will Menschen helfen, trotz existierender Vulnerabilitäten ein gutes Leben zu führen. Wenn wir Menschen helfen, ihre Ziele zu bestimmen und ihre Stärken und Ressourcen zu erkennen, und wenn wir an ihre Entwicklungs- und Veränderungsfähigkeit glauben und sie durch unsere Präsenz bei diesem Prozess unterstützen, dann rücken Probleme, die unüberwindlich erschienen, in greifbare Nähe. Professor Charles Rapp, der Begründer dieses Ansatzes, stellt fest: Das Modell versucht, «Konsumenten bei der Entdeckung, Nutzung und Aufrechterhaltung von Ressourcen zu unterstützen – umgebungsspezifische und individuelle Ressourcen, die sie brauchen, um in der Gesellschaft unabhängig zu leben, zu arbeiten und an ihr zu partizipieren» (Rapp, 1998). Bei diesem Ansatz geht es nicht um Problemlösung, sondern die Praktiker sind als Begleiter gefordert, die Klienten bei ihrer persönlichen Entwicklung zu unterstützen und ihre soziale Teilhabe zu ermöglichen.

Kasten 3-8 Prinzipien, die sich an Stärken orientieren

- Der Unterstützungsprozess setzt auf die Stärken, Interessen, Fähigkeiten und Potenziale der Nutzer von psychiatrischen Diensten und nicht auf ihre Defizite, Schwächen und Probleme.
- Alle Nutzer von psychiatrischen Diensten haben die Fähigkeit, zu lernen, sich zu entwickeln und sich zu verändern.
- Die Beziehung zwischen Nutzern von psychiatrischen Diensten und Praktikern basiert auf partnerschaftlicher Zusammenarbeit.
- Die Nutzer von psychiatrischen Diensten haben die Kontrolle über den Unterstützungsprozess.
- Kontinuität und Akzeptanz sind Aspekte, die wichtig sind, um den Recovery-Prozess voranzubringen.
- Der Unterstützungsprozess basiert auf dem Outreach-Ansatz.
- Die unmittelbare Nachbarschaft wird als potenzielle Ressource und nicht als störendes Element gesehen. Nachbarschaftliche Ressourcen sollten zuerst genutzt werden, d. h. vor den abgeschotteten psychiatrischen Diensten.

(Morgan, 2004)

Viele Menschen warten ihr Leben lang «auf Godot», auf den Moment, wo ihr Leben sich auf wundersame Weise verändert und sie der bitteren Enttäuschung über ihr ruiniertes Leben entrinnen und in die sonnigen Gefilde gelangen, für die sie eigentlich bestimmt sind. Doch dabei entgeht uns, dass das Leben hier und jetzt stattfindet – genau in diesem Augenblick – und dass nur wir und sonst niemand verpflichtet oder gewillt ist, es zu verändern. Wir aber warten auf irgendetwas oder irgendjemanden, der unser Leben mit Goldstaub verziert, und währenddessen versäumen wir es, den Augenblick zu nutzen und uns auf den Weg in ein gutes Leben zu machen. Der Ansatz, der mit Stärken arbeitet, fordert uns auf, den Weg in Richtung Recovery einzuschlagen, um unsere Potenziale besser realisieren und ein erfüllteres Leben führen zu können.

Lippenbekenntnisse genügen bei diesem Arbeitsansatz nicht, sondern wir müssen ihn in die Struktur unserer Praxis integrieren und ihn zur Richtschnur unserer Arbeit machen. Die meisten Dienstleistungsnutzer haben genug von ihrem problembelasteten Leben und von stigmatisierenden psychiatrischen Diagnosen; sie sind es leid, nach früheren Beeinträchtigungen, Defiziten, Unzulänglichkeiten und Vergehen eingeschätzt zu werden. Vor allem aber sind sie es leid, durch «expertenkontrollierte» Betreuung zugrunde gerichtet und infantilisiert zu werden. Sie sind bereit, etwas anderes auszuprobieren. Es gibt sehr viel Hoffnung und Kraft zu wissen, dass die eigenen positiven Attribute, Potenziale und Ambitionen anerkannt und im Betreuungsplan berücksichtigt werden. Es macht stark, als Partner akzeptiert zu werden und zu erleben, dass man die Freiheit und die Verantwortung hat, selbst über die

Betreuung, die Behandlung und das eigene Leben zu entscheiden. Es ist wichtig, dass die psychiatrischen Gesundheitsfachleute die mit diesem Ansatz verbundenen Implikationen in vollem Umfang akzeptieren und auf eine Art und Weise intervenieren, dass die Selbstbestimmung des Klienten nur dann eingeschränkt wird, wenn seine oder die Sicherheit und Gesundheit anderer Menschen in Gefahr sind.

Der an Stärken orientierte Ansatz nimmt die Nutzer psychiatrischer Dienste völlig anders wahr als ein problemorientierter Ansatz, denn er setzt auf die Ressourcen des Klienten (oder der Gemeinde) und nutzt sie, um ihm zu helfen, ein frohes und zufriedenes Leben zu führen, wonach wir alle streben. In diesem Zusammenhang spielen auch Ziele eine wichtige Rolle: «Was füllt Sie aus und was macht Ihnen Spaß?» «Welche Dinge geben Ihrem Leben Sinn und Bedeutung?» Die Beantwortung dieser Fragen kann Schwierigkeiten bereiten, besonders dann, wenn man eine Zeit lang ein eingeschränktes und marginalisiertes Leben geführt hat. Doch ein kontinuierlicher Dialog, in dem es um Stärken geht, fördert zwangsläufig Aspekte zutage, die das Leben mit Freude und Sinn erfüllen (s. **Abb. 3-3**).

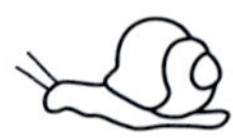

Selbsttest

Sie sollten sich mit der Evaluation der inneren Stärken (Abb. 3-3) zunächst selbst auseinandersetzen, bevor Sie sie für die Arbeit mit Ihren Klienten vorbereiten. Die Evaluationsskala ist ein Instrument, das geeignet ist, eine Diskussion über die Stärken und Werte in den verschiedenen Bereichen des Alltagslebens zu initiieren und zu strukturieren. Jeder Bereich kann erweitert werden, um spezielle Informationen zu bekommen; im Bereich Beziehungen beispielsweise kann nach persönlichen Beziehungen sowie nach der Beziehung zur Familie, zu Freunden, Arbeitskollegen und Nachbarn gefragt werden. Werte im Alltagsleben zu benennen ist vielleicht etwas schwieriger und erfordert mehr Aufwand, aber es lohnt sich, zumal es immer mehr Belege dafür gibt, dass der Ausdruck unserer inneren Werte in den verschiedenen Bereichen des Lebens wichtig für Glück und Wohlbefinden ist. Ebenso spielen Sinn und Bedeutung im Leben eine große Rolle für unsere Zufriedenheit und unser Wohlbefinden. Sinn und Zweck unseres Lebens können im auf familiäre Beziehungen, Aufgaben und Pflichten gestützten oder damit verknüpften Glauben, in der Arbeit, die wir uns ausgesucht haben, in gemeinnützigem sozialem Engagement, in einem an ethischen Prinzipien orientierten Leben, in der Aktualisierung unserer menschlichen Potenziale oder im Ausdruck unserer Kreativität gefunden werden.

Es geht nicht darum, die problematischen Aspekte im Leben der Klienten auszublenden – denn wir kümmern uns natürlich auch darum, was in ihrem Leben schief läuft –, aber wir wollen herausfinden, was geschehen muss, damit das Leben besser und weniger von Problemen belastet wird und auf welche Ressourcen die Klienten zurückgreifen können, damit dieses Ziel realisiert wird. Dieser Ansatz ist ungemein ermutigend und inspirierend, weil an die Stelle von expertenkontrollierter Betreuung und auf psychiatrische Dienste abgestützten Ressourcen Selbstwirksamkeit und in der Gemeinde verankerte Ressourcen treten. Wir müssen aufhören, Menschen nach ihren Vulnerabilitäten und Problemen einzuschätzen, und stattdessen anfangen, ihre positiven Qualitäten, Leistungen und Ambitionen wahrzunehmen. Man muss sich nur die Recovery-Reise der Menschen anschauen, die freundlicherweise ihre

Erfahrungsbereiche

Beziehungen

Wie zufrieden bin ich mit der interpersonellen Dimension in meinem Leben?

nicht zufrieden **sehr zufrieden**

Beruf

Wie zufrieden bin ich mit meinem Job/meiner ehrenamtlichen Tätigkeit/meinem Training/meiner Ausbildung/Hauptbeschäftigung am Tage?

nicht zufrieden **sehr zufrieden**

Freizeit

Wie zufrieden bin ich mit meiner Freizeitgestaltung?

nicht zufrieden **sehr zufrieden**

gesellschaftlicher Bereich

Wie zufrieden bin ich mit meiner sozialen/kulturellen/politischen Rolle als Bürger?

nicht zufrieden **sehr zufrieden**

Finanzen

Wie zufrieden bin ich mit der Art und Weise, wie ich mit meinem Geld umgehe?

nicht zufrieden **sehr zufrieden**

häuslicher Bereich

Wie zufrieden bin ich mit meiner Wohnung?

nicht zufrieden **sehr zufrieden**

Spiritualität

Wie zufrieden bin ich mit der spirituellen/religiösen/transzendenten Dimension in meinem Leben?

nicht zufrieden **sehr zufrieden**

Sexualität

Wie zufrieden bin ich mit meinem Sexualleben?

nicht zufrieden **sehr zufrieden**

Gesundheit und Wohlbefinden

Wie zufrieden bin ich mit der Art und Weise, wie ich mit meiner psychischen/körperlichen Gesundheit umgehe?

nicht zufrieden **sehr zufrieden**

Abbildung 3-3: Evaluation der inneren Stärken und Werte.

Schlüsselfragen

- Welche Fähigkeiten, Leistungen, Ressourcen haben mir geholfen, diesen Grad der Zufriedenheit zu erreichen?
- Was müsste es in meinem Leben geben, was es jetzt noch nicht gibt, um in diesem Bereich einen Schritt weiter in Richtung sehr zufrieden zu kommen?
- Welche zusätzlichen persönlichen oder gemeindeeigenen Ressourcen würden mir helfen, dahin zu kommen?
- Was gibt meinem Leben Sinn und Bedeutung?
- Kann ich diesen Sinn und diese Bedeutung auf die verschiedenen Lebensbereiche übertragen?
- Welche Werte spielen eine wichtige Rolle in meinem Leben, z. B. Aufrichtigkeit, Liebe, Liebenswürdigkeit, die Fähigkeit zu vergeben, Kreativität, Wissenserwerb, Humor, Schönheit, Selbstbeherrschung, Beharrlichkeit, Integrität, Gemeinschaft, Eifer, Fairness, Gelassenheit?
- Kann ich diese Werte in den verschiedenen Lebensbereichen zum Ausdruck bringen?

Abbildung 3-3: Fortsetzung

Geschichte in diesem Buch beschrieben haben, um zu erkennen, dass es eben nicht spezielle therapeutische Interventionen waren, die ihre Genesung herbeigeführt und aufrechterhalten haben, sondern der Wille und die Eigeninitiative der Betroffenen selbst. Einer der Mitautoren hat sich bei seinem Recovery-Prozess auf die Weisheit seiner inneren Stimme verlassen und seinen Körper und Geist entgiftet, um den Selbstheilungsprozess in Gang zu setzen, und er hat diesen Prozess durch ganzheitliche Therapien unterstützt. Eine Mitautorin hat ihre «Patientenkarriere» beendet und ihr Wissen und ihre Erfahrungen für eine sinnvolle Aufgabe genutzt, die darin bestand, sich um andere zu kümmern. Einer anderen Mitautorin ist es gelungen, ihr eingekerkertes Selbst durch Tagebuch- und Gedichteschreiben zu befreien. In allen Fällen war es die Mobilisierung innerer Stärken und Ressourcen, die dazu geführt hat, dass die Recovery-Reise begonnen und fortgesetzt wurde.

Als es noch Heilanstalten gab, waren psychiatrische Krankenhäuser praktisch unabhängige Gemeinschaften, die vom Rest der Gesellschaft abgeschottet waren. Leider hat die Verlagerung der psychiatrischen Betreuung von der Institution in die Gemeinde nicht dazu geführt, dass Menschen mit andauernden psychischen Problemen soziale Teilhabe erfahren konnten. Einer der Gründe liegt darin, dass viele der in und um Stadtzentren angesiedelten Tagespflegeeinrichtungen so etwas wie Miniaturpflegeanstalten sind, die Menschen keinerlei Anreize bieten, öffentliche Einrichtungen zu nutzen und mehr am öffentlichen Leben teilzunehmen. Wenn wir Klienten helfen, ihre Bedürfnisse und persönlichen Ziele zu realisieren, sollten wir die Gemeinschaft, in der sie leben, als potenzielle Ressource und nicht als Ödland sehen, das gar nicht oder nur unter Schwierigkeiten zu durchqueren ist. Das soll nicht heißen, dass es für viele Menschen nicht große Hindernisse zu überwinden gilt, die natürlich vorhanden sind, aber wir sollten die Klienten befähigen, sie zu überwinden und ihr Recht auf uneingeschränkte Bürgerrechte geltend zu machen, anstatt sie den «Zufluchtsstätten für Schutzbedürftige» auszuliefern.

Recovery ist manchmal ein langwieriges Projekt. Menschen, die über viele Jahre mit anhaltenden psychischen Problemen leben müssen, sind ihrer bedrängenden inneren Welt oft hilflos ausgeliefert und allein nicht in der Lage, ihr Leben in ruhigere Gewässer zu steuern. Andere wehren sich gegen persönliche und soziale Veränderungen, wollen den Status quo eines Lebens mit minimaler sozialer und geistiger Funktionsfähigkeit aufrechterhalten und wagen es nicht, wie Samuel Beckett es formulierte, «noch einmal zu scheitern und besser zu scheitern». Einige nehmen zur Selbstmedikation oder weil es zu ihrem Lebensstil gehört weiterhin Medikamente und Alkohol zu sich, obwohl sie damit ihrer psychischen Gesundheit schaden. Viele haben die Hoffnung auf ein anderes Leben bereits aufgegeben und versinken in Hoffnungslosigkeit, Hilflosigkeit und Passivität. Andere sichern sich ihre emotionalen Bedürfnisse über ihre Patientenrolle, kultivieren ihre Symptome und legitimieren so die emotionale Zuwendung, die sie von anderen bekommen. Ihre Angst, verlassen zu werden, ist so groß, dass sie jede Recovery-Arbeit boykottieren.

Ganz gleich welche Gründe die Recovery-Arbeit blockieren, sie zu überwinden wird bestimmt ein langwieriger Prozess. Auch die Dienste müssen dies berücksichtigen und die Kontinuität bieten, die diese Menschen brauchen, um ihre Recovery-Reise zu beginnen und fortzusetzen. Es muss frustrierend und demoralisierend sein, immer wieder mit anderen Betreuern zu arbeiten, die nicht wissen, in welcher Phase der Reise ein Klient sich gerade befindet und die mehr auf seine Geschichte eingehen als auf seine aktuelle Lebenssituation. Dienste wie beispielsweise *«assertive outreach»*, können diese Kontinuität gewährleisten, weil sie über lange Zeit mit den Klienten arbeiten und sich im Team um das individuelle Fallmanagement kümmern. Das Team trägt gemeinsam die Verantwortung für die Arbeit mit den Klienten; deshalb ist es wahrscheinlich, dass die Klienten und einige, wenn nicht sogar alle, Teammitglieder sich untereinander kennen.

Assertive Outreach

Für viele *assertive outreach-* (AO-) Teams ist der an Stärken orientierte Ansatz die philosophische Grundlage ihrer Praxis (Ryan/Morgan, 2004). Das Wort *«assertive»* löst immer ein gewisses Unbehagen aus, weil es einen eher autoritären, fremdbestimmten Betreuungsansatz suggeriert. Ich bin jedoch der Meinung, dass dieses Adjektiv die Outreach-Arbeit perfekt beschreibt. *«Asser-*

tive» bedeutet, die Rechte und Bedürfnisse anderer zu respektieren und gleichzeitig die eigenen Rechte und Bedürfnisse zu wahren. Darüber hinaus schwingt in dem Wort der Glaube an den Wert der eigenen Person und an den anderer Menschen mit und dass andere als gleichwertig anzusehen sind. «*Assertiveness*» hat nichts zu tun mit Dominanz einer Person über eine andere, sondern mit Zusammenarbeit.

In Großbritannien gibt es mittlerweile 200 AO-Teams. Dieser Dienst, der sich kontinuierlich ausweitet, basiert auf einem personenzentrierten Recovery-Modell. AO betreut und arbeitet mit Menschen, die an schweren psychischen Problemen leiden und komplexe Bedürfnisse haben. Dies sind Menschen, die eine große Gefahr darstellen und solche, die nicht mit psychiatrischen Gesundheitsdiensten zusammenarbeiten wollen, und umgekehrt solche, mit denen die konventionellen psychiatrischen Gesundheitsdienste nur schwer zusammenarbeiten können (s. **Kasten 3-9**).

Im Rahmen ihrer Überprüfung der Evidenz von AO weisen Ryan und Morgan (2004) darauf hin, dass die in der internationalen Literatur dokumentierten positiveren Ergebnisse nicht mit den Erfahrungen in Großbritannien übereinstimmen. Die Evidenz der im Vereinigten Königreich durchgeführten Studien ist nicht schlüssig, was die Effektivität von AO betrifft, Hospitalisierungen zu verhindern sowie Risiken und Symptome zu reduzie-

Kasten 3-9 Probleme, die die Ablehnung der Zusammenarbeit erklären

- negative Erfahrungen mit psychiatrischen Gesundheitsfachleuten und mit dem Psychiatriesystem
- Die Klienten bewerten die erlebten Belastungen anders als die psychiatrischen Gesundheitsfachleute.
- therapeutischer Pessimismus aufseiten der psychiatrischen Gesundheitsfachleute
- Die psychiatrischen Gesundheitsdienste haben kaum etwas anzubieten, was von den Klienten als hilfreich empfunden wird.
- Furcht vor der Machtbefugnis der psychiatrischen Gesundheitsdienste
- Furcht, die Kontrolle über das eigene Leben zu verlieren
- Überweisung in die Psychiatrie wird als ein Zeichen von Unzulänglichkeit, Versagen oder Schwäche gesehen.
- Der Mythos des «Wahnsinns» wird als Bedrohung der Identität empfunden.
- Angst, abgestempelt, stigmatisiert und diskriminiert zu werden
- Sexismus, Rassismus und Homophobie aufseiten der psychiatrischen Gesundheitsfachleute
- keine Kontinuität, was das Personal oder die Dienste betrifft
- Das Personal ist nicht immer erreichbar und zugänglich.
- Furcht vor Intimität oder Vulnerabilität
- Psychische Probleme werden geleugnet.
- Probleme im Zusammenhang mit Übertragung und Gegenübertragung

ren. Studien, welche die Zusammenarbeit mit den Diensten, die Lebensqualität und die Zufriedenheit der Nutzer von psychiatrischen Diensten und Betreuer mit den AO-Diensten evaluiert haben, kommen dagegen zu einem sehr positiven Ergebnis (Ryan et al., 1999; Grayley-Wetherell/Morgan, 2001). Die Diskrepanz zwischen den internationalen Studien und den Erfahrungen im Vereinigten Königreich ist schwer zu erklären. Ein Grund könnte sein, dass viele Teams sich nicht strikt an das AO-Modell halten oder dass der Ansatz nicht korrekt vermittelt wurde. Statistische Zahlen erzählen jedoch nie die ganze Geschichte. Es trifft zu, dass die Anzahl der Einweisungen von AO-Klienten sich nicht verändert hat, aber die Verweildauer/Zeit der stationären Behandlung (engl.: *bed days*) ist kürzer, und zudem sind AO-Einweisungen oft Bestandteil eines proaktiven Krisenmanagementplans.

Positive Wagnisse sind Bestandteil des AO-Ansatzes, denn es ist nicht möglich, den Recovery-Prozess im Kontext einer defensiven Praxis zu unterstützen. Um sich ungehindert entwickeln und verändern zu können, müssen die Klienten frei sein von jenen Aspekten der psychiatrischen Praxis, die den Geist blockieren und das Leben institutionalisieren. Eine zu starke Fixierung auf die Symptome ist für die Zusammenarbeit von Nachteil. Wenn sich eine personenzentrierte Beziehung entwickeln soll, müssen die Symptome des Klienten akzeptiert und toleriert werden. Mit einer Eskalation der Symptome muss zu Beginn der Recovery-Reise, wenn die Klienten versuchen, mehr am Leben teilzunehmen, immer gerechnet werden. Aber auch dies gilt als weitere Chance für die Klienten, etwas zu lernen: über sich, über die ersten Anzeichen eines Rückfalls, über Auslöser und darüber, wie sie mit der Verstärkung ihrer Symptome umgehen können, damit sie nicht immer wieder in einen Zustand psychischer Überforderung geraten. Der kreative Umgang mit einer Krise kann positive Auswirkungen haben, wie z. B. Selbstbewusstsein und die Übernahme persönlicher Verantwortung, den Eckpfeilern des Recovery-Prozesses.

Was den AO-Ansatz betrifft, geht es nicht nur um Zusammenarbeit, denn die ist lediglich die Voraussetzung für ein langfristiges Bemühen um die Wiederherstellung des Klienten. Es geht um die Wiederherstellung der Qualität seines Lebens, eines Lebens, das weniger von Problemen belastet und mit mehr Sinn erfüllt ist. Es geht um eine Wiederherstellung, die mehr ist als die Aufrechterhaltung eines symptomfreien Lebens. Klar ist, dass für viele Menschen, die eine Zusammenarbeit mit den Gesundheitsdiensten ablehnen, der personenzentrierte Ansatz der AO-Betreuer eine Basis ist, die Vertrauen schafft und zu einer engen Arbeitsbeziehung führt, die allein schon günstige Voraussetzungen für positive Veränderungen ist.

Wie wir gesehen haben, kann der Recovery-Prozess ein langwieriges Projekt sein. Dies bedeutet, dass Recovery-Teams auf ihre eigene Gesundheit achten müssen, wenn die kreative Energie und das Engagement der Mitarbeiter erhalten bleiben sollen. Innerhalb meines Dienstes trägt das ganze Team die mit der Arbeit verbundenen emotionalen und körperlichen Belastungen. Dieses Prinzip kann in der Praxis zu Schwierigkeiten führen, doch sobald es zur Gewohnheit geworden ist, verschwinden das «therapeutische Ego» und «Konkurrenzgedanken» und die Stärken und die Kreativität des ganzen Teams werden für die Klienten sichtbar und nutzbar. Die Folge davon ist, dass die Teammitglieder weniger unter Stress und Burnout leiden, Symptome, die häufig bei Menschen auftreten, die lange Zeit im psychiatrischen Bereich arbeiten.

Morgan weist zu Recht darauf hin, dass die an Stärken orientierte Philosophie in die Kultur der psychiatrischen Gesundheitsdienste einsickern muss und nicht nur als therapeutischer Ansatz betrachtet werden darf. Werden die Kenntnisse, Fähigkeiten, Qualitäten und Potenziale der Kollegen ausreichend gewürdigt? Wird den psychiatrischen Gesundheitsfachleuten die Verantwortung für ihre berufliche Weiterentwicklung übertragen und bekommen sie die Unterstützung, die sie brauchen, um ihre Ziele zu realisieren? Fördert die Arbeitsumgebung die berufliche und persönliche Entwicklung und ist sie geeignet, das Wohlbefinden, die Kreativität und das Engagement des Teams aufrechtzuerhalten? Zielt der Führungsstil auf Unterstützung ab? Diese Fragen sind wichtig, denn Organisationssysteme, die diese Werte nicht verinnerlicht haben, sind kaum in der Lage, eine Kultur zu entwickeln, in der eine recovery-orientierte Praxis etabliert werden kann.

Wie immer «der Weg» aussehen mag, es geht dabei stets um Entwicklung und Veränderung. Menschen, die lange Zeit an einer psychischen Krankheit gelitten haben, die im späten Teenageralter begann und sich bis ins frühe Erwachsenenalter fortsetzte, äußern übereinstimmend, sie hätten wichtige Entwicklungsschritte verpasst. Sie haben viel zu isoliert gelebt, waren zu sehr von verstörenden geistigen Phänomenen in Anspruch genommen, von zermürbenden Gefühlen und Gedanken beherrscht, zu bedroht von paranoiden Ängsten und sie waren unter dem Einfluss von Drogen zu oft «weg vom Fenster», um am Leben teilzunehmen. Viele junge Menschen, die mit dem psychiatrischen System in Berührung kommen, sind durch ihre Erfahrungen zu konfus und aufgewühlt, zu entmutigt und hilflos, um Ja zum Leben zu sagen, oder sie sind durch die verordneten Medikamente zu abgestumpft oder erschöpft, um sich lebendig zu fühlen. Dieser Zustand wird oft noch verschlimmert durch familiäre oder professionelle Beziehungen, die dem Streben nach Eigenständigkeit, Eigenverantwortung und Unabhängigkeit einen Riegel vorschieben. Berücksichtigt man dann noch, dass Menschen mit einer psychiatrischen Geschichte Stigmatisierungen und Diskriminierungen ausgesetzt sind, ahnt man, welch enorme Herausforderung es für junge Männer und Frauen sein muss, sich einen Platz in der Gesellschaft zu erobern. Bedingt durch all diese negativen Erfahrungen in ihrem Leben fehlen diesen Menschen wichtige Entwicklungsschritte, die im Kontext ihrer Recovery-Reise bearbeitet werden müssen.

Es muss viel Arbeit geleistet werden, um die Selbstakzeptanz, die Selbstachtung und das Selbstvertrauen wieder aufzubauen, denn ohne dies ist eine Recovery-Reise nicht möglich (Coleman, 1999). Die Erfahrungen mit seinem eigenen Recovery-Prozess haben Coleman zu der wichtigen Erkenntnis geführt: «Man muss sich entscheiden, nicht mehr krank zu sein, damit man anfangen kann, gesund zu werden». Das heißt, man muss anfangen, Verantwortung für sein Leben zu übernehmen und seinen Anspruch auf uneingeschränkte Bürgerrechte geltend zu machen. Es bedeutet auch, auf die Suche zu gehen nach gesellschaftlich anerkannten Formen der Beschäftigung, Freundschaften zu schließen, persönliche Beziehungen aufzubauen und sich ein eigenes Zuhause zu schaffen. Dies sind nicht nur die sozialen Zeichen des Erwachsenseins, sondern es ist auch die Matrix für den Entwicklungs- und Reifungsprozess. Der Prozess kann schwierig und schmerzhaft sein, er kann mit Ablehnung, Enttäuschung und Misserfolgen verbunden sein, aber dies gehört zum Lernprozess im Leben eines jeden Menschen. Einigen mögen die Hindernisse unüberwindlich erscheinen, doch es gilt, «den Blick auf das Ziel zu richten und durchzuhalten», wie diese Zeile aus einem Bürgerrechtslied besagt.

3.7 Die Rückkehr

Aufgabe: Stärker und weiser von der Reise zurückzukehren.

Die Rückkehr zu geistiger Gesundheit und Wohlbefinden ist eine Reise, die mehrere Monate, manchmal sogar mehrere Jahre dauern kann; die Rückkehr ist weniger Endpunkt in unserer Entwicklungsgeschichte, als vielmehr ein Zeitpunkt, an dem wir zu dem Ort zurückkehren, von dem aus wir gestartet sind, und sowohl ihn als auch uns selbst vielleicht zum ersten Mal deutlich wahrnehmen. Wir kennen jetzt unsere Stärken und Schwächen, unserer Qualitäten und Defizite. Wir akzeptieren uns und unsere Unzulänglichkeiten, Fehler und Errungenschaften mit großzügiger Besonnenheit, Demut und Humor. Wir haben gelernt, zu leben und Ja zum Leben zu sagen. Wir sind nicht mehr der Mensch, der wir vor der Heldenreise waren. Zu der Person zurückzukehren, die wir einst waren, und zu dem Leben, das wir einst geführt haben, hieße, sich in die gleiche gefährliche Position zu begeben. Wir sind immer noch verwundbar – wie alle anderen Menschen auch –, aber wir kennen jetzt unsere Macht. Mir scheint, als sei Genesung identisch mit der *Rückkehr zur Vernunft:* wir kehren von der Reise durch den Wahnsinn zurück und verstehen besser, was es heißt, ein Mensch zu sein, empfinden mehr Mitgefühl und Freude und fühlen uns enger mit anderen und mit der ganzen Welt verbunden.

Die Recovery-Reise ist nie bequem: Die Herausforderungen und Widrigkeiten des Lebens bedrohen ständig unser Wohlbefinden und unsere Ausgeglichenheit. Stressoren, auf die wir besonders empfindlich reagieren, können erneut geistige oder psychische Störungen auslösen. Wer die Vorboten eines Rückfalls kennt und die ersten Anzeichen, die in der Vergangenheit das Wiederauftreten wirrer Gefühle, Gedanken und Verhaltensweisen ankündigten, bewusst wahrnimmt und entsprechend darauf reagiert, ist in der Lage, frühzeitig Gegenmaßnahmen einzuleiten.

Doch wir sollten das erneute Auftreten von Belastungen nicht als Versagen, Schwäche oder Unzulänglichkeit deuten und wir sollten die Recovery-Reise nicht abbrechen und unser Leben von überwältigendem Leid beherrschen lassen; das Wiedereintauchen in das Reich des «Wahnsinns» ist eine der Prüfungen, die den Weg der Heilung begleiten. Gerade in dieser Situation braucht es Mut und Stärke, um die Suche nach der Epiphanie fortzusetzen, die auf dem Grund unseres Wahns liegt. Jede Reise in die Tiefen unserer Psyche bietet die Chance, die Bedeutung unseres gestörten Geisteszustandes zu erkennen und weiser und besonnener zurückzukehren – eine potenziell transformierende und stärkende Erfahrung (Breggin, 1997). In seiner richtungsweisenden Krisentheorie versteht Caplan (1965) eine Krise als potenziellen Wendepunkt. Die Krise kann eine schmerzliche und aufwühlende Erfahrung sein, aber sie bietet auch eine Chance, etwas über uns und unser Leben zu erfahren, das uns weiterbringt. In ihrer Auseinandersetzung mit ihrer Genesung von einer schweren psychischen Erkrankung tritt Deegan (1993: 10) vehement dafür ein, eine Rückfallepisode als Ausbruch oder Durchbruch zu betrachten: «Sie kann ein Zeichen sein für den Ausbruch aus einem Gefängnis oder einem verstörenden Ort in meinem Innern, wo ich gefangen war, und sie kann auch den Durchbruch in eine andere Seinsweise anzeigen.»

Natürlich ist dies nicht einfach. Viele Menschen kämpfen jahrelang gegen verstörende, zermürbende Erfahrungen an, bevor eine Lösung gefunden wird. Einige sehen sich auf dem *Weg der Genesung* und bezeichnen sich nicht als geheilt, was darauf hindeutet, dass der Heilungsprozess nie abgeschlossen ist und nicht verheilte Wunden wieder aufbrechen können. Menschen, die sich auf dem Recovery-Weg befinden, sollten es sich zur Aufgabe machen, «Experten» zu werden, wenn es darum geht, aktiv etwas für ihre psychische Gesundheit zu tun und ihr Wohlbefinden aufrechtzuerhalten. Für Deegan ist Genesung kein Ziel, sondern ein Prozess, an dem man tagtäglich arbeiten muss:

Der Recovery-Prozess bedeutet für mich, das Steuer meines Lebens selbst in der Hand zu haben. Ich lasse nicht zu, dass meine Krankheit mich beherrscht. Ich habe jahrelang hart daran gearbeitet, Expertin für meine Selbstbehandlung zu werden. Auf dem Weg der Genesung zu sein heißt für mich nicht, Medikamente einfach so zu nehmen, das wäre ein passives Verhalten. Ich setze Medikamente vielmehr gezielt als Teil meines Recovery-Prozesses ein. Ich gehe auch nicht einfach so ins Krankenhaus, sondern ganz gezielt, wenn es sein muss. Ich nutze Medikamente, Therapien, Selbsthilfestrategien, Unterstützungsgruppen, Freunde, meinen Glauben an Gott, Arbeit, Sport, die Natur – all dies hilft mir, trotz meines Handicaps ganz und gesund zu bleiben.

Über den Recovery-Prozess als Heldenreise lässt sich kurz und nüchtern Folgendes sagen: Der Prozess kann langwierig, hart und anstrengend sein, aber letztendlich hat er eine transformierende Wirkung (s. **Abb. 3-4**). Er ist eine heldenhafte Leistung! Es ist oft unendlich schwer, die Reise zu beginnen und fortzusetzen. Wie wir gesehen haben, hat ein Drittel der Menschen, bei denen eine schwere psychische Erkrankung diagnostiziert wurde, schwer zu kämpfen, um gesund zu werden. Sie werden über weite Strecken ihres Lebens von unkontrollierbaren zermürbenden Gedanken, Gefühlen und Wahrnehmungen beherrscht oder leiden ständig unter Dysphorie und Apathie, führen ein marginalisiertes Leben und verbringen immer wieder Zeit im Krankenhaus, manchmal sogar eine ziemlich lange. Ich bin überzeugt, dass dies nicht so sein muss. Es gibt keine Erkenntnisse, die auf eine genetische Disposition für eine chronische Psychose hindeuten (Harrison et al., 2001).

Wie ist es dann zu erklären, dass manche Menschen trotz hervorragender Unterstützung durch die Familie, Freunde und Dienste schon nach relativ

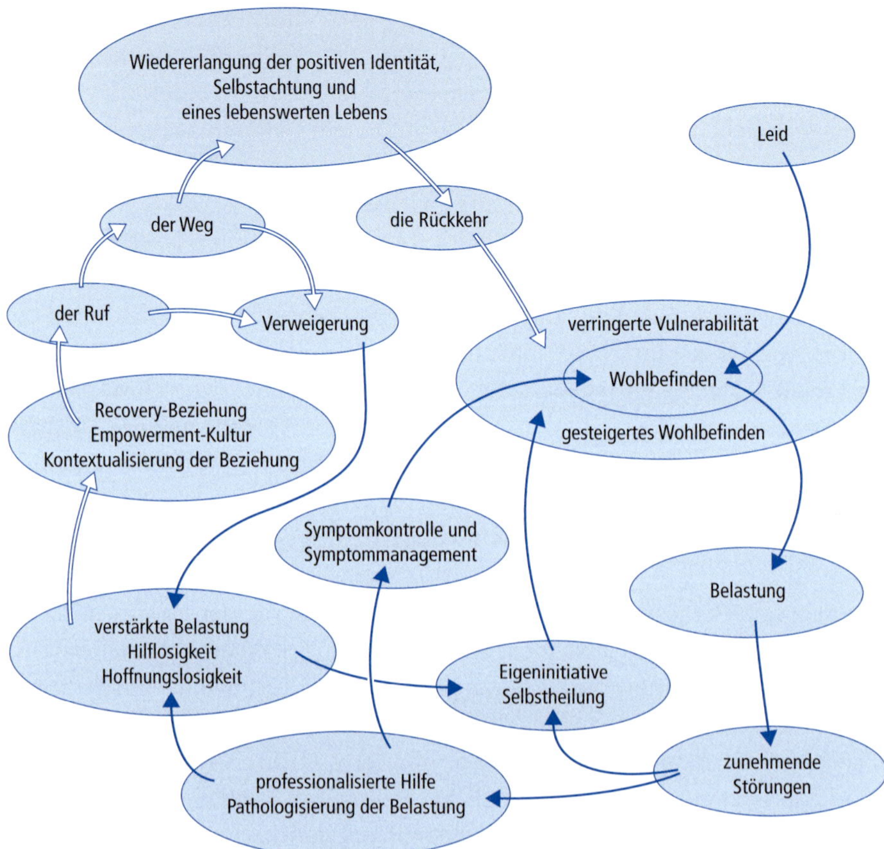

Abbildung 3-4: Die Recovery-Reise als Mind-Map.

kurzer Zeit erneut unter zermürbenden psychischen Störungen leiden, ihre emotionale Ausgeglichenheit verlieren, keine Insel der Ruhe finden und für alle Zeiten hilflos in einem Meer der Angst zu treiben scheinen, eine Situation, die es sehr schwer macht, ein akzeptables Maß an Wohlbefinden aufrechtzuerhalten? Die grafische Darstellung der Heldenreise zeigt, welche Faktoren für diese Situation verantwortlich sind: die Blockade als Bewältigungsstrategie; die das Leben beherrschende Stagnation und Passivität; das immerwährende Gefühl der Machtlosigkeit; unbewältigte Trauer; der fortgesetzte Konsum von Drogen und Alkohol; soziale Marginalisierung; das Ausbleiben einer therapeutischen Reaktion auf optimale Medikation; der Mangel an alternativen Interventionen; der Mangel an Sinn und Bedeutung im Leben; der Verlust der Identität, Stärken und Potenziale als Folge andauernder psychischer Probleme; die Verlockung des Wahnsinns; der Verlust von Entwicklungsschritten; ein Familienleben, das keine günstigen Voraussetzungen für Entwicklung und Genesung bietet.

All diese Faktoren können zu Hindernissen auf dem Recovery-Weg werden. Letztendlich läuft alles darauf hinaus, dass die Betroffenen irgendetwas oder irgendjemanden brauchen, wofür es sich lohnt, gesund zu werden. Es sind die in die Zukunft projizierten Träume, Ziele und Erwartungen, die uns am Leben erhalten. Wenn unsere Träume zerplatzen, was bei schweren psychischen Problemen oft der Fall ist, dann ist es schwer, wieder an etwas zu glauben und da, wo sich einst das Gebäude unseres Lebens befand, finden wir einen trostlosen Ort vor. Diejenigen, deren Aufgabe es ist, Menschen auf ihrem Recovery-Weg zu begleiten, aber auch Familien und Freunde – wir alle – müssen daran glauben, dass es möglich ist, ein besseres und sinnerfülltes Leben zu führen. Wir haben keine Wunderdroge anzubieten, doch der Glaube an einen Menschen, an seine Fähigkeit, sich weiterzuentwickeln und heil und gesund zu werden, hat eine transformierende Kraft.

3.8 Das Metall, das schwimmt – eine persönliche Auseinandersetzung mit dem Recovery-Prozess

John McCloud

Ich hatte zum ersten Mal eine Depression während eines Skiurlaubs, wenige Wochen nach meinem 15. Geburtstag. Im darauffolgenden Herbst, es war das Jahr 1973, kam ich in die 6. Klasse, und einige Tage nach meiner Rückkehr ins Internat bekam ich Angst, mein Magen fühlte sich leer an, ich wachte morgens um 4 oder 5 Uhr auf und konnte nicht wieder einschlafen. Mich plagte im Grunde genommen nur die Sorge, ob ich nicht besser Latein als Abiturfach gewählt hätte. Ich hoffte jeden Tag, am nächsten Morgen aufzuwachen und mich besser zu fühlen, aber so war es nicht. Die Depression dauerte ungefähr einen Monat.

Ich hatte schon zwei Depressionen hinter mir, als ich im Herbst 1974 eine manische Phase hatte. Der Direktor der Schule schrieb meinen Eltern, ich müsste die Schule verlassen, falls ich nicht einem Psychiater oder wenigstens dem Hausarzt vorgestellt würde.

Diese Entwicklung zwang mich, genauer über mein Leben nachzudenken. Ich nahm an einem Englisch-Abiturkurs teil und war in einer Einführung in das Werk von John Clare und auch in einer wenig bekannten Hamlet-Kritik auf das Konzept der manischen Depression gestoßen. Beim Durchblättern meiner Tagebücher wurde mir klar, dass mein Selbstvertrauen stark schwankte und ich erkannte, dass ich eine Zeit lang depressive Phasen hatte, die von Phasen der Normalität und Phasen der Hochstimmung abgelöst wurden. Auf diese Art und Weise mit einer Diagnose konfrontiert zu werden, die auf mich zutraf, war einerseits beängstigend, weil die Möglichkeit bestand, dass ich mein Leben lang an solchen Stimmungsschwankungen leiden würde, aber das Schöne daran war, dass ich diese Diagnose mit den Helden jener Zeit, den Schriftstellern und Komponisten, teilte. Als Teenager, der schon etwas vom Kurs abgekommen war, vermittelte mir diese Entdeckung spontan eine Identität.

Die Angst, die ich während der depressiven Phasen empfand, kam in erster Linie daher, dass ich nicht verstand, was mit mir los war. Die erste Depression, die ich hatte, nachdem ich meine Diagnose kannte, fühlte sich ganz anders an. Ich brauchte mir weder Gedanken über die Ursachen zu machen noch darüber, ob ich mich am nächsten Tag nach dem Aufwachen wieder so schlecht fühlen würde, da ich keinen Einfluss darauf hatte, und, was noch wichtiger war, die Depression würde ganz sicher wieder verschwinden, da sie ja nur ein Teil des Kreislaufs war. Wichtig war für mich die Frage, wie ich mit der Depression am besten umgehen konnte. Während der Zeit, als ich in die 6. Klasse ging, war ich entweder zu deprimiert, um zu arbeiten, oder so sehr in Hochstimmung, dass ich keine Lust zum Arbeiten hatte. Ich stand unter

Druck, den ich mir in erster Linie selbst machte, weil ich die Situation retten und meine Abiturfächer nicht verpatzen wollte. In den Osterferien vor den Prüfungen hatte ich während meiner Prüfungsvorbereitungen meinen ersten richtigen Zusammenbruch.

Ich weiß noch, dass der Psychiater mich eindringlich bat, ihm zu vertrauen. Wenn man seinem Psychiater jedoch vertraut, bleibt er womöglich der «Experte» und man selbst der passive Patient. Es ist viel besser, sich selbst möglichst umfassend über seine Krankheit zu informieren, um herauszufinden, ob die Diagnose mit den Symptomen übereinstimmt und wie man am besten mit der Krankheit umgehen kann! In meinem Fall machten die beiden ersten Psychiater, die mich behandelten, Fehler. Der Psychiater, der die Diagnose manische Depression stellte, besann sich ohne Angabe von Gründen anders und verschrieb mir Depixol, ein Antipsychotikum, das ich einige Jahre nahm, und das aus heutiger Sicht völlig wirkungslos war. Die Fehler, die der zweite Psychiater machte, waren ideologisch begründet. Er war der Ansicht, es gäbe keine psychischen Krankheiten, und hielt daher auch nichts von Diagnosen oder medikamentösen Behandlungen. Ich bekam also kein Lithium, sondern wurde auf eine nutzlose psychotherapeutische Selbstentdeckungsreise geschickt, die sechs Jahre dauerte, und pendelte zwischen psychiatrischem Krankenhaus und therapeutischer Gemeinschaft hin und her.

Wenn ich im Krankenhaus war, wurden meine manischen Phasen mit hohen Dosen Largactil, Haloperidol und Valium und mit einer Elektrokrampftherapie gedämpft. Meine manische Depression war am schlimmsten zwischen meinem 18. und 24. Lebensjahr, als die depressiven und die manischen Phasen jeweils sechs Monate und länger dauerten. Da ich mit Medikamenten aus den 1950er- und unausgegorenen Ideen aus den 1970er-Jahren traktiert wurde, konnte ich mich zu dem Prototyp des manisch depressiven Patienten entwickeln. Die Strategie, keine Diagnose zu stellen, funktionierte nicht, und meine Eltern hatten am meisten unter den negativen Folgen zu leiden. Obwohl das Verhältnis zu meinen Eltern durch meine manischen Episoden sehr angespannt war, war die Unterstützung durch sie in dieser Zeit der Faktor, der am wichtigsten für mich war. Als ich 20 war und in London in einem therapeutischen Heim lebte und schwer depressiv war, erlaubten mir meine Eltern beispielsweise, nach Hause zu kommen. Ich weiß nicht, wie ich zurechtgekommen wäre – viele müssen alleine zurechtkommen –, wenn ich in diesen Jahren keinerlei Kontakt zu meinen Eltern gehabt hätte.

Erst als ich 24 war und unter die Zuständigkeit eines anderen Psychiaters fiel, bekam und nahm ich Lithium lange genug, um eine Veränderung herbeizuführen. Mein Sozialarbeiter brachte mich in einem Weiterbildungscollege unter, wo ich in zwei Fächern das Abitur machen sollte, und in einem von der Grafschaft geführten Wohnheim, unter der Bedingung, dass die Fortsetzung des Kurses mir überlassen blieb. Es war das erste Mal, dass die Pläne, die mein Sozialarbeiter für mich gemacht hatte, mit meinen Wünschen übereinstimmten. Zu dieser Zeit, im Herbst 1982, hatte ich eine leichte Depression, die es mir jedoch ermöglichte, weiter zu arbeiten. Nach wenigen Wochen auf dem College schlug mir der Geschichtsdozent vor, mich an der Universität zu bewerben, was ich auch tat. Ich hatte einen Rückfall, als ich den ersten Abschluss machen wollte, danach hatte ich viereinhalb Jahre keinen Rückfall mehr. In dieser Zeit habe ich diesen Abschluss und einen Magister-Abschluss gemacht und einen Postgraduiertenkurs für das Lehramt angefangen. Ich führe dies darauf zurück, dass ich Lithium in der richtigen Dosierung bekam und ein Ziel vor Augen hatte.

Die Einnahme von Lithium beendete die langen und manchmal auch angenehmen manischen Phasen (bevor sie außer Kontrolle gerieten), die ich gegen Ende meiner Teenagerjahre und Anfang Zwanzig hatte. Aber ich halte es für möglich, dass die mit Lithium unterdrückten manischen oder depressiven Phasen sich in anderer Form manifestieren. Was mich betrifft, wurde ich immer öfter von Stimmen belästigt, die ich mir vielleicht nur einbildete, die aber anscheinend nie ein eigenes Leben hatten. Meine durch die Stimmen verursachte Pein wurde etwas eingedämmt, als ich Anfang 1988 an einem Sonntag morgen während einer manischen Phase in ein psychiatrisches Krankenhaus eingeliefert wurde. Diese Episode hatte negative Konsequenzen für mein Lehramtsstudium, denn um mein Studium fortsetzen zu dürfen, musste ich akzeptieren, dass auf meinem Zeugnis vom College der Begriff «Hypomanie» stand. So weit ich weiß, ist Hypomanie die milde Form einer manischen Erregung, aber ich vermute, dass Laien darunter das genaue Gegenteil von all den Dingen verstehen, die in einer zivilen Gesellschaft einen hohen Stellenwert haben. Es gelang mir, in der Grafschaft, in der ich wohnte, nach dem Postgraduiertenabschluss eine zeitlich befristete Stelle als Lehrer zu bekommen, doch obwohl ich mich mehrmals bewarb und meine Arbeit als Aushilfslehrer kompetent und zuverlässig erledigte, wurde mir nie eine zeitlich unbefristete Stelle angeboten. Meiner Ansicht nach war die Diskriminierung durch die Local Education Authority (Lokale Bildungsbehörde) ganz offensichtlich – der Begriff Hypomanie hatte alles verändert.

Es gibt einen Unterschied und eine Übereinstimmung zwischen Genesung und Realisierung des Potenzials. Ich glaube, dass ich meine manische Depression weitgehend überwunden habe, aber ich glaube nicht, dass ich mein Potenzial in meinem Beruf realisiert habe. Hätte ich mein Potenzial als fest angestellter Lehrer realisieren können, hätte ich, so glaube ich, fast vergessen, dass ich manisch depressiv war oder bin. Ohne meine Krankenakte gelesen oder Ärzte, die mich kennen, kontaktiert zu haben, hat die Local Education Authority entschieden, mich aus gesundheitlichen Gründen nicht einzustellen. Sie muss ihre Entscheidung also einzig und allein aufgrund der zwei oder drei Sätze getroffen haben, die meinem Zeugnis beigefügt waren. Ich legte

Rechtsbeschwerde gegen die Entscheidung ein und verlor. Die Folge davon war, dass ich weder zeitlich befristet noch in fester Anstellung in Schulen unterrichten durfte.

Nachdem ich den Lehrerberuf aufgegeben hatte, arbeitete ich fünf Jahre in einem kleinen Verlag. Es folgten einige weitere Jahre ohne Rückfall, und ein Psychiater in der Ambulanz sprach mit mir über das Thema Früherkennung manischer Phasen. Die Früherkennung hatte den Vorteil, dass die Behandlungszeit abgekürzt werden konnte. Bei der Auseinandersetzung mit diesem Thema habe ich mehr als jemals zuvor über den Umgang mit meinen unnormalen Stimmungen gelernt. Die ersten Anzeichen waren: schlechter Schlaf; Lachen; sich überschlagende Gedanken; veränderte Gefühle; Gedanken an frühere manische Phasen; Eintauchen in eine Fantasiewelt und zwanghafte Gedanken. Der Psychiater hatte auf eine Flasche Haloperidol folgende Gebrauchsanweisung geschrieben: «Einzunehmen bei Schlafstörungen über zwei aufeinanderfolgende Nächte, begleitet von sich überschlagenden Gedanken.» «Gedanken an frühere manische Phasen» ist ein Satz, den ich immer im Kopf habe und äußerst hilfreich finde. Dieses Phänomen tritt immer nur dann auf, wenn eine manische Phase bevorsteht und ist daher ein Warnsignal. Dabei wiederholen sich in meinem Kopf die manischen Phasen, als ich am Ende meiner Teenager-Jahre, Anfang Zwanziger war, und ich frage mich ernsthaft, welchen Sinn eine solche Wiederholung im Kontext meines jetzigen Lebens haben soll.

Etwa um diese Zeit wurden auch bessere Medikamente zur Eindämmung manischer Phasen entwickelt. Die Nebenwirkungen von Haloperidol haben mich immer völlig blockiert; man kann unter der Einnahme einfach nicht richtig funktionieren, und deshalb habe ich das Medikament oft zu spät eingenommen, was die Situation verschlimmert hat. Ein weiterer Grund, das Medikament frühzeitig einzunehmen, ist die Tatsache, dass ich mir in den letzten Jahren immer öfter Sorgen wegen der Nebenwirkungen der Medikamente mache, die ich bekomme. Außerdem, wenn man «sehr high» ist, lösen das Nachlassen der euphorischen Stimmung und der erste Schlaf danach Angst aus.

Jetzt nehme ich, wenn es nötig ist, Risperidone, und selbst wenn mein Schlaf nur etwas kürzer ist als üblich, ist dies für mich ein potenzielles Anzeichen einer Verschlimmerung. Manchmal werden meine Sorgen etwas paranoid, und bevor sie in eine manische Phase übergehen, überlege ich mir, ob ich Risperidon einnehmen muss. Zurzeit komme ich mit sieben Tabletten à 1 mg im Jahr aus. Die Nebenwirkungen sind so stark, dass ich ein paar Tage nicht arbeiten kann. Gelegentlich nehme ich auch Schlaftabletten, weniger als fünf im Jahr, wenn meine zwanghaften Gedanken mich nicht schlafen lassen. Zusätzlich nehme ich immer noch Lithium. Aber die Tatsache, dass es sehr niedrig dosiert ist, beweist nicht, wie gut ich meine manische Depression im Griff habe, sondern sie zeigt nur, dass eine in frühem Lebensalter ausgebrochene manische Depression in späteren Lebensjahren bis zu einem gewissen Grad von selbst verschwinden kann.

1991 begegnete ich Alison und zwei Jahre später hatte ich so viel Selbstvertrauen entwickelt, dass ich mich selbständig machen konnte. Wir sind verheiratet und haben zwei Kinder, die jetzt fünf und sieben Jahre alt sind. Das Familienleben ist sehr wichtig für mein Glück, mein Wohlbefinden und meine Selbstachtung. Meine Frau ist ein Mensch, dem ich vertrauen kann, und sie lässt es nicht zu, dass ich meine Symptome leugne. Wenn Symptome die Situation aus dem Gleichgewicht bringen, leugne ich sie anfangs oft.

Seit 1991 war ich dreimal im Krankenhaus, einmal 1996 und 1999 zweimal. Der zweite Krankenhausaufenthalt im Jahre 1999 verzögerte sich um einige Tage, weil der Arzt in der Region kein Krankenhausbett für mich finden konnte. Als ich dann zwei Tage später ins Krankenhaus kam, war ich so paranoid und verängstigt, dass ich bei meiner Ankunft fast wieder weggelaufen wäre. Die Genesung war langwierig. Seitdem weiß ich, dass eine frühzeitige Intervention, wie oben beschrieben, viel besser ist und die Zeit, die ich «weg» bin, auf ein paar Tage reduziert.

Für mich ist eine manische Depression angeboren, eine Art neurologische Disposition. Ich glaube, dass manisch Depressive, wenn sie über ihre Krankheit sprechen, manchmal die Begriffe Ursache und Trigger verwechseln. Bei mir waren die Trigger, die die manische Depression ausgelöst haben, die körperlichen Veränderungen in der Pubertät, und ich bin sicher, dass die manische Depression in jedem Fall ausgebrochen wäre, egal in welcher Umgebung ich aufgewachsen wäre. Deshalb halte ich es für sinnlos, in der Seele zu forschen und in der Kindheit oder im Umfeld nach Ursachen zu suchen. Erfahrungen, die man in der Kindheit macht, können bewirken, dass man vorsichtig ist oder nicht, Angst vor Ablehnung hat oder nicht, sie sensibilisieren vielleicht für bestimmte Trigger, aber sie sind nicht deren Ursache. Wenn man akzeptiert, dass man als manisch depressiver Mensch auf die Welt gekommen ist, dann muss man eben lernen, wie man mit der Krankheit lebt, sich an sie anpasst, sie überlebt und wie man ein lebenswertes Leben führt.

3.9 Kommentar des Buchautors

Wie viele andere Menschen ist auch John davon überzeugt, dass es sich bei einer bipolaren Störung um eine psychoneurologische Erkrankung handelt. Diese Ansicht basiert auf der Theorie, dass die Neurone im synaptischen Bereich störungsanfällig sind, d. h. sie werden episodisch enthemmt und erregt und lösen dadurch manische Phasen und depressive Gedanken aus, die apathisch und mutlos machen. Diese Anfälligkeit kann durch Medikamente wie Lithium reduziert werden, die die Stimmung stabilisieren.

Johns Geschichte stimmt nicht mit dem Tenor des Buches überein, aber sie steht beispielhaft für eine Sicht auf bipolare Störungen, die weit verbreitet ist und von vielen meiner Kollegen im psychiatrischen Bereich wie auch von vielen Dienstleistungsnutzern, die unter starken Stimmungsschwankungen leiden, geteilt wird.

Meine Frage lautet: Ist es möglich, unsere Stimmungen fein säuberlich vom Fluss der Lebensereignisse zu trennen, die unser Bewusstsein prägen und auch unser Unterbewusstsein beeinflussen? Ist es sinnvoll, starke Stimmungsschwankungen primär als neurologisches Phänomen zu sehen? Natürlich basiert jede Handlung, jeder Gedanke, jedes Gefühl und jede Wahrnehmung auf neuronalen Aktivitäten, doch es ist Reduktionismus in Reinkultur, menschliches Verhalten allein unter diesem Aspekt zu betrachten. Entspricht die Auffassung von William Blake dem Menschen nicht mehr?

Freud und Leid sind fein verwoben zu einem Kleid für die göttliche Seele.

Ich behaupte, dass wir alle diese Gegensätze in uns tragen, aber manche reagieren intensiver auf das Kaleidoskop des Lebens – eine Gabe, die ein Segen und ein Fluch ist. Wer die Höhen des Himmels und die Tiefen der Hölle vermeiden will, muss besonnen durchs Leben gehen, den Verlockungen von beiden Seiten widerstehen und sich dennoch seine Lebensfreude bewahren. John ist für mich jemand, dem dies gelungen ist, der Sinn und Bedeutung in seiner Arbeit und in seinem Familienleben gefunden hat. Dies hat ihm geholfen, ein vernunftbestimmtes und maßvolles Leben zu führen und darin einen Halt zu finden.

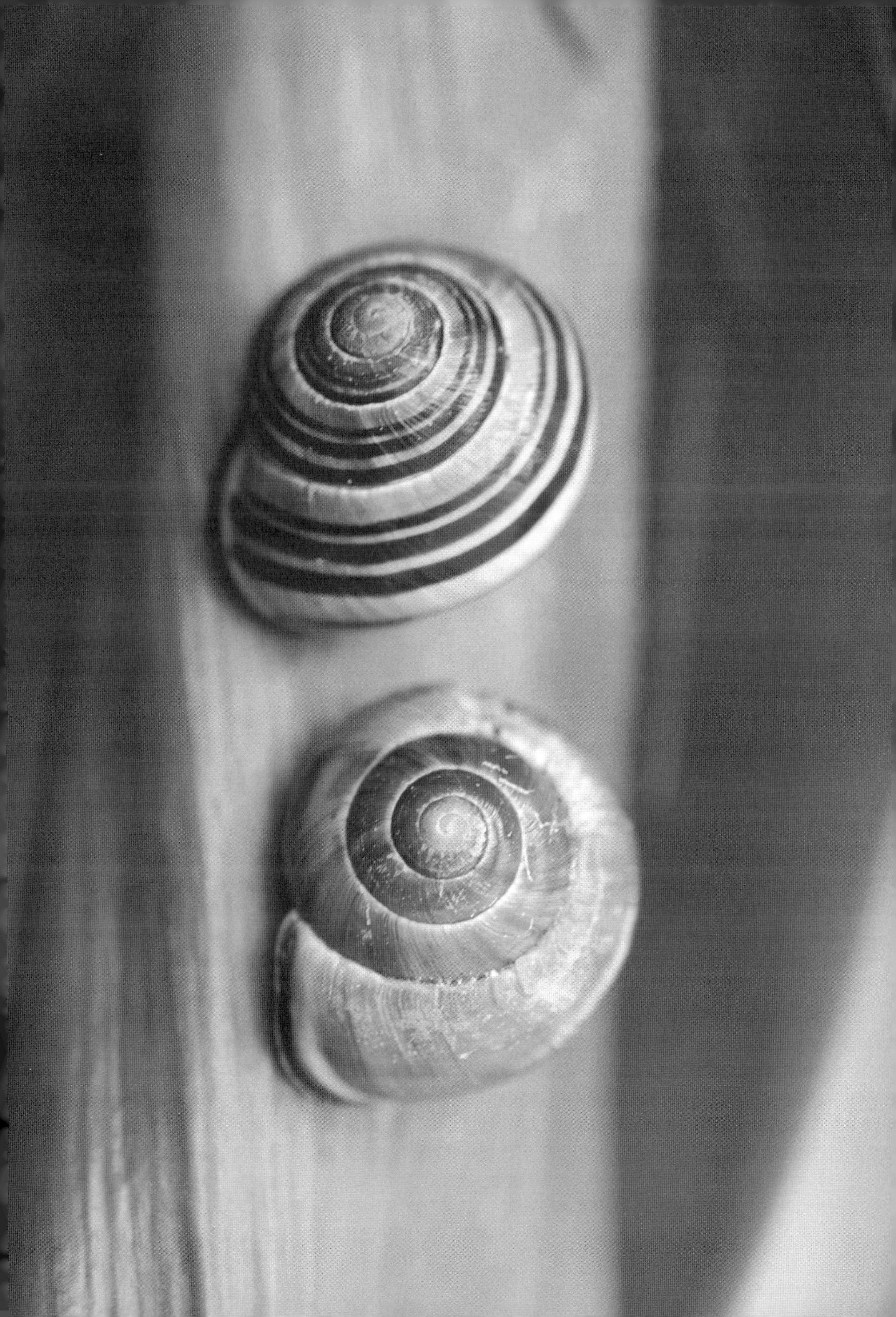

4 Recovery und die familiäre Dimension

Niemand ist eine Insel, allein für sich selbst.
John Donne

4.1 Einleitung

Wir alle sind Teil verschiedener Systeme, die uns beeinflussen und auf die wir unsererseits Einfluss nehmen. Von all diesen Systemen ist das Familiensystem für unser psychisches Überleben und Wohlbefinden wohl am wichtigsten. In Anbetracht dessen ist es absurd, dass die Psychiatrie sich in Sachen Ressourcen immer noch auf das Individuum konzentriert, Probleme bei den überwiesenen Patienten sucht und diese Probleme dann primär unter biomedizinischen oder psychodynamischen Aspekten konzeptualisiert. Dennoch wächst die Erkenntnis, wie wichtig die Familie für die Lebensqualität und für die Unterstützung von Menschen ist, die sich von einem schweren psychischen Zusammenbruch erholen. Natürlich gibt es auch die Kehrseite, über die allerdings nicht so oft gesprochen wird.

Zu Recht haben die Bedürfnisse von Familien bei den Diensten oberste Priorität (Department of Health, 1999; 2002b). Obwohl auf Familien ausgerichtete Dienste sich in Großbritannien nur langsam entwickelt haben, gibt es herausragende Beispiele. Seit 1998 wurden im Rahmen des *Meriden West Midland Family Programme* in einem Kaskadensystem mehr als 2000 Fachleute aus allen Disziplinen in Familienarbeit ausgebildet. Suffolk Carers unterstützt Individuen und Gruppen, bietet Familien Aufklärung und anwaltschaftliche Unterstützung an und schult Betreuer und Nutzer von psychiatrischen Diensten, damit sie sich besser an der Entwicklung der Dienste beteiligen können.

In Großbritannien gibt es mehr als 600 000 Menschen mit andauernden psychischen Problemen. Sechzig Prozent von ihnen leben entweder in ihren Familien oder stehen in engem Kontakt zu ihnen. Es ist daher von einiger Bedeutung, dass Studien, die das Familienleben von Menschen mit schweren psychischen Problemen seit den 1970er-Jahren erforschen, übereinstimmend festgestellt haben, dass *hohe Emotionalität* ein verlässlicher Prädiktor für die Entwicklung psychischer Störungen ist (Bebbington/Kuipers, 1994; Butzlaff/Hooley, 1999). Die Schlüsselkomponenten in diesem Kontext sind: häufig geäußerte kritische und feindselige Kommentare, mit denen die Verwandten ihre Frustration und ihren Ärger zum Ausdruck bringen, und übertriebenes Engagement der Verwandten, das auf Schuld- oder Angstgefühlen beruht. Solche Reaktionen sind nicht gut für den Recovery-Prozess. Im ersten Fall ist der psychisch kranke Mensch anhaltenden Spannungen und Konflikten ausgesetzt, fühlt sich abgelehnt und distanziert sich von seiner Familie. Im zweiten Fall wird seine Abhängigkeit gefördert, was sich negativ auf seine Eigenständigkeit und sein Selbstvertrauen auswirkt. Der Begriff *hohe Emotionalität* suggeriert, dass eine emotional neutrale soziale Umgebung am günstigsten für den Recovery-Prozess ist. Dass dies nicht der Realität entspricht, beweist die Tatsache, dass Menschen, die von ihren Familien bedingungslos geliebt und unterstützt werden, bessere Ergebnisse erzielen (Kuipers et al., 2002).

Die meisten Menschen mit anhaltenden psychischen Problemen leben zwar bei ihren Familien, aber viele leben auch in betreuten Einrichtungen oder unabhängig in Unterkünften und werden von gemeindenahen Teams unterstützt. Das Konzept *hohe Emotionalität* (engl.: *high expressed emotions*) ist für solche Teams und ihre Interaktionen mit Klienten ebenso wichtig wie für Familien (Tattan/Tarrier, 2000).

In diesem Kapitel wird dargestellt, wie die Familien von Menschen mit andauernden psychischen Problemen beeinflusst werden und welche Möglichkeiten die Familien haben, pragmatisch und liebevoll auf diese Herausforderungen zu reagieren. Die Recovery-Reise kann sowohl für die Klienten als auch für ihre Familien eine befreiende Wirkung haben. Sie kann ein Lern- und Entwicklungsprozess sein, in dessen Verlauf alte Verhaltens- und Interaktionsmuster sich verändern, was meistens dazu führt, dass die Familie zu einem heilenden und stärkenden System für alle wird.

Der in den psychiatrischen Diensten in Großbritannien am häufigsten praktizierte Ansatz im Bereich der Familienarbeit ist die familienorientierte Verhaltenstherapie. Hierbei handelt es sich um einen psychoedukativen Ansatz, der auf fundierten Forschungsarbeiten basiert, die in den vergangenen 30 Jahren untersucht haben, inwieweit negative *hohe Emotionalität* zur Aufrechterhaltung des belastenden, störenden und auffälligen Verhaltens beiträgt. Die Forschungsbefunde, die die Wirksamkeit des Ansatzes untermauern, sind beeindruckend, aber es gibt auch Kritiker, die ihm vorwerfen, seine Interventionen seien zu schablonenhaft und er halte zu dogmatisch an der Auffassung fest, die Anfälligkeit für Psychosen sei biologisch determiniert (Aderhold/Gottwalz, 2004; Read et al., 2004). Es heißt weiter, der Ansatz ignoriere die Tatsache, dass unerwünschte Elemente des Familienlebens zu den vielen Faktoren gehören, die Vulnerabilität determinieren, wovon bereits das Vulnerabilität-Stress-Modell in seiner ursprünglichen Form ausgeht (Zubin/Spring, 1977). Auf diese Art und Weise könne keine offene Diskussion der Familiendynamik stattfinden, und die Familie werde um die Chance gebracht, dass alle Familienmitglieder einen therapeutischen Nutzen von der Reise haben.

4.2 Familien, Schuld und Schuldzuweisung

Seit R. D. Laing in den 1960er-Jahren das Konzept der pathogenen Familie publik gemacht hat, steht die Frage der Schuldzuweisung im Raum. Das Thema Familie und Schuld wird von Philip Larkin in seinem Gedicht «This be the Verse» provokant bearbeitet. Es beginnt so: «Deine Mutter und dein Vater machen dich kaputt/sie wollen es nicht, aber sie tun es doch»; dann geht es etwas versöhnlicher, wenn auch pessimistisch weiter: «Aber sie wurden genauso kaputt gemacht/von Dummköpfen in altmodischen Mänteln und Hüten.» Psychiatrische Gesundheitsfachleute haben ganz gewiss nicht die Absicht, Zwietracht in Familien zu säen, die meistens überaus fürsorglich sind und auf das Leid ihrer Kinder mit großer Trauer, Angst, Ratlosigkeit und Gewissensbissen reagieren. Aber die Vermeidung dieses Themas kann dazu führen, dass sämtliche Störungen ganz selbstverständlich Prozessen zugeschrieben werden, die in dem kranken Familienmitglied ablaufen. Dies mag die Schuld der Eltern abschwächen, aber ich habe die Erfahrung gemacht, dass viele Familien, vielleicht sogar die meisten, es einfach nicht glauben. Selbst nach psychoedukativer Familienarbeit, die eine Psychose im Kontext des biologisch orientierten Vulnerabilität-Stress-Modells betrachtet, sind die Schuldgefühle und Gewissensbisse nicht nur nicht verschwunden, sondern oft sogar noch stärker. Dinge, über die nicht gesprochen wird, bekommen in den Köpfen der Verwandten eine überdimensionale Bedeutung.

Der Gedanke, für die psychischen Probleme eines geliebten Menschen verantwortlich zu sein, ist sehr belastend, aber Entlastung und Seelenfriede werden nicht durch Vermeidung dieses Themas erreicht, sondern durch die Auseinandersetzung damit. Im Lichte einer offenen, manchmal auch schmerzhaften Auseinandersetzung wird den Familien klar, dass das elterliche Fehlverhalten und die Unstimmigkeiten innerhalb der Familie, die sie mit ansehen mussten, nicht allein von ihnen verursacht sind, sondern die Folge komplexer psychodynamischer und generationsübergreifender Prozesse innerhalb des Familienlebens ist, die oft von der Herkunftsfamilie herrühren. Auch widrige sozioökonomische Faktoren können die Spannungen verschärfen, die das Familiensystem zu unterdrücken versucht und die sich dann als Unstimmigkeiten manifestieren. Natürlich kann all das uns, den Eltern, nicht die Verantwortung für Vernachlässigung, Verletzung oder Misshandlung eines Kindes abnehmen, aber es kann uns von der drückenden Last der Schuld befreien und Vergebung und Versöhnung möglich machen.

Der Suizid meines ältesten Sohnes an der Schwelle zum neuen Jahrtausend war für mich und meine Familie mit sehr viel schmerzhafter Gewissenserforschung verbunden. Die Schuldgefühle waren so erdrückend, dass mein Leben eine Zeit lang unerträglich war. Ich konnte für mich nichts Positives in einem Leben entdecken, dessen Realität so schmerzhaft war. Es hatte jede Freude und jeden Sinn verloren. Trotz der wohlmeinenden Unterstützung vieler Menschen, die mir sagten, ich dürfe mir nicht die Schuld geben, hatte ich das Gefühl, all meine Fehler und Unzulänglichkeiten als Mann, als Vater und als jemand, der im psychiatrischen Bereich Karriere gemacht hat, wären für jeden erkennbar.

Mein Sohn hatte einen Zwillingsbruder, der im Kleinkindalter starb. In unserer Familie wurde das kurze Leben dieses Zwillingsbruders nicht angemessen gewürdigt, weder in Gesprächen noch in Gedenkritualen: Die Erinnerung an dieses verheerende Ereignis war zu schmerzlich, und so wuchs mein Sohn auf, ohne Näheres über seinen Zwillingsbruder und die Umstände seines Todes zu erfahren. Ich weiß noch, wie er während eines unserer seltenen Gespräche über den Tod seines Bruders sagte – und die Bitterkeit dieses Augenblicks ist mir noch immer schmerzlich bewusst: «Es muss für euch schwer gewesen sein, mich zu lieben, nachdem er gestorben war.» Ich glaube heute, dass er, obwohl er beim Tod seines Zwillingsbruders erst drei Monate alt war, sich noch als Erwachsener schuldig fühlte, weil er überlebt hatte. Natürlich wurde er zärtlich geliebt und umsorgt, aber einzig und allein seine Wahrnehmung zählt, und in seiner aufrichtigen Feststellung schwang laut und deutlich ein großer Zweifel mit.

Als jemand, der sein ganzes Leben lang zu melancholischen Stimmungen geneigt hat, weiß ich, dass ich auf meine Familie zeitweise wie ein vor sich hin brütender, mürrischer Mensch gewirkt habe. Mein Vater war ähnlich, und ich kann mich gut erinnern, dass er kalt und ablehnend wirkte, wenn er in dieser düsteren Stimmung war. Es wurde nicht viel über Gefühle gesprochen und familiäre Zwistigkeiten und Fehden dauerten meistens so lange an, bis sie durch irgendein Ereignis, das alle wieder vereinte, aus der Welt geschafft waren. In meiner Herkunftsfamilie wurde viel Wert darauf gelegt, meinem Vater zu gefallen oder ihn wenigstens nicht aufzuregen. Ich war ein ruhiges, ängstliches, emotional unbedarftes Kind mit wenig Selbstbewusstsein. Dieser Umgang mit Gefühlen wurde, wie ich inzwischen weiß, in der Zeit, als meine Kinder aufwuchsen, in meiner eigenen Familie teilweise neu belebt. Gefühle waren als Gesprächsthema nicht willkommen, und wir wussten alle sehr gut, wie man Gefühle unterdrückt, aber nicht, wie man sie ausdrückt. Durch diese Erziehung, die die emotionale Seite weitgehend ausklammerte, fehlte meinem Sohn wahrscheinlich die emotionale Kompetenz, die er brauchte, um den Stürmen zu trotzen, die durch jedes Leben toben.

Ben Okri schreibt in seinem Buch *The Famished Road* über «spirit children»: Kinder, die nicht geboren werden wollen, die sich in diesem Leben nicht zu Hause fühlen und nur durch Liebe in diesem Leben gehalten werden. Meine Zwillingssöhne wurden innig geliebt, aber wohl nicht innig genug, um sie hier zu halten. Mein Sohn war ein begabter Künstler, der von vielen Menschen anerkannt und geschätzt wurde, aber angesichts der Wahngebilde, die ihn verfolgten, wohl nicht genug, um sein Selbstbewusstsein zu stärken und ihn davon zu überzeugen, dass sein Leben einen Wert hat.

4.3 Familien – die Quelle geistiger Gesundheit

Ich bin zu der Überzeugung gelangt, die wichtigste Funktion des Familienlebens besteht darin, einen liebevollen Schutzraum zu bieten. Elterliche Fürsorge, die uns emotional stärkt, wirkt wie eine Schutzimpfung gegen die Widrigkeiten und Schicksalsschläge des Lebens und verleiht eine Energie, die durch positive Ereignisse im späteren Leben immer wieder aufgefrischt wird. John Bowlby hat eine Studie über die emotionalen Aspekte des Familienlebens durchgeführt, die zu den am meisten beachteten Arbeiten zu diesem Thema zählt, die in den letzten 50 Jahren vorgelegt wurden. Darin zeigt er, dass eine verlässliche Eltern-Kind-Beziehung ein Garant für emotionale Stärke und geistige Gesundheit ist (Bowlby, 1988). Die Beziehung endet selbstverständlich nicht, wenn die Kindheit vorbei ist, aber wir sind unser Leben lang bestrebt, diese Bindung auch in anderen engen Beziehungen zu wiederholen. Im Laufe unseres Lebens werden viele enge Beziehungen geknüpft und gelöst, Beziehungen, die uns mehr oder weniger guten Halt geben und häufig das gleiche Muster der verlässlichen oder weniger verlässlichen Beziehung aufweisen, die wir zu unseren Eltern hatten (Ainsworth, 1991). Die Beziehungen zu Familienmitgliedern und Ehepartnern können, ebenso wie innige Freundschaften, diese überaus wichtige sichere Basis bieten, die wir brauchen, um uns dem Leben zu stellen, uns mit unserem Schicksal auseinanderzusetzen und uns weiterzuentwickeln.

Klienten brauchen diese sichere Basis für ihren Recovery-Prozess. Deshalb zielt die Familienarbeit darauf ab, dass der Therapeut Teil des Familiensystems wird und die Familie bei ihren Interaktionen unterstützt, damit sie diese so wichtige emotional stärkende Funktion ausüben kann. Wenn der Klient keine Familie und auch kein soziales Netzwerk zur Unterstützung hat, dann können nur die psychiatrischen Gesundheitsfachleute oder das Betreuungsteam ihm die sichere Basis bieten, von der aus er seine Recovery-Reise beginnen kann. Verlässliche und dauerhafte Beziehungen zu psychiatrischen Gesundheitsfachleuten setzen einen Internalisierungsprozess in Gang, der es ermöglicht, das internalisierte «gute Objekt» als Quelle zu nutzen, die auch in Abwesenheit des Therapeuten das Selbstvertrauen und die Eigenständigkeit stärkt (Bying-Hall, 1995). Dieser Aspekt kann bei der Planung von Recovery-Diensten vernachlässigt werden, wenn langfristige Beziehungen, Erreichbarkeit der Betreuer und ausgedehnte Kontaktzeit die Hauptkriterien für therapeutische Effektivität sind. Natürlich gibt es immer Personalfluktuation, aber wenn das ganze Team sich um einen Klienten kümmert, dann bleibt die sichere Basis erhalten, auch wenn ein Betreuer aus dem Team ausscheidet.

4.3.1 Neuordnung der Beziehungen

Einer der schwierigsten Aspekte des Recovery-Prozesses für Familien besteht in der Neuordnung der Beziehungen. Es gibt psychische Krankheiten, speziell solche, die im Jugend- und frühen Erwachsenenalter auftreten, die sich über einen längeren Zeitraum hinziehen und die normalen entwicklungsbedingten Veränderungen im Familiensystem unterbrechen. Wenn wir uns dem Erwachsenenalter nähern, werden die Beziehungen zur Familie nach und nach gelockert, damit wir uns von ihr ablösen, selbständiger und unabhängiger werden und neue Beziehungen knüpfen können. Der Beginn einer längeren Phase von Belastungen und Störungen, die sich in lähmender Angst, zermürbender Depression oder verstörender Entfremdung von der gemeinsamen Realität manifestieren können, führt nicht selten zu einer regressiven Neuordnung des Familiensystems.

In einer solchen Situation sind verschiedene Szenarien möglich. Die zunehmende Abhängigkeit des jungen Erwachsenen wird eine Zeit lang von einem oder beiden Elternteilen akzeptiert. Die verstärkte Versorgung und Überwachung durch die Eltern wird für eine gewisse Zeit als nötig erachtet und toleriert. Der Nachteil davon ist, dass die Eltern sich übermäßig engagieren, den jungen Erwachsen dadurch in einen Zustand der Hilflosigkeit versetzen und sein Selbstvertrauen untergraben. Denkbar wäre auch, dass der junge Erwachsene mit Wut reagiert, weil er trotz seiner Beeinträchtigungen die gleiche Freiheit, Eigenverantwortung und Selbständigkeit für sich beansprucht wie seine Altersgenossen. Eine weitere Möglichkeit wäre, dass ein Elternteil oder auch beide der zunehmenden Abhängigkeit ihres Sohnes oder ihrer Tochter ablehnend gegenüberstehen, was in der Familie Unstimmigkeiten hervorruft, die in Entzweiung, Distanzierung oder Trennung enden. Auch die Beziehung zu den Geschwistern kann leiden angesichts des wachsenden Unmuts über die Ansprüche, die der Bruder oder die Schwester an die emotionalen Ressourcen der Familie stellt. Es ist leicht einzusehen, dass die Manifestationen von Belastungen eines Familienmitglieds das Gleichgewicht und den Zusammenhalt der Familie stören und dazu führen, dass das System als sichere Basis, die den Familienmitgliedern hilft, sich weiterzuentwickeln und sich in der Welt zu bewähren, vernichtet wird.

Manchmal führen neugeordnete Beziehungen zu schwierigen und unerwünschten Situationen. In einer mir bekannten Familie kümmerte sich die Mutter zu intensiv um ihre Tochter im Teenageralter, die eine Zeit lang hilflos in einer florid psychotischen Welt gefangen war. Obwohl Mutter und Tochter nicht zusammenlebten, regelte die Mutter weiterhin fast alles für ihre Tochter und machte dadurch die Arbeit ihres Therapeuten zunichte. Der Grund für das Verhalten der Mutter waren Schuldgefühl und übersteigerte Fürsorge, aber das Verhalten diente auch dazu, die Leere im Leben der Mutter auszufüllen. Die Konsequenz dieses Überengagements war, dass die Beziehung der Mutter zu ihren anderen Töchtern und die Beziehung der Tochter zu ihren Geschwistern sich lockerte.

In einer anderen mir bekannten Familie trieb die Tochter, die eine lange Krankengeschichte paranoider Angst aufwies, einen Keil zwischen ihre Eltern, übernahm die Führung im elterlichen Subsystem, führte das Heim wie ein offenes Gefängnis und überwachte es mit autoritären Methoden. Sie versuchte, ihre erdrückende Angst in den Griff zu bekommen, indem sie die Kontakte zwischen der Außenwelt und der Familie regulierte und sich immer in der Nähe ihrer Eltern aufhielt.

Ein gestörtes Familiensystem ist nicht immer eine Reaktion auf den Beginn einer Verhaltensstörung. Es kann sein, dass eine Verschärfung lange existierender Beziehungsmuster die Ursache der zunehmenden Belastung eines Familienmitglieds sind. Dazu folgendes Beispiel: Der Sohn einer Familie war wegen zunehmender Störungen des Denkvermögens an die psychiatrischen Dienste überwiesen worden. Die Eltern, Don und Jude, hatten zwei Kinder: Euwan, der überwiesene Klient, und eine ältere Tochter, Rebecca, die in einem anderen Ort arbeitete. Euwan hatte sich intensiv mit esoterischen und astrologischen Ideen über den Kosmos beschäftigt. Hinzu kam eine allgemeine Unsicherheit, die ihn veranlasste, ständig zu schwindeln. Entscheidungen zu treffen, war eine anstrengende Angelegenheit, die ihn manchmal völlig überforderte. Dies löste beträchtliche Ängste bei seinen Eltern aus, die wieder die Betreuerrolle übernehmen mussten. Die Probleme begannen, als Don durch seine starken Angst- und Schuldgefühle dazu getrieben wurde, das Leben seines Sohnes immer mehr zu kontrollieren. Dies führte dazu, dass die Beziehung der Eltern sich verschlechterte und sie sich als Paar immer weiter voneinander entfernten, weil sie völlig unterschiedlicher Meinung waren, wie man am besten auf Euwans Verhalten reagieren sollte. Obwohl Euwan ein gutes Verhältnis zu seinen Eltern hatte und sie respektierte, verhielt er sich, was ihre Kontrolle über sein Leben betraf, sehr widersprüchlich. Manchmal war er damit einverstanden und manchmal nicht, und genauso widersprüchlich verhielt er sich auch gegenüber den psychiatrischen Diensten. Obwohl er Probleme hatte und unter psychischen Störungen litt, schien er entschlossen, selbst eine Lösung zu finden.

In einer Situation, in der es darauf ankam, dass die Eltern eine starke Gemeinschaft bildeten und in Bezug auf die Betreuung ihres Sohnes eine einheitliche Linie vertraten, entzweiten sie sich. Offensichtlich standen beide unter starker Anspannung, die langsam ihre psychische Gesundheit beeinträchtigte. Sie waren äußerst skeptisch, was die Genesungsaussichten ihres Sohnes betraf, und sahen sich auf unabsehbare Zeit in der Betreuerrolle. Es war eine traurige Vorstellung, dass die Chancen, die Euwan in naher Zukunft geboten wurden, ungenutzt bleiben sollten. Sie bereuten auch, dass sie Euwans

Experimente mit Cannabis, die sie als eine der Hauptursachen seiner Krankheit ansahen, nicht konsequent unterbunden hatten.

Obwohl die Eltern mit Auskünften über ihre Herkunftsfamilien sehr zurückhaltend waren, hatten wir den Eindruck, dass beide eine schwierige Kindheit hatten. Beide mussten früh erwachsen und emotional unabhängig werden. Jude übernahm die Rolle der realistischen Frau und Don die des selbstgenügsamen Mannes. Zweifellos «liebten sie sich auf eine gewisse Art», hatten aber offenkundig Probleme, zu kommunizieren und auf die emotionalen Bedürfnisse des anderen einzugehen.

Wie ist es zu erklären, dass so viele junge Männer am Übergang zum Erwachsenenalter einen psychischen Zusammenbruch erleiden? Jungen orientieren sich in dieser Entwicklungsphase an Männern. Von ihnen lernen die Heranwachsenden, was Männlichkeit bedeutet und wie man als Erwachsener mit Wünschen und Bestrebungen umgeht. Harrop und Trower (2001) weisen darauf hin, dass die Aufgaben, die Heranwachsende zu bewältigen haben, häufig bei ihnen die gleichen Merkmale hervorrufen wie eine Psychose: starke Schwankungen, was Stimmung, Selbstwertgefühl, Selbstbewusstsein und großspuriges Auftreten anbelangt; Wechsel zwischen Unsicherheit und Selbstüberschätzung; Schwelgen in Fantasien. Vieles davon trat in Euwans Verhalten zutage. In einer Phase, in der die Heranwachsenden sich selbst ausprobieren, brauchen sie Eltern, die ihnen auch weiterhin emotionalen und geistigen Halt bieten, damit es diesen jungen Männern nicht so geht wie Ikarus, der auf seinem Flug in die Freiheit der Sonne zu nahe kam.

Virginia Satir, die zu den Pionieren der Familientherapie gehört, verdanken wir diese aufschlussreiche Feststellung: «Alle Ingredienzien des Familienlebens, die von Belang sind, lassen sich verändern und korrigieren – das individuelle Selbstwertgefühl, die Kommunikation, das System, die Regeln, und zwar zu jeder Zeit» (Satir, 1972). In der Familie, um die es hier geht, hat eine Veränderung stattgefunden: Die Beziehungen wurden neu geordnet. Die Beziehung zwischen Euwan und seinem Vater ist weniger belastet, und es scheint sich eine engere Beziehung auf der Erwachsenenebene zwischen ihnen zu entwickeln. Don ist es gelungen, seine Angst um Euwan so weit unter Kontrolle zu bringen, dass er ihm die Freiheit lassen kann, seinen eigenen Weg zu gehen. Die Beziehung der Eltern ist enger geworden und sie haben es geschafft, als Paar und als Individuen ihren Anspruch auf ein eigenes Leben durchzusetzen. Insgesamt hat sich die positive emotionale Energie in der Familie verbessert. Während unserer Arbeit mit der Familie haben wir sie sehr schätzen gelernt. Sie hat in der Zeit, in der sie mit großen Belastungen zu kämpfen hatte, sehr viel Mut bewiesen, Euwan bedingungslos unterstützt und dafür gesorgt, dass seine Kontakte zur Familie und zu Freunden erhalten blieben, als er auf der Suche nach seinem Recovery-Weg war.

Wie die beschriebene Situation zeigt, können die psychischen Störungen eines Familienmitglieds, besonders wenn sie längere Zeit andauern, schwere Verlustgefühle auslösen, die durchaus mit einer Trauerreaktion zu vergleichen sind. Zunächst wird die Tragweite des Problems nicht ernst genommen und geleugnet, und die Verhaltensauffälligkeiten werden als entwicklungsbedingt oder als vorübergehende neurotische Episode abgetan. Hält das problematische Verhalten an, folgt auf die Phase der Leugnung wütender Protest, der sich in Form von vernichtenden Schuldzuweisungen und Schuldgefühlen gegen die eigene Person richtet. Der Protest kann sich jedoch auch gegen das kranke Familienmitglied richten, dem dann empört vorgeworfen wird, es sei faul, nicht ernsthaft bemüht, seine Schwierigkeiten zu überwinden, egoistisch und egozentrisch oder ein Fantast. Häufig werden psychiatrische Gesundheitsfachleute zur Zielscheibe des Protests; die Familie beklagt sich über die Ungerechtigkeit, die ihr widerfahren ist, und wirft den Gesundheitsfachleuten unwirksame Behandlung oder unangemessene Betreuung vor. Sie sucht verzweifelt nach einer Antwort oder nach Anzeichen für eine Besserung der Störung. Gleichzeitig empfindet die Familie auch Trauer und Verzweiflung darüber, dass die psychischen Störungen des geliebten Menschen sich nicht bessern, und es schmerzt sie, mit ansehen zu müssen, in welch verstörender, chaotischer Welt dieser Mensch jetzt lebt. Manchmal wird auch der Verlust der emotionalen Beziehung, der Verlust des Menschen, der der Kranke früher war, und der Verlust von Träumen und Erwartungen betrauert. Später wird auch um den Verlust des eigenen Lebens getrauert, das der Betreuung geopfert wird.

Schließlich weicht die Trauer der Annahme. Diese Reaktion hat nichts mit Resignation zu tun. Resignation ist gleichbedeutend mit Kapitulation; man gibt sich geschlagen und lässt es zu, dass die offenbar unkontrollierbaren Ereignisse ihren Lauf nehmen. Annahme ist etwas anderes; man ist in der Lage, die Realität der Situation anzuerkennen und mit dieser Realität zu leben, ohne emotional aus dem Gleichgewicht zu geraten. Man lässt sich von der Realität nicht erdrücken oder überwältigen, sondern integriert sie in eine positive Lebenseinstellung. Aus dieser Position nimmt man mehr wahr als Vulnerabilitäten, man sieht den Wert eines Menschen, seine Qualitäten und Stärken und die Möglichkeiten und Chancen, die sein verändertes Leben bietet. Wenn eine Familie dieses Stadium erreicht hat, kann sie zu einer stärkenden Kraft für die Recovery-Reise des geliebten Menschen werden.

4.4 Unterstützung für Betreuer und Familien

Sobald die psychische Störung und die damit einhergehenden Belastungen diagnostiziert sind, gilt die Störung als krankhaft und sie wird für eine gewisse Zeit toleriert. Das erkrankte Familienmitglied genießt Sympathie und Rücksicht und sein auffälliges oder antisoziales Verhalten, sofern es nicht zu extrem ist, wird von der Familie und der Nachbarschaft akzeptiert. Doch dann kommt der Zeitpunkt, an dem die Enttäuschung über die unveränderte Situation und darüber, dass die Familie ständig das schwer erträgliche Verhalten des erkrankten Familienmitglieds ertragen muss, dem Verständnis ein Ende setzt. Dann treten an die Stelle von Fürsorge und Rücksicht Vorwürfe und Unmut. Eine Mutter, die ihren Sohn jahrelang während seiner schlimmsten Phasen immer wieder liebevoll und aufopfernd unterstützt hatte, sagte mir: «Ich schäme mich, das zu sagen, aber es gibt Situationen, da wünsche ich mir, er wäre tot.»

Die Angehörigen müssen befremdliches und schwer erträgliches Verhalten aushalten, oft sogar tagtäglich: introvertiertes, unsoziales Verhalten; Misshandlung und Aggression; Trennungsangst, die die ständige Anwesenheit eines Elternteils oder Ehepartners erforderlich macht; Lethargie und Apathie; emotionale Kälte; Wahnvorstellungen; zwanghafte Grübeleien; halluzinative Reaktionen und potenziell gefährliches Verhalten. Die ständige Konfrontation mit einem Verhalten, das unsozial, wirr, unberechenbar, deplatziert, bedrohlich, chaotisch oder gefährlich ist, erschöpft die emotionalen Ressourcen einer Familie und wird zu einem beherrschenden Element in ihrem Leben. Eine Betreuerin beschreibt, wie das Zusammenleben mit einem Menschen, der nicht fähig oder nicht willens war, sein Leben wieder in den Griff zu bekommen, in ihr das dringende Bedürfnis weckte, ihr eigenes Leben wieder aufzubauen (in Massey et al., 2005):

Es hinterlässt ein Chaos auf der emotionalen, körperlichen, praktischen und sozialen Ebene. Es bedroht die Fähigkeit, zu lieben und sich an Dingen zu freuen. Es weckt den Wunsch, wegzulaufen. Es führt zu Verleugnung und weckt das Bedürfnis, von Schuld freigesprochen zu werden. Es gibt Situationen, in denen man ernsthaft um die Sicherheit aller Beteiligten fürchten muss. Arbeitsplätze werden aufs Spiel gesetzt, und Freundschaften zerbrechen. Es ist eine persönliche Katastrophe, die die Struktur des Lebens zerstört, Werte infrage stellt und Zukunftsperspektiven auf ungeahnte Art und Weise verändert.

Es ist wichtig, dass Klienten, ihre Familien sowie die psychiatrischen Gesundheitsfachleute partnerschaftlich zusammenarbeiten, und zu diesem Zweck ist Information erforderlich. Die Diagnose Schizophrenie oder bipolare Störung, die Ätiologie, die Symptome, die Behandlung und das zu erwartende Ergebnis bedürfen einer Erläuterung. Eine bessere Aufklärung über das auffällige Verhalten kann helfen, Einstellungen zu verändern und die Familieninteraktion zu beeinflussen. Einige Familien bevorzugen eine medizinische Interpretation des auffälligen Verhaltens, doch aufgrund meiner Erfahrung plädiere ich für Erläuterungen im Zusammenhang mit dem Stress-Vulnerabilitäts-Modell, das die Vulnerabilität und die Belastungen eines Menschen im Kontext seiner Erfahrungswelt betrachtet. Dies schafft die Basis, von der aus der Klient, seine Familie und die psychiatrischen Gesundheitsfachleute sich auf eine Entdeckungsreise begeben können, die schließlich in einen Recovery-Prozess mündet. Ein Beispiel: Ein Klient, der psychosozial isoliert ist, ständig im Bett liegt und Stimmen hört, die ihn kritisieren, hat wohl in erster Linie Angst vor sozialen Kontakten und besitzt ein schwach ausgeprägtes Selbstwertgefühl, weil er auf verlässliche Beziehungen und eine sichere Basis verzichten musste und in der Schule schikaniert wurde. Solche Informationen geben die Ziele des Recovery-Prozesses vor: Entwicklung verlässlicher Beziehungen, Stärkung des Selbstwertgefühls, unterstützte soziale Reintegration und Trauma-Therapie.

Die meisten Beschwerden und Klagen der Familien über ihre Angehörigen stehen mit sogenannten negativen Symptomen in Zusammenhang: Apathie, Trägheit, Rückzug, Störung des Denkvermögens und Schlafmusterumkehr (Kuipers et al., 2002). In der Regel sind kreative Lösungen möglich. So wird die Gesprächstherapie erfolgreich bei Klienten mit der Diagnose Schizophrenie eingesetzt; sie ist auch eine wirksame Strategie zur Unterstützung der Entschlossenheit und Kreativität der Familien, die sie brauchen, um mit dem problematischen Verhalten eines Familienmitglieds fertig zu werden (White/Epston, 1990). Durch die Externalisierung des Problems verringern sich die dadurch verursachten Schwierigkeiten, und der Klient und die Familie können gemeinsam versuchen, ihr Leben und ihre Beziehungen seinem Einfluss zu entziehen. Dieser Ansatz hat den Vorteil, dass er zwischen dem Problem und der Person differenziert. Das Problem wird dann als Problem wahrgenommen und nicht die Person!

Bestimmte Fragen unterstützen die Externalisierung: «Wie wirkt es sich auf Sie persönlich und auf Ihre Beziehungen aus, dass Sie so isoliert leben?» «Inwieweit beeinflussen ‹*die Stimmen*› Ihr Familienleben?» Ich halte es für sinnvoll, die Familien das Problem mit ihren Worten anstatt mit Fachausdrücken darstellen zu lassen. Auf diese Art und Weise wird das Verhalten entpathologisiert und normalisiert, und die Betroffenen werden motiviert, aktiv nach einer Lösung zu suchen. Interessanterweise führt der Prozess der Externalisierung meistens zu einer Korrektur der Familiengeschichte. Wird diese Geschichte, in der sich alles um das Problem dreht, aufgelockert, werden auch die positiven Aspekte des Lebens und der Beziehungen der Familie sichtbar und stärken die emotionale Stabilität.

Ist das Problem externalisiert und ausführlich behandelt, wird die Familie aufgefordert, ihre Einflussmöglichkeiten auf das Problem zu benennen. Möglicherweise gab es in der Vergangenheit Situationen, in denen der Klient und/oder die Familie das Problem im Griff hatten: Situationen, in denen sie anders reagierten, auf eine Art und Weise, die eine Veränderung und ein *einzigartiges Ergebnis* herbeigeführt hat. Es kommt vor, dass Familien Schwierigkeiten haben, Situationen zu benennen, in denen dies gelang, besonders wenn sie sich angesichts eines schon lange bestehenden, hartnäckigen Problems machtlos fühlen. Aber nachdem die Familie verstanden hat, dass sie das Problem beeinflussen kann, steht sie für gewöhnlich nicht mehr so sehr in seinem Bann und ist bestrebt, ihm mit ihrer Kompetenz und Eigeninitiative zu Leibe zu rücken.

In einigen Fällen lässt sich das problematische Verhalten bessern, wenn Grenzen gesetzt werden. Es kann sein, dass das unerwünschte Verhalten nur deshalb nicht abgestellt wird, weil die Familienmitglieder nicht klargestellt haben, was sie tolerieren und was nicht. Manchmal werden zwar Grenzen gesetzt, aber in einem feindseligen, vorwurfsvollen Ton, der Widerstand provoziert. Das Setzen von Grenzen sollte gemeinsam und auf eine Art und Weise geschehen, die das Recht des Klienten auf Entscheidungsfreiheit respektiert. So hat sich ein mir bekannter Klient beispielsweise für ein Leben in spartanischer Ordnung entschieden, was den Vorstellungen seiner Familie von minimalem Komfort völlig widerspricht.

Wenn der Recovery-Prozess vorankommen soll, müssen um der Unabhängigkeit des Familienangehörigen willen Risiken in Kauf genommen werden, trotz aller Sorgen um sein Wohlbefinden: trotz der Sorge, der Klient könnte ausgebeutet oder überfallen werden, sich selbst verletzen oder Suizid begehen; trotz der Sorge, er könnte seine Selbstversorgung vernachlässigen oder in sozialer Isolation leben; und trotz der Sorge, sein Geisteszustand könnte sich verschlimmern. Es ist wichtig zu prüfen, wie berechtigt diese Sorgen sind. Meistens beruhen sie eher auf den übertriebenen Ängsten der Eltern als auf sozialen Realitäten, aber sie können den Lebensstil aller Beteiligten deutlich einschränken. Wenn wir uns nur innerhalb der Grenzen dessen bewegen, was ungefährlich und bekannt ist, wäre persönliche Entwicklung kaum möglich. Wir müssen das Risiko eingehen und den Menschen ihre Unabhängigkeit und ihre Freiheit lassen, eigene Wege zu gehen. Um mit Samuel Beckett zu sprechen: «Versuchen und scheitern. Einerlei. Erneut versuchen, besser scheitern.»

Die Betreuerrolle kann sehr belastend sein. Selbst wenn der Angehörige für sich lebt oder in einer betreuten Wohngemeinschaft, ist es manchmal schwer, die Verantwortung für den Angehörigen so weit zurückzunehmen, dass noch genug Kraft für das eigene Leben bleibt. Die in diesem Kapitel bereits erwähnten Stressoren können sehr beständig sein und sind ohne Unterstützung schwer auszuhalten. Die Regierung hat sich verpflichtet, die Anzahl der Helfer, die sich um die Betreuer im psychiatrischen Bereich kümmern, um 700 aufzustocken (Department of Health, 2000). Eine solche Verpflichtung muss jedoch erst in vollem Umfang erfüllt werden, und so liegt der Schluss nahe, dass viele Familien weiterhin vorwiegend ohne Unterstützung weiterkämpfen werden. Betreuer brauchen emotionale Unterstützung, Informationen, praktische Ratschläge und regelmäßige Auszeiten. Viele profitieren von der in diesem Kapitel vorgestellten Form der Familienarbeit. Gemäß den aktuellen Richtlinien sollen Familieninterventionen über einen Zeitraum von wenigstens sechs Monaten und mindestens zehn Sitzungen erfolgen (National Institute for Health and Clinical Excellence, 2002).

Oft machen Familien unerfreuliche Erfahrungen mit den psychiatrischen Diensten. Sie haben das Gefühl, dass die Fachleute sie missachten, nicht informieren und nicht einbeziehen, dass ihre Erfahrungen mit ihren Angehören und deren Betreuung nichts gelten oder dass sie für das Unglück ihres Angehörigen verantwortlich gemacht werden. Oder sie sind vielleicht von Personalmitgliedern, die nur in emotional hoch belastenden Krisensituationen Kontakt zu ihnen hatten, als «Umstandskrämer» oder «Nörgler» bezeichnet worden. Die Aufarbeitung solcher Wahrnehmungen und der daraus resultierenden negativen Einstellung ist notwendig, damit eine partnerschaftliche Arbeitsbeziehung zwischen Betreuern und Helfern oder Familientherapeuten aufgebaut werden kann; dies ist besonders wichtig, wenn die Helfer mit den psychiatrischen Diensten zusammenarbeiten.

Zum Schluss möchte ich noch darauf hinweisen, dass der Eindruck, die Betreuung eines Angehörigen sei eine ganz schreckliche Sache, völlig falsch ist. Ich kenne viele Familien, deren Beziehung zu ihrem Angehörigen sich grundlegend verbessert hat und deren Lebensweg und Seinsweise durch die psychische Erkrankung dauerhaft verändert wurde. Vielleicht haben sich frühere Ziele und Erwartungen in Luft aufgelöst, aber die Erkenntnis, dass es neue Perspektiven gibt, eröffnet andere Möglichkeiten und Chancen für ein lebenswertes und erfülltes Leben. Familien, die diese Einstellung haben, können die Hoffnung aufrechterhalten und sich an dem neuen Leben erfreuen, das sich im Verlauf des Recovery-Prozesses entwickelt. Die therapeutische Unterstützung von Familien ist für den Recovery-Prozess von entscheidender Bedeutung. Dank der Begleitung bei der Recovery-Reise lernen sie als Familie und als Individuen eine Seinsweise kennen, die sie emotional mehr stützt und lohnender ist als jene aus der Zeit vor der Erkrankung des Familienangehörigen. In diesem Sinne kann der Recovery-Prozess eine Erfahrung sein, von der die ganze Familie profitiert.

4.5 Zur Hölle und zurück – eine persönliche Auseinandersetzung mit dem Recovery-Prozess

Emma

Meine Beziehung zu den psychiatrischen Diensten ist eine lange Geschichte. Ich hatte eine ziemlich unschöne Kindheit, obwohl ich auch einige gute Erinnerungen an meine ersten Jahre habe. Als ich sieben Jahre alt war, veränderte sich mein Verhalten grundlegend. Ich «neigte sehr zu Unfällen», denn ich «fiel» mehrmals die Treppe hinunter und hatte auch noch andere «Unfälle».

Ich weiß noch, dass ich hoffte, mich zu verletzen, damit ich der häuslichen Situation entkommen konnte, ohne das zu tun, was mir verboten worden war, nämlich, irgendjemandem zu erzählen, was passierte, wenn meine Mutter bei der Arbeit war. Es funktionierte nicht, und meine Qual ging weiter. Mit der Zeit wurde die Familie größer, ich bekam drei Brüder. Die Misshandlungen und Drohungen gingen weiter und wurden sogar noch schlimmer; es sei alles meine Schuld, die Jungen würden in ein Heim kommen und mich hassen und meine Mutter würde mir nicht glauben und mich nicht mehr lieben. Also schwieg ich.

Als ich elf war und nach einem besonders schlimmen Wochenende zur Schule ging, wusste ich, dass ich das Leben nicht länger ertragen konnte. Ich dachte, wenn ich nicht mehr auf diesem Planeten wäre, dann wäre meine Qual vorbei und meine Familie und meine Mutter wären gerettet. Ich hängte mich im Umkleideraum der Turnhalle mit einer behelfsmäßigen Schlinge auf, die ich an den Rohren unter der Decke befestigt hatte. Ein Schüler kam herein, löste Alarm aus und ich wurde abgeschnitten; ich war bewusstlos und hatte schwere Quetschungen an der Kehle.

Damit begann meine Beziehung zu den Gesundheitsdiensten. Ich wurde zu einer Erziehungspsychologin geschickt, was mir verhasst war. Sie kam in die Schule, und ich wurde aus der Unterrichtsstunde herausgeholt, um mit ihr zu arbeiten. Meine Mitschüler wollten wissen, zu wem ich gehe und weshalb, aber ich gab keine Antwort. Ich war anders als sie. Ich wurde oft gehänselt und schikaniert: «Die Spinnerin, die zu einer Seelenklempnerin geht.» Ich beschloss, meine Gefühle auszuschalten, um zu überleben und um diese Frau nicht mehr sehen zu müssen. Während der letzten Sitzung sagte ich ihr, dass ich sie hasste und wünschte, sie wäre tot. Sie ließ sich nie wieder blicken.

Kurz darauf zog meine Familie um, und ich wechselte die Schule, aber mein Plan, meine Gefühle auszuschalten, scheiterte, und ich fing an, mich zu schneiden, um mir zu beweisen, dass ich trotz meines chaotischen Lebens noch ein gewisses Maß an Kontrolle hatte. Als ich 13 war, nahm ich eine Überdosis Paracetamol. Heute weiß ich nicht mehr, ob ich wirklich sterben oder nur meiner Situation entkommen wollte. Zu meinem Entsetzen fand ich mich in der Jugendpsychiatrie wieder. Ich fühlte mich, als wäre ich vom Regen in die Traufe gekommen. Ich war verängstigt, einsam und misstrauisch. Ich bat darum, nach Hause gehen zu dürfen – dort war ich wenigstens in einer vertrauten Umgebung. Nach zwei Wochen ging mein Wunsch in Erfüllung.

Während ich damit beschäftigt war, mein Leben in den Griff zu bekommen und erwachsen zu werden, gingen meine Selbstverletzungen weiter. Mit 15 wurde ich zu meiner eigenen Sicherheit von der Polizei aufgegriffen und in einem Trakt der Erwachsenenstation des lokalen psychiatrischen Krankenhauses untergebracht, weil auf der Jugendstation keine Betten frei waren. Das Personal war unnahbar, die anderen Patienten wirkten bedrohlich und die Medikamente mussten ohne jede weitere Erklärung eingenommen werden. Ich fühlte mich mehr verletzt als je zuvor. Nach drei Tagen wurde ich auf die Jugendstation verlegt. Es war wie im Gefängnis. Privilegien musste man sich verdienen, Ungehorsam wurde damit bestraft, dass man «in einen Pyjama gesteckt» wurde und alles abgeben musste, was man besaß. Die Sachen wurde erst zurückgegeben, wenn das Personal meinte, man hätte sich die Rückgabe verdient. Alles, was für mich nach acht Monaten dabei herauskam, war, dass ich meine Meinung bestätigt sah, ich sei nichts wert und müsse etwas ganz Schlimmes getan haben, um von den Leuten so behandelt zu werden.

Mein Leben ging weiter, und ich suchte regelmäßig diverse Fachleute auf. Die denkwürdigste Sitzung hatte ich mit einem Psychologen, der mich mit auf die Kinderstation nahm und an das Bett eines Jungen im Teenageralter führte, um mir zu zeigen, wie «glücklich ich dran» war. Der Junge war von einem Auto angefahren worden und hatte ein Leben mit schweren körperlichen und geistigen Beeinträchtigungen vor sich. Ich weiß noch, dass ich ihn anschaute und mir nichts sehnlicher wünschte, als in diesem Bett zu liegen. So viel zum Thema Stärkung meines Selbstwertgefühls!

Mit 18 war ich wieder einmal zur Behandlung der Nebenwirkungen einer Überdosis in einem Allgemeinkrankenhaus. Als ich einen Blick auf meine Krankenakte warf, las ich, gerade auf der Vorderseite auf einem viereckigen gelben Klebezettel, den handschriftlichen Vermerk «Persönlichkeitsstörung?». Jetzt hatte ich eine Erklärung für mein Verhalten, und das bedeutete doch, dass die Ärzte wussten, was mit mir nicht stimmte, und mir helfen konnten. Ich war sehr erleichtert – aber völlig auf dem Holzweg. Niemand erklärte mir, wie man zu dieser Diagnose gekommen war, was man dagegen tun konnte oder ob es mir irgendwann einmal besser gehen würde als die meiste Zeit in meinem kurzen Leben.

Mittlerweile war ich in den Zwanzigern. Ich machte meinen Abschluss, arbeitete Teilzeit, verletzte mich und versuchte, inneren Frieden zu finden. Andere hatten offenbar keine Schwierigkeiten voranzukommen, sich zu entwickeln und zu reifen, während ich in dem Bestreben, ein normales Leben zu führen, meine Zeit damit verbrachte, destruktive Beziehungen zu pflegen.

Als ich 24 war, hatte ich das Gefühl, den Kampf gegen meine Dämonen verloren zu haben. In einem verzweifelten Versuch, eine endgültige Lösung für meine Situation zu finden, hatte ich es gewagt, diejenigen um Hilfe zu bitten, denen ich am meisten misstraute: die Ärzte. Sie hatten meiner Krankheit einen Namen gegeben, sagten mir dazu aber nur, dass es keine Behandlung gebe und auch keine Aussicht auf Besserung oder Veränderung. Ich hatte keine Zukunft. Ich verließ das Sprechzimmer des Arztes und wusste, dass ich am Ende war. Ich stieg auf das Dach des Krankenhauses, aber ein Krankenpfleger, der mich gesehen hatte und mir gefolgt war, hinderte mich daran, herunterzuspringen.

Und so fand ich mich in einem Trakt einer geschlossenen Station wieder. Zuerst war ich erleichtert, denn jetzt würden sie, die Ärzte, doch etwas unternehmen müssen, um mir zu helfen. In Wirklichkeit wurde die Situation für mich emotional sogar noch viel schlimmer, und mein erster Versuch, mich zu verletzen, hatte zur Folge, dass ich vier Monate eine «Sonderbehandlung» bekam. Ich muss sagen, dass ich mich dabei nicht besonders fühlte! Ich bin sicher, dass jeder zusammenbrechen würde, der 24 Stunden am Tag, sieben Tage die Woche aus nächster Nähe beobachtet wird. Ich konnte noch nicht einmal in Ruhe «scheißen gehen». Nachts wurde ich wach, weil Mitglieder des Personals an meinem Bett saßen und sich unterhielten. Das hatte mit Therapie nicht das Geringste zu tun, und ich schaffte es trotzdem, mich zu verletzen. Sie erreichten damit nur, dass die Fronten sich weiter verhärteten und mein Selbstbild noch schlechter wurde, als ich es je für möglich gehalten hätte.

Mithilfe von Freunden, die ich in einer Selbsthilfegruppe kennengelernt hatte, besorgte ich mir Informationen über eine Einheit in London, die sich auf Selbstverletzer spezialisiert hatte, und bat mehrfach darum, in diese Einheit überwiesen zu werden. Schließlich willigte mein Arzt widerstrebend ein, vermutlich nur deshalb, weil er nichts mehr mit mir zu tun haben wollte. Dies war für mich der Wendepunkt. Ich wurde eingeschätzt und in ein sechsmonatiges Behandlungsprogramm aufgenommen. Zum erstenmal seit Jahren hatte ich das Gefühl, Kontrolle über meine Situation zu haben, und nicht nur das, ich hatte auch Hoffnung. Das Programm war intensiv und hart, es gab zahlreiche Therapiegruppen, Einzelsitzungen und Aktivitäten am Abend, aber auch ein hohes Maß an Unterstützung und Ermutigung von den Personalmitgliedern und den anderen Patienten. Ich musste Verantwortung für mein Handeln übernehmen und konnte selbst entscheiden, ob ich mich verletzte. Das war wichtig, denn so war ich nicht mehr gezwungen, zu verstecken, was ich mir antat. Wenn ich das Bedürfnis hatte, mich zu verletzen, konnte ich mit dem Personal über meine Gefühle, über potenzielle Trigger und, was ganz besonders wichtig war, über Alternativen zur Selbstverletzung sprechen.

Als ich diese Einheit verließ, übernahm das lokale Krankenhaus wieder meine Behandlung, und ich wurde einer Pflegenden aus der Gemeindepsychiatrie zugeteilt. Sie unterstützte mich weiter und versuchte, mich zu verstehen, und ich setzte im Gegenzug meinen Recovery-Prozess langsam fort. Sie sagte oft, ich würde Licht am Ende des Tunnels sehen, und ich antwortete dann immer, dass der Tunnel, in dem ich mich befand, viele Kurven und Windungen habe, sodass ich es nicht immer sehen könne. Sie begleitete mich durch alle Schwierigkeiten und verteidigte mich sogar, wenn die Ärzte nicht so verständnisvoll waren. Einmal nahm ich eine hohe Überdosis Valium. Ich kollabierte und wurde gefunden. Als ich dem Assistenzarzt kurze Zeit später bei der Ersteinschätzung davon erzählte, meinte er unverblümt, wenn ich so viel genommen hätte, wie ich sagte, wäre ich tot. Meine Pflegende war dabei, bestätigte meine Angaben und ermahnte ihn sofort. Da wusste ich, dass ich eine Verbündete hatte.

Trotz der vielen Hürden, die es noch zu überwinden gab, entwickelte ich eine andere Einstellung zum Leben. Ich wusste, dass ich allein die Verantwortung für meinen Recovery-Prozess hatte, und so machte ich mir das Mantra «shit happens» zu eigen. Alles, was mir passierte, musste bearbeitet werden, bevor ich weitermachte. Meine Pflegende verließ mich schließlich, sagte mir aber lange im Voraus Bescheid, damit die Verlustängste bearbeitet werden konnten, die sich bei mir immer einstellten, wenn eine Beziehung zu Ende ging. Sie stellte mich einer neuen Helferin vor, und wir trafen uns öfter mit ihr, um mir den Abschiedsschmerz erträglicher zu machen. Ich wurde in Entscheidungen über meine Betreuung einbezogen – nichts wurde vorgeschrieben. Dies gab mir das Gefühl, Kontrolle über die Situation zu haben, sodass ich mich kaum noch verletzte.

Ich hatte einen neuen Arzt, der erkannte, dass für mich im Rahmen meiner Betreuung Einzelgespräche wichtig waren. Ich mache weiter Fortschritte auf meiner Reise in Richtung Gesundheit. Was die Zeit in den Diensten angeht, gibt es vieles, was ich bedaure: Dass ich die besten Jahre meiner Teenagerzeit und meiner Zwanziger damit verbracht habe, einfach nur zu existieren; dass die meiste Zeit in den Diensten für mich eine schlimmere Misshandlung war als die erste Zeit zu Hause; dass die Probleme nicht sofort wirksam behandelt wurden, sondern erst bis zu einem bestimmten Punkt eskalieren mussten.

Aber ich bedaure heute nicht, dass ich meine Reise machen musste, denn dadurch bin ich die geworden, die ich heute bin. Und darauf bin ich stolz. Ich arbeite mit Fachleuten zusammen und setze mich dafür ein, dass die Leute, die das System in Anspruch nehmen, zukünftig einen viel höheren Behandlungsstandard erwarten können und frühzeitig wirksam behandelt werden, damit ihnen die negativen Erfahrungen erspart bleiben, unter denen ich so lange gelitten habe.

Ich bin Mitglied in einer Gruppe, die aus dem «clinical governance»-Prozess entstanden ist und Interventionen für Menschen mit einer Persönlichkeitsstörung auf ihre Effektivität überprüft. In dieser Gruppe sind Psychiater,

Pflegepersonen, Sozialarbeiter und andere Interessierte wie ich. Wir haben eine Konferenz organisiert, auf der ich einen Workshop zum Thema Selbsthilfe geleitet habe, der viel Interesse und Beifall gefunden hat. Die meisten Fachleute haben anerkannt, dass erheblicher Verbesserungsbedarf besteht. Doch nachdem einige Jahre ins Land gegangen sind und das Interesse derer, die über die finanziellen Mittel zu entscheiden haben, verflogen ist, wird heute kein Geld mehr für die Weiterentwicklung des Projekts zur Verfügung gestellt. Ich kenne zwar die prekäre finanzielle Situation des staatlichen Gesundheitsdienstes, halte dieses engstirnige Denken jedoch für äußerst unklug. Nach meiner Rechnung ist es sinnvoller, relativ wenig Geld für frühzeitige effektive Interventionen auszugeben, die eine stationäre Behandlung unnötig machen und dadurch riesige Summen einsparen, ganz zu schweigen von den emotionalen Belastungen, die auf die betroffenen Menschen, ihre Familien und die ganze Gesellschaft zukommen.

Man hat mir oft gesagt, es gebe keine Hilfe für mich, denn ich würde immer so bleiben, bis ich mich irgendwann umbringe. Ich möchte allen Zweiflern sagen, dass mir dieses Schicksal erspart geblieben ist. Ich habe mich seit fünf Jahren nicht mehr verletzt. Ich habe einen wundervollen Mann kennengelernt, bin seit fast einem Jahr verheiratet und habe vor einem Jahr eine Vollzeitarbeit bekommen, die ich immer noch habe. Ich bin heute ein vollwertiges und leistungsfähiges Mitglied der Gesellschaft, all das, was ich immer sein wollte.

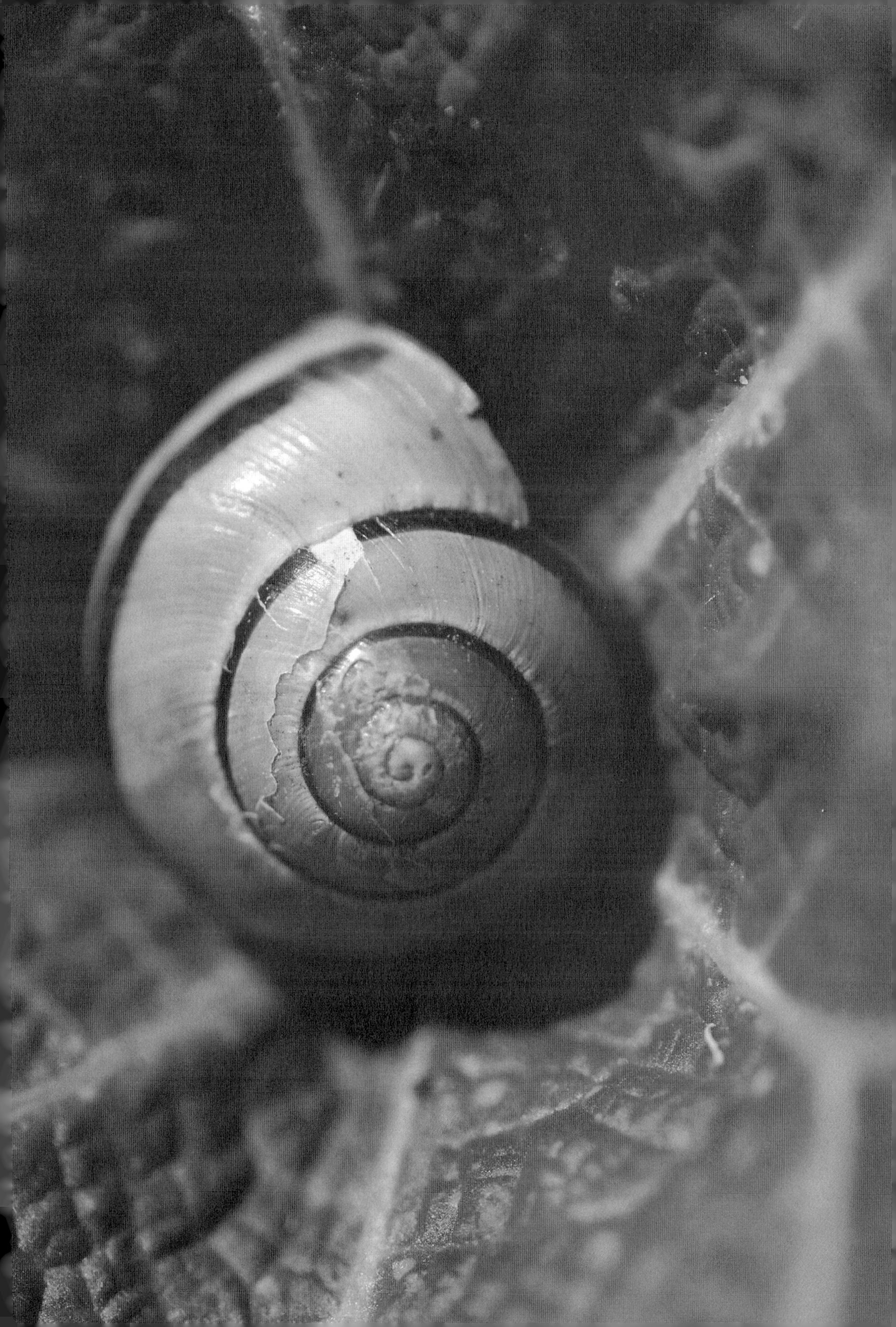

5 Recovery und die kulturelle/ gesellschaftliche Dimension

Unser Dilemma ist die Welt, die soziale Umgebung, in der wir leben; all unser Leid resultiert aus unserer Beziehung zu ihr.
David Small

5.1 Einleitung

Der Recovery-Prozess hat eine wichtige soziale Dimension. Menschen, die in ihrem Leben schon massiven psychischen Belastungen ausgesetzt waren, werden oft von der Gesellschaft marginalisiert, unterdrückt und stigmatisiert. Sie leiden nicht nur unter ihrer Vulnerabilität gegenüber schweren und behindernden psychischen Belastungen, sondern auch unter der entwürdigenden Diskriminierung, die dazu führt, dass sie von der Gesellschaft am meisten ausgegrenzt werden (Sayce, 2000). Teil der Gesellschaft zu sein ist jedoch unverzichtbar für unser psychisches Überleben. Arbeitslosigkeit, Armut, schlechte Wohnverhältnisse oder Obdachlosigkeit und soziale Isolation – Normalität für Menschen mit andauernden psychischen Problemen – sind kein Rezept für stabiles Wohlbefinden. In den Entwicklungsländern haben Menschen mit schweren psychischen Problemen im Vergleich zu den Industrienationen bessere Ergebnisse, was zeigt, dass soziale Kontakte und Arbeit wichtige Faktoren sind, wenn es darum geht, den Recovery-Prozess zu unterstützen und die geistige Gesundheit zu stabilisieren (Jablensky et al., 1992).

Soziale Teilhabe und uneingeschränkte Bürgerrechte haben einen deutlich positiveren Einfluss auf den Recovery-Prozess als alle anderen Faktoren und sollten daher oberste Priorität für psychiatrische Gesundheitsfachleute haben, die recovery-orientiert arbeiten. Doch wir, die psychiatrischen Gesundheitsfachleute, beschäftigen uns in der Regel nur mit dem Innenleben des Klienten, weil wir glauben, dass die soziale Dimension in seinem Leben sich verbessert, wenn erst die Psyche geheilt ist. Dabei lassen wir die geschichtlichen Erfahrungen außer Acht, die reichlich Beweise dafür liefern, dass die größten Erfolge für Gesundheit und Wohlbefinden Initiativen zu verdanken sind, die es sich zur Aufgabe gemacht haben, die Lebensbedingungen zu verbessern. Mir scheint, dass sich häufig mehr durch die Unterstützung von Menschen bei der Überwindung sozialer Schwierigkeiten und Ungerechtigkeiten erreichen lässt als durch psychotherapeutische oder pharmakologische Interventionen.

Soziale Ausgrenzung blockiert nicht nur den Recovery-Prozess, sondern sie verschlimmert auch die psychischen Probleme, denen die Menschen sich gegenübersehen. Untersuchungen über das Leben in Institutionen, die vor mehr als 30 Jahren durchgeführt wurden, heben hervor, dass institutionelle Systeme, in denen Menschen unter Entbehrungen und Mangel leiden und entmündigt werden, deren Identität und Autonomie schwer schädigen (Wing, 1970; Barton, 1976). Glücklicherweise wird das Leben von Menschen heute nicht mehr in diesem Ausmaß zerstört; dennoch machen viele Nutzer des psychiatrischen Systems heute immer noch die Erfahrung, dass sie sozial marginalisiert und nicht als Menschen behandelt werden. Die mit dem Status eines Psychiatriepatienten verbundene Traumatisierung, Stigmatisierung und Diskriminierung zu überwinden, kann genauso schwer sein wie die Überwindung der psychischen Störung. Deegan (1997) verweist zu Recht auf die politische Dimension des Recovery-Prozesses, der die Ungerechtigkeiten im System der psychiatrischen Gesundheitsversorgung und in der Gesellschaft insgesamt zwangsläufig offenbart.

Vor nicht allzu langer Zeit habe ich mit einem Mann gearbeitet, der 15 Jahre in einer psychotischen Welt gelebt und fünf dieser Jahre in einem psychiatrischen Krankenhaus verbracht hat. Er wünscht sich jetzt mehr als alles andere, «erwachsen zu werden» und Verantwortung für sein Leben zu übernehmen. Jeder Kontakt zu den Diensten und zu seiner Familie verstärkt sein Gefühl der Abhängigkeit und Vulnerabilität. Er lebt in der ständigen Angst, jeder abstruse psychotische Gedanke, der in sein Bewusstsein dringt, könnte ihn verraten und dazu führen, dass die psychiatrischen Dienste sein Leben noch stärker kontrollieren. Für ihn würde die Entlassung aus den Diensten seine Genesung bedeuten, weil seine absonderlichen Gedanken und Wahrnehmungen und sein zurückgezogener Lebensstil dann nämlich genau das wären, was sie sind – absonderlich, aber nicht schizophren. Sein größter Wunsch ist es, anonym in den Lebensalltag einzutauchen und sich dort neu zu erfinden, anstatt in den Trott psychiatrischer Tagesstätten und betreuter Wohngruppen verbannt zu werden. Er kommt mit den Grundanforderungen des Lebensalltags ganz gut zurecht, aber er führt ein einsames und unstrukturiertes Leben und muss sich bemühen, von anderen akzeptiert zu werden und ein gewisses Maß an Sinn und Zufriedenheit in seinem Leben zu finden. Die Aufgabe, die er zu bewältigen hat, ist eigentlich typisch für die Entwicklungsjahre – die Suche nach Identität, Unabhängigkeit und Eigenständigkeit, ein Entwicklungsschritt, den die meisten Menschen als Heranwachsende und junge Erwachsene zu bewältigen haben. Mit dieser Aufgabe werden auch viele Menschen während ihrer Recovery-Reise konfrontiert, nämlich die schützende Welt der psychiatrischen Betreuung zu verlassen, um sich ein neues Leben aufzubauen und sich von einem «Patienten» in eine «Person» mit allen Rechten und Pflichten eines Staatsbürgers zu verwandeln. Dieser Mann ist im Begriff, seine Recovery-Reise zu beginnen.

Manchmal erscheint die soziale Teilhabe als ein unerreichbares Ziel, und es ist leichter, aufzugeben, sich nicht zu bemühen und sich in die sogenannte erlernte Hilflosigkeit (Seligmann, 1975) zu flüchten. Eine psychiatrische Diagnose und andauernde psychische Probleme nehmen einem Menschen nicht selten das Recht auf ein selbstbestimmtes Leben und vereiteln seine Versuche, persönliche Ziele zu realisieren. Die Entmündigung und der Verlust der Kontrolle über das eigene Leben sind demoralisierend und führen zu Apathie, Rückzug, Resignation, Unterwürfigkeit, Depression, Angst und Wut – Zustände, die in der Regel als die negativen Symptome einer psychischen Störung interpretiert werden (Deegan, 1992).

Menschen, die einen psychischen Zusammenbruch erlitten haben, sind nur sehr schwer in die Arbeitswelt zu integrieren. Eine unlängst durchgeführte nationale Erhebung hat ergeben, dass bis zu 84 % der Menschen mit einer Krankengeschichte schwerer psychischer Probleme keine Arbeit haben (Office of National Statistics, 2000b) und im Vergleich zu anderen Menschen ärmer sind. In meinem Dienst, wo 80 Klienten mit einer Krankengeschichte andauernder psychischer Probleme unterstützt werden, haben nur 11 % eine Arbeit oder absolvieren eine Vollzeit- oder Teilzeitausbildung oder engagieren sich ehrenamtlich. Menschen mit anhaltenden psychischen Problemen werden immer noch von Arbeitgebern diskriminiert, obwohl beruflicher Erfolg nachweislich nicht von Diagnosen oder Symptomen abhängig ist (Repper/Perkins, 2003), sondern von der Verfügbarkeit von Diensten und Ressourcen, die die Arbeitsmoral und das Selbstvertrauen dieser Menschen so weit stärken, dass sie in der Arbeitswelt wieder Fuß fassen können.

Viele Menschen sehen für sich keine Chancen als Arbeitnehmer, weil sie sich entweder den therapeutischen Pessimismus der psychiatrischen Gesundheitsfachleute zu eigen gemacht haben oder sich so sehr mit ihren Vulnerabilitäten und Defiziten identifizieren, dass sie kein Selbstvertrauen mehr haben. Sie haben Angst, zu versagen und ihrem Arbeitgeber und ihren Kollegen ihre früheren psychischen Probleme zu offenbaren. Andere haben Schwierigkeiten, in die Arbeitswelt zurückzukehren, weil sie unter starken Nebenwirkungen der Medikation leiden oder weitere Krankheitsschübe fürchten. Weitere Gründe, die die Suche nach Arbeit verhindern, sind das komplizierte Sozialleistungssystem und der potenzielle Einkommensverlust beim Umstieg von Sozialleistungen auf eine Arbeit im Niedriglohnsektor. Dennoch ist die Rückkehr in die Arbeitswelt für viele Menschen eines der Ziele in ihrem Recovery-

Prozess, das ihnen ein normaleres und lebenswerteres Leben in Aussicht stellt. Der Recovery-Prozess des Mathematikers und Nobelpreisträgers John Nash, dessen Leben in dem Film *A Beautiful Mind* porträtiert wurde, dauerte lange und führte ihn schließlich aus der paranoiden Welt heraus, die sein Leben beherrschte. Die entscheidenden Fortschritte gelangen ihm jedoch erst, als er in der Lage war, sein Studium an der Princeton University fortzusetzen und dann eine Lehrtätigkeit zu übernehmen.

Obwohl in jüngster Zeit kaum Untersuchungen über die sozialen Ursachen massiver psychischer Belastungen durchgeführt wurden, besteht kein Zweifel daran, dass die am meisten unter Entbehrungen und Mangel leidenden Menschen in unserer Gesellschaft hinsichtlich psychischer und körperlicher Gesundheit den Kürzeren ziehen. Alle neueren empirischen Ergebnisse bestätigen frühere Befunde, wonach ein Zusammenhang zwischen niedrigem sozioökonomischen Status, speziell in urbanen Kontexten, und schweren andauernden psychischen Problemen besteht (Marcelis et al., 1998; Pedersen/Mortensen, 2001). Das Leben in benachteiligten urbanen Gegenden setzt Menschen einer Vielzahl sozialer Stressoren aus – Armut, Umweltverschmutzung, Lärm, Enge, Kriminalität, Gewalt, Arbeitslosigkeit, Drogenmissbrauch, soziale Isolation. Die Tatsache, dass die sozialen Bedingungen und nicht angeborene Vulnerabilitäten die Ursache massiver psychischer Belastungen sind, wurde schmählich ignoriert und häufig durch umstrittene Theorien kaschiert, etwa durch die Theorie des sozialen Abstiegs, die besagt, dass andauernde psychische Probleme der Grund sind, weshalb Menschen auf der sozioökonomischen Leiter absteigen.

Länder wie Großbritannien, die eine relativ stabile und wachsende Wirtschaft haben, ermöglichen Menschen zwar ein Leben in relativem Wohlstand, doch dieser Wohlstand ist nicht gerecht verteilt. Wir haben eine Unterschicht, die ständig wächst, eine ärmere Gruppe in unserer Gesellschaft, in der Menschen an der Armutsgrenze leben und in der die Anzahl der Menschen mit andauernden psychischen Problemen unverhältnismäßig groß ist. Zwar sind in der westlichen Gesellschaft vergleichsweise wenige Menschen obdachlos und leiden an Hunger; aber Menschen, die sich keinen Lebensstil leisten können, der für die Mehrheit selbstverständlich ist, fühlen sich dennoch ausgeschlossen. Arme Menschen sind nicht nur mehr sozialen Stressoren ausgesetzt, sondern die Zugehörigkeit zu einer bestimmten Schicht benachteiligt sie darüber hinaus auch im Umgang mit den psychiatrischen Diensten. Bei ihnen wird eher eine Psychose diagnostiziert, sie werden eher ausschließlich medikamentös behandelt, werden eher zwangseingewiesen und bleiben länger im Krankenhaus als Menschen mit einem höheren sozioökonomischen Status (Johnson, 2000; Bindman et al., 2002).

Als Folge der andauernden psychischen Probleme zerbrechen Freundschaften, das Netz der sozialen Unterstützung schrumpft und auch der Kontakt zur

Familie ist nicht mehr so eng und unbelastet. Die meisten Menschen in Großbritannien haben laut eigenen Aussagen Verständnis für Menschen mit psychischen Problemen und schließen sie nicht aus (Ross/Read, 2004). Trotzdem erleben diese Menschen im täglichen Umgang mit anderen immer noch Diskriminierungen in Form von subtil distanzierenden, herablassenden Interaktionen, abweisendem oder offen feindseligem Verhalten, sodass sie sich herabgewürdigt und von der Gesellschaft ausgeschlossen fühlen. Die Stigmatisierung psychiatrischer Erkrankungen durch die Gesellschaft ist immer noch üblich, ein Umstand, der durch sensationslüsterne Beschreibungen von psychisch Kranken in Extremsituationen noch verstärkt wird. Begreiflicherweise sind die betroffenen Menschen wegen ihrer früheren psychischen Probleme oft unsicher, sie behalten diese Seite ihres Lebens lieber für sich und erfinden manchmal eher irgendetwas, als offen darüber zu sprechen. Andere lehnen es ab, ständig zu lügen, und ziehen es vor, in ihrem Bekanntenkreis und am Arbeitsplatz offen darüber zu sprechen. Durch ihr Verhalten treten sie der Stigmatisierung durch die Gesellschaft mutig entgegen und machen sich so zum Anwalt all derer, die um Anerkennung ringen.

5.2 Ethnie und psychische Gesundheit

Die Schwierigkeiten, denen Menschen mit psychischen Erkrankungen im täglichen Umgang mit anderen begegnen, werden oft noch verschärft durch Probleme, die mit ihrer Ethnie oder ihrer Geschlechtszugehörigkeit zusammenhängen. Trotz einer Generation Multikulturalismus und Feminismus gibt es in der britischen Gesellschaft immer noch Rassismus, Frauenfeindlichkeit und Homophobie. Die scheußlichen Morde an Stephen Lawrence[4] und Anthony Walker[5], zwei vielversprechenden jungen Männern, zeigen, wie tief der Rassismus in der Gesellschaft verwurzelt ist, und der Tod von David «Rocky» Bennett[6] in einer psychiatrischen Einrichtung bestärkt den Vorwurf des institutionellen Rassismus, der über der psychiatrischen Versorgung schwebt. Solche Vorfälle haben nur dann eine läuternde Wirkung, wenn sie zum Abbau rassistischer Einstellungen in unserer Gesellschaft führen, und zwar auf der privaten wie auf der institutionellen Ebene. Dass in Großbritannien Rassismus in den psychiatrischen Diensten Realität ist, heben fortlaufende Berichte der letzten 20 Jahre hervor, die signifikante kulturbedingte Unterschiede zwischen den Erfahrungen weißer Briten und Menschen aus anderen Ethnien dokumentieren (s. **Kasten 5-1**).

---

4 Stephen Lawrence, ein britischer Teenager schwarzer Hautfarbe aus Südost-London, wurde am 22. April 1993 erstochen, als er auf einen Bus wartete. Fünf – weiße – Verdächtige wurden festgenommen. Gegen zwei von ihnen wurde ein Verfahren eröffnet, mangels «ausreichender Beweise» aber wieder eingestellt. Der ermittelnden Polizei wurde später «institutioneller Rassismus» vorgeworfen. (Anm. d. Verlags)

5 Anthony Walker, ein britischer Student afrikanischer Abstammung, wurde am 30. Juli 2005 an einer Bushaltestelle vor einem Pub mit einem Eispickel ermordet. Die beiden – weißen – Täter wurden gefasst und zu unbedingten lebenslänglichen Haftstrafen verurteilt. (Anm. d. Verlags)

6 David «Rocky» Bennett, ein 38-jähriger farbiger Mann, starb in den frühen Morgenstunden des 31. Oktobers 1998 in einer psychiatrischen Klinik in Norwich, England. Er hatte schon als Teenager psychische Probleme und verbrachte die letzten 15 Jahre seines Lebens immer wieder in psychiatrischen Kliniken. Am Abend des 30. Oktobers hatte ein Mitpatient ihn rassistisch beschimpft; aber nicht der Mitpatient sollte auf eine andere Station verlegt werden, sondern Bennett. Bennett leistete heftigen Widerstand gegen diese, in seinen Augen ungerechte Maßnahme. Daraufhin wurde er von mindestens vier Pflegepersonen während mehr als 20 Minuten zu Boden gedrückt und mit dem Gesicht nach unten festgehalten und verstarb. Eine Untersuchung über die Umstände seines Todes kam zu dem Ergebnis «Unfalltod, verschärft durch Vernachlässigung». Das psychiatrische Krankenhaus und der staatliche britische Gesundheitsdienst NHS sahen sich zwar mit Vorwürfen unprofessionellen Verhaltens und des «institutionellen Rassismus» konfrontiert, aber zur Rechenschaft gezogen wurde niemand. (Anm. d. Verlags)

Kasten 5-1 Unterschiedliche Erfahrungen mit psychiatrischen Dienste in Großbritannien

Farbige Menschen karibischer oder afrikanischer Herkunft:

- bekommen häufiger die Diagnose «Psychose»
- werden häufiger in ein psychiatrisches Krankenhaus eingewiesen
- werden häufiger unter Berufung auf den Mental Health Act einbehalten
- werden häufiger per Gerichtsbeschluss oder Polizei eingewiesen
- werden häufiger isoliert
- werden häufiger körperlich fixiert
- bekommen höher dosierte Medikamente
- bleiben länger im Krankenhaus
- haben seltener Zugang zu Psychotherapien.

nach: «Count me in report» (Mental Health Act Commission, 2005; Department of Health, 2005)

Ein junger Mann mit anglo-karibischem Hintergrund, mit dem ich in den letzten Jahren zu tun hatte, wurde verhaftet, weil er in einem Supermarkt Sandwiches gestohlen hatte. Mit der Diagnose «kannabisinduzierte Psychose» wurde er zwangseingewiesen und sechs Monate im Krankenhaus festgehalten. Während seines Zwangsaufenthalts zeigten sich bei ihm laut Einschätzung vornehmlich die «negativen Symptome» einer «Schizophrenie». Der junge Mann selbst schrieb die Symptome seiner Entmündigung, der abstumpfenden Nebenwirkung der Medikamente und seiner emotionalen Reaktion auf den noch nicht lange zurückliegenden Tod seines Vaters zu. Ich kann mir nur schwer vorstellen, dass der junge Mann genauso behandelt worden wäre, wenn er ein weißer Brite aus der Mittelschicht gewesen wäre, der sich selbstsicher artikulieren kann.

Obwohl die antidiskriminierende Praxis stärker ins Bewusstsein gerückt ist, muss leider festgestellt werden, dass Rassismus in den psychiatrischen Diensten immer noch existiert. Aber dies allein erklärt nicht die statistischen Unterschiede zwischen den Diagnosequoten, sondern es sind die Erfahrungen im täglichen Umgang mit anderen, die Menschen aus ethnischen Minderheiten machen, die diese gesteigerte Vulnerabilität erklären. Jede soziale Gruppe, die im Alltag rassistischen Diskriminierungen ausgesetzt ist und stärker von Arbeitslosigkeit, Armut und sozialer Ausgrenzung betroffen ist als die übrige Bevölkerung, ist zwangsläufig einem Risiko [psychiatrisch diagnostiziert zu werden; Erg. d. dt. Hrsg.] ausgesetzt. Jüngere Forschungsarbeiten haben zu dem erstaunlichen Ergebnis geführt, dass die Kinder der ersten Generation aus Migrantenfamilien besonders anfällig sind (Bentall, 2003). Als Grund wird die gespaltene kulturelle Identität vermutet. Die Menschen stehen vor der schwierigen Aufgabe, sowohl Elemente ihrer Herkunftskultur als auch der

Kultur des Gastlandes in ihre Identität zu integrieren. Dabei übernehmen sie entweder die Kultur des Gastlandes und klammern die Traditionen und Werte ihres kulturellen Erbes aus, oder sie klammern die Kultur des Gastlandes aus zugunsten einer Identität, die in ihrer Ethnie wurzelt. Die Folge davon ist oft, dass sie sowohl in der Kultur des Gastlandes als auch in ihrer Herkunftskultur marginalisiert werden.

Es ist leicht einzusehen, dass Diskriminierung gekoppelt mit Isolation und sozialer Benachteiligung eine entscheidende Rolle bei der Entwicklung paranoider Ideen und manischer Episoden spielen kann, die bei Menschen karibischer und afrikanischer Herkunft häufiger auftreten. Die Grundlage für eine düstere Lebenseinschätzung liegt wohl in der Wirklichkeit, und die Notwendigkeit, die harte Realität des Daseins zu bewältigen, ohne an der nicht immer freundlichen Kultur des Gastlandes zu verzweifeln, begünstigt manische Schübe.

Ein Beispiel für eine solche Situation ist der Fall einer mir bekannten farbigen Britin. Die Frau leidet seit Langem an überwältigenden psychischen Problemen, die sich in Stimmungsschwankungen und düsteren paranoiden Vorstellungen manifestieren. Als Farbige und als Psychiatriepatientin in einer Gesellschaft, die beides diskriminiert, ist sie doppelt gefährdet. Sie identifiziert sich stark mit der schwarzen Kultur, in der sie jedoch nie akzeptiert wurde. Sie träumt davon, Songs zu schreiben, Diskjockey zu sein und «ihren Seelenverwandten» zu finden, ist aber so traurig und leidet so sehr, dass sie oft nicht einmal imstande ist, in den Laden um die Ecke zu gehen. Da sie sich mit ihrer Identität nicht verwurzelt fühlt, ist sie von Zweifeln und Unsicherheit beherrscht. Aber manchmal lacht sie auch aus vollem Herzen. Das Lachen bahnt sich seinen Weg aus ihrem Innersten und es klingt erdig, froh, kraftvoll, unbeschwert und warm, und in solchen Augenblicken ist klar, dass dieser Ort sie immer wieder rufen und drängen wird, ihre Heimreise anzutreten.

Der Diskurs über schwere Belastungen ist geprägt von einer überwiegend ethnozentrischen westlichen Sicht, die, wie in den vorangegangenen Kapiteln gezeigt wurde, sie als Störungen konzeptualisiert, deren Ursachen im Individuum selbst zu suchen sind. Diese Krankheitshypothese ist derartig verbreitet, dass sie als Wahrheit und als offizielle Grundlage der professionellen, expertenkontrollierten Behandlung anerkannt ist. Diese Hypothese mögen viele für relevant und überzeugend halten, aber für Menschen, deren Erfahrungen und Überzeugungen nicht in westlichen Kulturen wurzeln, ist sie häufig bedeutungslos. Die Auffassung, dass die Wiederherstellung des Wohlbefindens nur durch eine Intervention vonseiten psychiatrischer Gesundheitsfachleute möglich ist, wird nicht von den Kulturen geteilt, die gänzlich andere Vorstellungen von Krankheit, Heilung und Genesung haben und somit auch andere Ansätze bevorzugen (s. **Tab. 5-1**). In vielen schwarzafrikanischen Kulturen werden immer noch traditionelle Heiler (Wahrsager, Kräuterheilkundige, Gesundbe-

Tabelle 5-1: Gegenüberstellung östlicher und westlicher Heilungsansätze

östliche Ansätze	westliche Ansätze
Streben nach Harmonie und Gleichgewicht	Problemlösung
Annahme	Kontrolle
holistische Betrachtungsweise	kognitive Betrachtungsweise
Aussöhnung mit sozialer/geistiger Welt	getrennte Betrachtung von Körper/Seele/Geist
Körper/Seele/Geist gelten als Einheit	Reintegration des Selbst
traditionelle/alternative Heiler	expertenkontrollierte medizinische Hilfe
erfahrungsbasierte Evidenz	empirisch fundierte Medizin

ter und Schamanen) konsultiert, manchmal parallel zu Ärzten, die in westlicher Medizin ausgebildet wurden. Psychische Belastungen werden oft als Hexerei, Zeichen des Zorns der Ahnen oder als Reaktion auf soziale Ursachen gedeutet. Traditionelle Heiler arbeiten mit Ritualen, Kräutern, Glücksbringern, Beschwörungsformeln und Ratschlägen und versuchen auf diese Art und Weise, den leidenden Menschen mit seiner sozialen und metaphysischen Welt auszusöhnen (Crawford/Lipsedge, 2004).

Kultur ist nichts Statisches, sondern ein sich entwickelnder Prozess, der vom sozialen und familiären Kontext ebenso beeinflusst ist wie von Traditionen (Fernando, 1995). Der Versuch, die psychischen Bedürfnisse von Menschen aufgrund ihrer Ethnie zu bestimmen, führt zu Klischeevorstellungen. Ein flexiblerer Kulturbegriff hat den Vorteil, dass wir, die psychiatrischen Gesundheitsfachleute, uns nicht mehr darauf berufen können, alles über Kulturen und religiöse Traditionen zu wissen, sondern dass wir die Erfahrungen der Menschen und ihrer Familien berücksichtigen müssen, wenn es darum geht, ihre Bedürfnisse einzuschätzen. Zweifellos findet in Großbritannien eine kulturelle Wechselbestäubung statt, indem nicht westliche Philosophien und Traditionen aus dem Bereich Gesundheit und Heilung in unsere multiethnische Kultur einsickern. Es scheint, als öffne sich die ganze Bevölkerung mehr für holistische und spirituelle Praktiken, anstatt passiv auf die wissenschaftsorientierte Medizin zu vertrauen.

5.3 Geschlecht und psychische Gesundheit

Es gibt Erkenntnisse, die überzeugend belegen, dass Männer und Frauen anderen Stressoren ausgesetzt sind, woraus folgt, dass psychische Probleme sich bei Frauen anders manifestieren und dass Frauen die psychiatrischen Dienste anders wahrnehmen. In seinem Strategiepapier zur Entwicklung der psychiatrischen Gesundheitsversorgung für Frauen benennt das Department of Health (2002a) eine Reihe von sozioökonomischen und psychologischen Faktoren, die verantwortlich dafür sind, dass Frauen häufiger unter psychischen Problemen leiden als Männer. Frauen sind stärker von Armut betroffen als Männer. Weil es in der Regel die Frauen sind, die die Kinder versorgen, haben sie schlechtere Aussichten auf einen Arbeitsplatz, leiden an Rollenüberlastung und leben in sozialer Isolation. Nach der Geburt eines Kindes sind sie oft anfällig für geistige Störungen und überwältigende Belastungen. Sie sind eher häuslicher Gewalt ausgesetzt und werden in ihrer Kindheit häufiger Opfer sexueller Übergriffe.

In einer Übersicht von 13 allgemein anerkannten Studien schätzen Goodman und Kollegen (Goodman et al., 1997), dass zwischen 51 und 97 % der Frauen, die an einer Psychose leiden, im Laufe ihres Lebens in irgendeiner Form misshandelt wurden. In einer weiteren Studie über Frauen mit schweren und andauernden Belastungen stellen Mueser und Kollegen (Mueser et al., 1998) fest, dass 52 % in ihrer Kindheit sexuell missbraucht wurden. Diese beeindruckenden Zahlen, die weit über dem Durchschnitt der übrigen Bevölkerung liegen, deuten darauf hin, dass Traumen meistens die Vorläufer oder Auslöser schwerer psychischer Belastungen im Erwachsenenalter sind. Aber die Psychiatrie hat diesen traumatisierten Frauen so gut wie keine therapeutischen Interventionen anzubieten, obwohl viele von ihnen an einer Psychose leiden, die mit Anzeichen einer posttraumatischen Belastungsstörung durchsetzt ist (Morrison et al., 2003).

Eine Frau mit der Diagnose «schizoaffektive Störung», mit der ich in den letzten Jahren gearbeitet habe, hat viele durch Traumen verursachte emotionale Narben. Sie wurde als Kind körperlich misshandelt und als Erwachsene in sexuell ausbeuterischen und gewalttätigen Beziehungen immer wieder neu traumatisiert. Es ist manchmal schwer zu sagen, ob ihre Berichte über sexuelle oder körperliche Misshandlung neu sind oder ob es sich um Erinnerungen an frühere traumatisierende Situationen handelt. Sie kann ihre psychischen Schmerzen kaum ertragen und versucht sie zu bewältigen, indem sie sie durch Medikamentenmissbrauch und Frustessen (engl.: *comfort eating*) in körperliche Symptome umwandelt. Sie ist oft verzweifelt und empfindet die Welt als einen feindlichen und bedrohlichen Ort, der ihr jeden Augenblick einen neuen Schlag versetzen könnte. Ich vermute, dass den Ursachen ihrer Belastung während des klinischen Prozesses von Diagnose und Behandlung nicht ausreichend Beachtung oder Glauben geschenkt wurde. Doch sie hat überlebt und «fährt fort, weiterzumachen» (engl.: *«keeps on keeping on»*) trotz der emotionalen Schmerzen, die immer wieder in ihr Bewusstsein dringen. Es mag sich etwas stark vereinfacht anhören, aber ihre Genesung ist abhängig von Liebe. Im Laufe der Jahre hat sie sich an «Liebe» und «Fürsorge» in Form von verordneten Medikamenten gewöhnt, durch die sie sich emotional und körperlich besser fühlt. Sie versucht immer wieder verzweifelt, andere Medikamente zu bekommen, um die Schmerzen in ihrem Herzen und in ihrer Seele zu bekämpfen. Wenn sie in einer persönlichen, familiären, freundschaftlichen oder therapeutischen Beziehung die Erfahrung machen würde, dass sie bedingungslos angenommen und geliebt wird, könnten ihre durch Deprivation und Missbrauch verursachten Wunden heilen.

Für viele Frauen sind psychiatrische Einrichtungen allein schon deswegen therapeutisch nutzlos, weil sie auf gemischten Stationen weiterhin sexuellen Belästigungen ausgesetzt sind. Im Rahmen einer von der Mental Health Act Commission durchgeführten Studie, an der 118 Trusts des staatlichen Gesundheitsdienstes teilnahmen, berichteten 56 % von Problemen im Zusammenhang mit sexuellen Belästigungen von Patientinnen, die von Übergriffen bis hin zu sexuell enthemmtem Verhalten reichten (Warner/Ford, 1998). Dass es sich um ein großes Problem handelt, bestätigte auch eine von Mind in Auftrag gegebene Studie, die ergeben hat, dass eine von sechs Patientinnen sexuell belästigt wurde (Baker, 2000). In Anbetracht der Tatsache, dass ein Großteil dieser Frauen als Kinder oder Erwachsene sexuell oder körperlich misshandelt wurde, ist es ein unerträglicher Zustand, dass dieser Missbrauch sich im Krankenhaus wiederholt. Es steht außer Frage, dass noch viel Arbeit geleistet werden muss, um die Dienste frauenfreundlich zu machen (oder sogar Dienste nur für Frauen einzurichten), Arbeit, die nicht bloß die Aspekte Sicherheit und Privatsphäre im Blick haben darf. Insgesamt müssen wir uns als psychiatrische Gesundheitsfachleute bemühen, die speziellen Schwierigkeiten im Leben von Frauen, die sie anfälliger für psychische Probleme machen, sensibler wahrzunehmen.

Es ist ungeheuerlich, dass wir uns rund 40 Jahre, nachdem die Ideen der Frauenemanzipationsbewegung in das kulturelle Bewusstsein vorgedrungen sind, beim Thema psychische Gesundheit von Frauen immer noch mit solch grundlegenden Dingen beschäftigen müssen. Wie kann es sein, dass wir die Traumen und sozialen Restriktionen, die dazu führen, dass doppelt so viele Frauen wie Männer an überwältigenden psychischen Belastungen leiden (Department of Health, 2002a), immer noch weitgehend ignorieren? Wie kann es sein, dass in der Psychiatrie immer noch männliche Macht und männliche Ziele dominieren, wo wir doch heute mehr denn je eine Feminisation der psychiatrischen Dienste brauchen, eine Veränderung, die einen einfühlsamen, personenzentrierten, kontextualisierten Betreuungsansatz ermöglicht, der Patienten nicht als Symptomträger sieht? Vielleicht liegen die Ursachen des

Problems in der Gesellschaft, in der es auch heute noch patriarchale Elemente und Frauenfeindlichkeit gibt, die sich darin manifestieren, dass viele Frauen ungerecht behandelt und unterdrückt werden. Auch wenn wir es gerne anders hätten, heißt dies im Klartext, dass die öffentlichen Dienste die moralischen und ethischen Prinzipien der Gesellschaft widerspiegeln, der sie dienen.

Im Schatten der notwendigen Debatte über die Gesundheit von Frauen werden die gesundheitlichen Belange von Männern oft vernachlässigt. Doch sie sind real und besorgniserregend. Junge Männer sind besonders anfällig für psychische Erkrankungen, wie die höhere Suizidrate eindrucksvoll belegt. Eine Momentaufnahme der Situation jener jungen Männer (unter 35), die in meinem Dienst betreut werden und alle an einer Psychose leiden, zeigt folgendes Bild: Neunzig Prozent sind arbeitslos und haben kaum Erfahrungen mit der Arbeitswelt; 70 % hatten während ihrer Entwicklungsjahre abwesende oder unnahbareVäter; 90 % hatten noch nie eine längere persönliche oder sexuelle Beziehung; 80 % haben keine Freunde; 93 % konsumieren oder konsumierten regelmäßig oder massiv Drogen. Statistisch gesehen ist dies nur eine kleine Stichprobe, aber sie hebt den Mangel an Gelegenheit hervor, die soziale Kompetenz zu erwerben, die nötig ist, um sich zu einem reifen Erwachsenen zu entwickeln. Ich beobachte bei diesen jungen Männern oft eine Haltung, die auf einen «Rückzug aus dem Leben» schließen lässt, als ob ihre Träume und Ambitionen wie eine Rebe an einem Weinstock verkümmert wären und sie sich mit einem von Apathie, manchmal von Wut und von Isolation geprägten Leben abgefunden hätten. Aus dieser verzerrten Sicht muss es ihnen schwerfallen, sich eine positive Zukunft auszumalen.

In den letzten 50 Jahren hat sich das Leben der Männer grundlegend gewandelt. Verringerte Arbeitsangebote in der Industrie und der Niedergang arbeitsintensiver Industriezweige hat die Männer einer beruflichen Rolle beraubt, mit der sie sich identifiziert haben. Vorbei ist für junge Männer «die Unterweisung in Sachen Männlichkeit», die früher Teil der Arbeitskultur war. Der «neue Mann», das Produkt der liberalen Kultur der 1960er-Jahre, die ein soziales Klima schuf, in der die Männer ihre feminine Seite entwickeln konnten, hat bei den Männern ein Gefühl des Mangels hinterlassen. Die Männer durften zwar ihre fürsorgliche und empfindsame Seite entwickeln und zeigen, doch ging dies zu Lasten ihrer positiven männlichen Energie, die Robert Bly in seinem aufschlussreichen Buch *Iron John* als den «inneren Krieger» bezeichnet (Bly, 1990). Die Aktivierung dieses männlichen Archetyps stärkt die Männer und verleiht ihnen Mut, Kraft, Durchsetzungsfähigkeit, Energie, Ehrgefühl und Stolz. Es gilt, diese beiden Seiten sorgfältig auszubalancieren. Einerseits empfinden es die meisten Männer als bedrohlich, anhand von Qualitäten gemessen zu werden, die als typisch weiblich gelten, andererseits ist es in einer Kultur, in der Gleichberechtigung herrscht, nicht mehr annehmbar, sich wie ein unaufgeklärter dominanter Mann zu gebärden. Überdies werden männliche Aggression und Sexualität in unserer Kultur verteufelt, wo sie mit häuslicher Gewalt, Kindesmisshandlung und Gewaltverbrechen in Verbindung gebracht werden. Dieses Image macht es schwer, positive männliche Energie zu akzeptieren und zu integrieren und es zuzulassen, dass sie die Persönlichkeit formt und konstruktiv genutzt wird.

Gleichzeitig entwickelte sich in den 1960er-Jahren eine mächtige und lautstarke feministische Bewegung, die die Ungleichheit der Geschlechter und die untergeordnete Rolle der Frauen in der Gesellschaft anprangerte. Dieser kulturelle Umschwung hat dazu geführt, dass die Frauen nicht mehr in dem Maße wie früher von den Männern abhängig sind und dass es nicht mehr nur allein die Männer sind, die die Familie ernähren und beschützen. Dies und die hohe Scheidungsrate beeinträchtigen auch heute noch die psychische und körperliche Gesundheit der Männer. Während viele Frauen sich nach einer Scheidung besser fühlen, nehmen bei Männern die psychischen und körperlichen Probleme zu, woraus der Schluss gezogen werden kann, dass eine lange Partnerschaft den Männern guttut, nicht aber den Frauen.

In der westlichen Gesellschaft gelten Frauen als schwächer und emotional bedürftiger, aber dafür kompetenter in emotionalen und sozialen Belangen. Männer dagegen kontrollieren ihre Emotionen und sind in der Partnerschaft weniger auf emotionale Unterstützung angewiesen. Dies ist natürlich ein Klischee, aber ein so weit verbreitetes, dass Männer es schwer haben, sich zu Belastungen zu bekennen.

Männer, die ihren Platz in der Gesellschaft nicht gefunden haben und nicht wissen, was es heißt, ein Mann zu sein, fühlen sich entfremdet und werden depressiv. Die Folgen dieser Identitätskrise und der schwach ausgeprägten Selbstachtung sind steigende Suizidraten, schwere psychische Störungen schon in jungen Jahren, weit verbreiteter Drogenkonsum und übermäßiger Alkoholkonsum als Problemlösungsstrategie. Was diese jungen Männer am dringendsten brauchen, ist ein positives männliches Vorbild. Ältere Menschen und Mentoren sind gefordert, diese Rolle zu übernehmen. Was es heißt, ein Mann zu sein, lässt sich nur von anderen Männern lernen, von dem Beispiel, das sie geben und von und ihrer Geschichte.

5.4 Soziale Teilhabe ermöglichen

Was ist nun das Fazit der Auseinandersetzung mit der sozialen Dimension des Recovery-Prozesses? Es ist natürlich leichter, all die Schranken aufzuzeigen, die den Recovery-Prozess verhindern, als sie zu überwinden. Aber ein positiver Wandel ist im Gang, wenn auch nur langsam. Die meisten Menschen in Großbritannien haben wirklich Mitgefühl mit Menschen, die einen Zusammenbruch ihrer psychischen Gesundheit erlebt haben, und wollen sie integrieren. Diskriminierendes Verhalten innerhalb der psychiatrischen Dienste wird geächtet und beseitigt. Der Vorschlag, die Erwerbsunfähigkeitsrente abzuschaffen, hat dazu geführt, dass die Regierung sich ernsthaft bemüht, Langzeitkranken die Rückkehr in die Arbeitswelt zu erleichtern. Dieser Vorschlag hat nicht nur den Vorteil, dass der Staat die Kosten für das Krankengeld einspart, sondern er zeigt auch, dass an das Selbstwertgefühl und die Würde der Menschen gedacht wurde. Es gibt innovative Unterstützungseinrichtungen für Menschen mit psychischen Problemen, wo sie offen und unvoreingenommen in die Gemeinschaft aufgenommen werden und Hilfestellung bei der sozialen Integration bekommen. Projekte von Imaginative Social Enterprise bieten Arbeitsmöglichkeiten unter realistischen Bedingungen an und erleichtern den Schritt in die normale Arbeitswelt. Menschen, die selbst keine Wohnung suchen oder unterhalten können, finden in Projekten für betreutes Wohnen Unterstützung bei der Suche nach unabhängigen Mietverhältnissen.

Trotzdem liegen soziale Teilhabe und uneingeschränkte Bürgerrechte für Menschen, die an schweren und behindernden Belastungen leiden, immer noch in weiter Ferne. Wie ist das zu erklären? Es braucht seine Zeit, die Kultur zu verändern. Vor 50 Jahren wurden in unserer Gesellschaft Menschen mit schweren Belastungen und Beeinträchtigungen in Anstalten isoliert, und heute versuchen wir, sie in die Gesellschaft zu integrieren, aber es dauert eben sehr viel länger, bis die Veränderungen auch die Mythen und Klischees erreichen, die sich um den «Wahnsinn» ranken. Wir, die psychiatrischen Gesundheitsfachleute, dürfen nicht nachlassen, diese Veränderungen aktiv zu unterstützen, indem wir Diskriminierungen anprangern, wo immer sie uns begegnen. Die wichtigste Unterstützung, die wir anzubieten haben, besteht darin, Menschen zu helfen, sich ein sinnerfülltes und lebenswertes Leben zu bewahren oder neu aufzubauen. Darüber hinaus sollten wir unser eigenes Verhalten kritisch unter die Lupe nehmen – wie viele von uns würden mit Klienten einen sozialen Umgang pflegen, der über das rein Berufliche hinausgeht? Wie viele von uns würden sie einladen, an privaten Aktivitäten und Vergnügungen teilzunehmen? Ich glaube, wir sind immer noch fixiert auf den «Sachzwang», die Grenzen aufrechtzuerhalten. Natürlich gibt es ethische Grenzen, aber man kann flexibel mit Grenzen umgehen: Ich gehe manchmal auch außerhalb der Arbeitszeit mit Klienten zu Fußballspielen, ins Kino, in meinen

Squash-Club, in meine Gesangsgruppe und in den Pub, ohne dass die Arbeitsbeziehung darunter leidet.

Ich kann nicht verstehen, dass die Psychiatrie so apolitisch sein kann. Wie ist es möglich, dass wir die Opfer einer Gesellschaft, die der psychischen Gesundheit schadet, ganz selbstverständlich behandeln, ohne die Sozialpolitik zu kritisieren und uns für Veränderungen im sozialen Bereich einzusetzen? Könnte es sein, dass an der düsteren paranoiden Idee, die Psychiatrie sei ein Instrument des Staates, doch etwas Wahres ist und dass die Psychiatrie in Wirklichkeit die Aufgabe hat, leidende Menschen zu pathologisieren und ruhigzustellen, um die Querulanten in der Gesellschaft zu beschwichtigen?

5.5 Der Ausweg aus dem Labyrinth – eine persönliche Auseinandersetzung mit dem Recovery-Prozess

Anna Last

Im Jahr 2000 wurden bei mir zum ersten Mal eine Anorexie und eine klinische Depression diagnostiziert, doch beides bestand schon seit längerer Zeit. Kurz darauf wurde mein ganzes Leben von meiner psychischen Erkrankung verändert, die mich vollständig beherrschte, und ich hatte nicht die geringste Ahnung, was ich tun sollte, um wieder gesund zu werden. Auf dem absoluten Tiefpunkt meiner Erkrankung wurde es immer schwieriger für mich, zu kommunizieren, soziale Kontakte zu unterhalten und meine Wohnung zu verlassen, sodass ich schließlich meine erfolgversprechende Karriere als Bibliothekarin aufgeben musste.

Mein Hintergrund ist nichts Besonderes, vielleicht war ich ein wenig privilegierter als andere. Ich wuchs in einer reichen Gemeinde an der Küste von Suffolk auf, einer Küstenregion, die ich sehr lieb gewonnen habe. Ich war das älteste Kind der Familie, besuchte eine gute Schule, begeisterte mich für Musik und hatte viele Freunde. In der Schule kam ich gut voran, ich lernte gerne und ging später zur Universität, um Geographie zu studieren. Nach dem Abschluss setzte ich mein Studium in London fort, um meinen Master-Abschluss in Bibliothekswesen und Informatik zu machen. Doch angezogen wie ein Meerestier vom Sog des Meeres zog es mich zurück in meine Heimat, und ich bekam eine Stelle als Bibliothekarin, einige Meilen landeinwärts von meiner Heimatstadt.

Bevor sich mein Gesundheitszustand verschlechterte, war ich eine junge begeisterte Spezialistin, die eine Karriere als Bibliothekarin am lokalen College vor sich hatte. Ich genoss mein unabhängiges Leben in meiner eigenen Wohnung und besuchte an den Wochenenden meine Familie. In meiner Freizeit traf ich mich mit alten Freunden von der Universität, unternahm Reisen, interessierte mich für Kunst und ging gern ins Kino. Vor mir lag eine rosige Zukunft und, naiv wie ich war, glaubte ich, das würde immer so bleiben. Dann wurde ich krank.

Krankheit

Die Krankheit kriecht durch meinen Körper,
Zwängt sich durch jeden Knochen.
Sie fließt durch meine Adern,
Liegt schwer im Magen wie ein Stein.
Der Parasit lebt in mir drin,
Kontrolliert mein Gehirn und meinen Verstand.
Dominant – dann wieder latent.

Ist er mein Freund oder mein Feind?
Ohne die Krankheit könnte ich leben,
Mit der Krankheit überlebe ich kaum.
Geh weg, lass mich in Ruhe,
Die Krankheit und mich.

In den darauffolgenden Jahren probierte ich konventionelle Behandlungsmethoden aus in der Hoffnung, meine Symptome würden gedämpft und meine Genesung könnte beginnen. Ich nahm verschiedene Antidepressiva und Antipsychotika, aber selbst in hohen Dosierungen konnten sie meine Angst und Verzweiflung nur leicht dämpfen. Es gab kein einziges Medikament, von dem ich sagen konnte: «Ja, das hat mein Leben wirklich verändert.» Ich wurde mit Elektrokrampftherapie, kognitiver Verhaltenstherapie und mit anderen Psychotherapien behandelt, die jedoch nur wenig Auswirkungen auf meine Krankheit hatten. Ich wurde 20-mal, freiwillig und zwangsweise, zur Behandlung eingewiesen: in das örtliche psychiatrische Krankenhaus, in ein Privatkrankenhaus und in eine auf Essstörungen spezialisierte Einrichtung. Diese Einweisungen haben mir zweifellos das Leben gerettet, hatten jedoch keinen Einfluss auf meine Krankheit.

Da ich immer frustrierter wurde, weil das Leben an mir vorüberzog und ich keinen Ausweg aus meiner verzweifelten Situation fand, probierte ich Strategien aus, die die konventionelle Psychiatrie nicht anzubieten hatte. Dabei entdeckte ich das kreative Schreiben für mich und nutzte es als Therapie.

Damals war ich der Meinung, dass ich eine Krankheit habe, die behandelt werden kann. Ich wusste nicht, dass ich, um gesund zu werden, in das Labyrinth meiner Verzweiflung hinabsteigen musste und erst dann wieder ans Licht kommen würde, wenn ich das, was ich dort vorfand, überwunden hätte. Ich hatte immer das Problem, dass ich im Zustand der Depression kaum in der Lage war, meine Probleme irgendjemandem mitzuteilen, außer natürlich durch meine Symptome. Doch nachdem ich begriffen hatte, dass es noch viele andere Kommunikationsmöglichkeiten gibt – Kunst, schauspielerische Darstellung, kreatives Schreiben – konnte meine Recovery-Reise beginnen.

Ich würde mich nicht als Schriftstellerin bezeichnen. Ich habe mich nie hingesetzt mit der Absicht, etwas zu schreiben. Manchmal glaube ich, das Schreiben hat mich gefunden, zu einem Zeitpunkt, als es für mich wichtig war, mich mit bestimmten Dingen auseinanderzusetzen und meine tiefsten Gedanken und Gefühle zu offenbaren. Das kreative Schreiben wurde zu einer Therapie, die ich für mich entdeckte und die nicht im Entferntesten mit den konventionellen Therapien zu vergleichen war, die ich ausprobiert hatte und die mir oft das Gefühl vermittelten, nicht angehört und nicht verstanden zu werden.

Das Schreiben war etwas ganz anderes. Ich konnte die Tiefen meiner Seele mit klarem Verstand erforschen. Das Blatt Papier war mein Mentor, es war in

Zeiten der Not und Verzweiflung immer präsent, erreichbar und zugänglich. Das Blatt Papier ist viel freundlicher als Menschen: Es wartet, es hört zu, es akzeptiert alles, gibt keine Kommentare ab und verwirrt mich nicht. Das Schreiben hat mir geholfen, das Labyrinth aus Geheimnissen und Ängsten zu erforschen. Erst jetzt fange ich an, Dinge, die ich so lange unterdrückt und verborgen gehalten habe, zu konfrontieren, zu verstehen und zu akzeptieren. Der Kampf mit meiner psychischen Erkrankung ist leichter geworden, und anstatt mich von der Welt zurückzuziehen, fange ich an, mich mit den Realitäten des Lebens auseinanderzusetzen.

Meine Schreibtherapie führte dazu, dass einige meiner Gedichte unter dem Titel *Analgesia* veröffentlich wurden. Die Gedichte waren eine Auseinandersetzung mit der Reise durch meine psychische Erkrankung, und das Schreiben selbst war Teil meines Recovery-Prozesses. Es sind sehr persönliche Erfahrungen, die ich aber dennoch anderen mitteilen möchte, um zu erklären, warum ich zu der wurde, die ich heute bin – ich will zeigen, wie ich mich verirrt habe und wie ich zu mir zurückgefunden habe.

Ich fühle mich heute nicht mehr so wie zu der Zeit, als ich die Gedichte schrieb, und deshalb sind sie Marksteine meines Recovery-Prozesses. Für mich hat der Recovery-Prozess keine bestimmte Dauer. Er hat zu einem bestimmten Zeitpunkt begonnen – es waren verschiedene Anfänge in meinem belasteten Leben, die allmählich an Kraft und Schwung gewannen – und wird eines Tagen abgeschlossen sein. Allerdings weiß ich nicht, ob sein Ende bedeutet, dass ich geheilt bin! Meine Krankheit und mein Recovery-Prozess waren für mich eine belastende Übergangssituation, in der ich vom normalen Leben ausgeschlossen war. Jetzt bin ich dabei, das Leben neu zu entdecken und wieder Kontrolle und Verantwortung dafür zu übernehmen.

Die Auseinandersetzung mit meiner psychischen Erkrankung hat mich Dinge über mein Leben und das Leben im Allgemeinen gelehrt. Bevor ich krank wurde, raste ich durchs Leben, ohne darüber nachzudenken, welche Bedeutung es hat, dass ich so bin wie ich bin und dass ich lebe. Meine Krankheit hat mich gezwungen, innezuhalten und über mein Leben nachzudenken, und sie hat mich erfüllter und zufriedener gemacht. Nach jahrelangen Zwangsgedanken an den Tod, Lebensüberdruss und zahllosen Suizidversuchen ist die Verlockung des Todes der Verlockung des Lebens gewichen. Mein Leben hat sich zum Besseren gewandelt; ich habe deutlich gespürt, dass ich leben will.

Die Welt, in der ich jetzt bin, ist nicht die, in der ich vor meiner psychischen Erkrankung war. Sie ist anders – besser!

Beinahe

Eine sanfte Brise streicht durch mein Haar,
Ich spür, ich lebe wieder.
Meine zarten Lippen schmecken salzige Seeluft,
Ich spür, ich lebe wieder.
Milde Frühlingssonne wärmt mir die Wange,
Ich spür, ich lebe wieder.
Die graue Nordsee umspült meine Füße,
Ich spür, ich lebe wieder.
Perfekte weiße Wolken vor blauem Himmel,
Ich spür, ich lebe wieder.
Darüber fliegen Möwen gewandt vorbei,
Ich spür, ich lebe wieder.
Schneeweiße Schwäne in salzigem Sumpf,
Ich spür, ich lebe wieder.
Helles Licht umspielt das Gras am Meer,
Ich spür, ich lebe wieder.
Ich weiß, ich verlass meine Höhle jetzt,
Wo ich die Schönheit der Küste sehe.
Die Erosion der Einsamkeit –
Ich brauche
Anerkennung,
Liebe und Aufmerksamkeit,
Danach
Suche ich
Vor allem.

(Die Gedichte aus *Analgesia* wurden mit freundlicher Genehmigung des Verlegers und der Autorin veröffentlicht.)

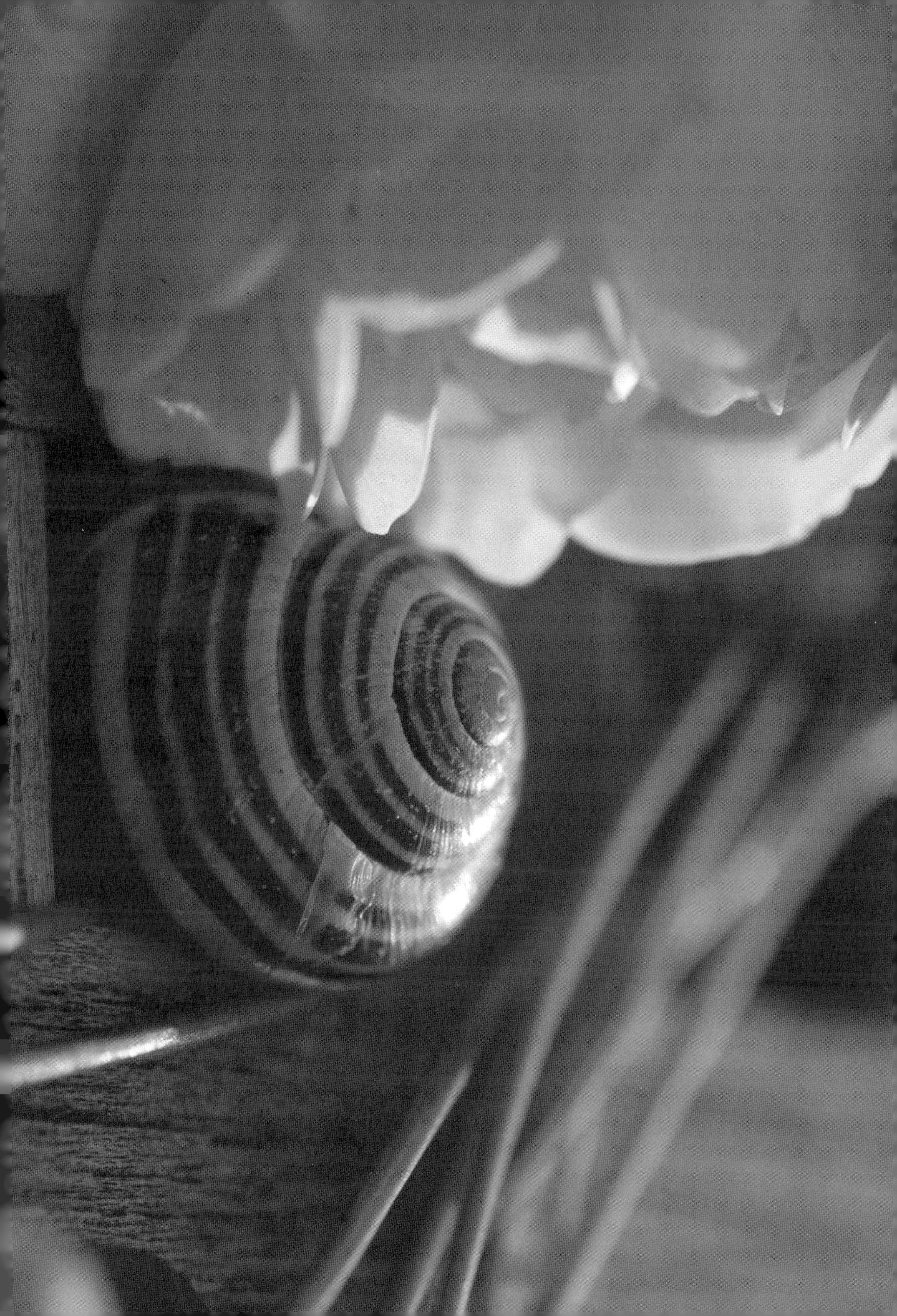

6 Recovery und die spirituelle Dimension

Alles wird gut sein und alles wird gut sein. Alle Dinge werden sich zum Guten wenden.
Julian of Norwich

6.1 Einleitung

Es ist vielleicht etwas ungewöhnlich, diesem Kapitel den Ausspruch einer Mystikerin und Einsiedlerin aus dem 14. Jahrhundert voranzustellen, doch Julian of Norwich ist auch in der heutigen Zeit sehr bekannt, zum einen durch ihre Schrift «The Revelations of Divine Love» und zum anderen durch die Geschichte von Margery Kempe. Kempe war eine wohlhabende Frau aus Kings Lynn, die Visionen und religiöse Offenbarungen in einen Zustand höchster Emotionalität, Ergriffenheit und religiöser Verzückung versetzten. Ihr Verhalten gab Anlass zu Kritik, denn in ihrer Kirchengemeinde wurden ihre emotional aufgeladenen religiösen Verkündigungen von den einen als Blasphemie und von den anderen als Wahnvorstellungen interpretiert. Margery war verwirrt und befremdet und suchte Rat bei Julian, einer Frau, die als weise und mitfühlend galt. Julian hörte sie freimütig an, bestätigte ihre Erfahrungen und erklärte, sie sei ein Mensch, der von Gott ausersehen und mit göttlicher Liebe gesegnet sei. Sie verkannte nicht die Schwierigkeiten des spirituellen Weges und soll zu Margery Folgendes gesagt haben:

Setz all dein Vertrauen auf Gott. Fürchte nicht das Urteil der Welt, denn je größer die Verachtung, Schmach und Missbilligung ist, desto größer ist dein Verdienst vor Gottes Angesicht. Du musst Geduld haben, damit deine Seele keinen Schaden nimmt. (zitiert in Thorne, 1998, S. 110)

Beruhigt und gestärkt durch das Gespräch mit Julian kehrte Margery in ihre Gemeinde zurück.

Man braucht nicht viel Fantasie, um zu erkennen, dass Margery eine persönliche und spirituelle Krise erlebte. Da sie von ihrer Gemeinde ausgeschlossen wurde, suchte sie in ihrer verzweifelten Situation Trost und Rat bei einer spirituellen Lehrmeisterin, und weil diese verständnisvoll auf sie einging, erkannte sie, dass ihre Erfahrung der Beginn einer spirituellen Odyssee und nicht die Anzeichen einer Geisteskrankheit waren.

Für viele Menschen ist die Überwindung einer psychischen Störung gleichbedeutend mit einer spirituellen Reise, einer Reise, die ihr Leben lebenswerter und vollkommener macht. Die spirituelle Reise ist selten ein beglückendes Suchen nach einem spirituell bewussteren Leben, und die Motivation, sie zu beginnen, ist nicht selten ein Zustand der Orientierungslosigkeit und Verzweiflung, eine Situation, die uns zwingt, uns ernsthaft mit unserem Leben auseinanderzusetzen. Für Inglesby (2004) ist diese innere Reise eine Pilgerfahrt, die damit beginnt, dass ein Mensch die ihm bekannte und vertraute Welt verlässt und sich in die unbekannten Sphären seiner Psyche begibt, um in seinem wahren Selbst Erlösung zu finden und die Freude am Leben neu zu entdecken. Der Weg ist nicht leicht, sondern eine entbehrungsreiche Reise, aber wenn sie erst einmal begonnen hat,

> ist alles dienlich, was geschieht und im Normalfall nicht geschehen wäre. Die Entscheidung löst einen Strom von Ereignissen aus und lenkt unsichtbar zu unseren Gunsten alle Geschehnisse und Begegnungen und materiellen Dinge in einer Weise, die kein Mensch sich je erträumen könnte. Was immer du tun willst oder wovon du träumst, fang an damit. Dem Mut wohnt Genie, Kraft und Zauber inne. Beginne jetzt damit. (Goethe, zitiert in Inglesby, 2004, S. 120)

Dieses Kapitel ist dieser Pilgerfahrt gewidmet.

Die Seele ist ein metaphysisches Konzept, das sich nicht leicht in unsere von Rationalität geprägte Kultur einfügt. Doch in der Menschheitsgeschichte hat es noch nie eine Zeit gegeben, in der die Seele keine Möglichkeit gefunden hat, angesichts dieses Paradieses, dessen Teil wir sind, Verehrung, Staunen und Würdigung Ausdruck zu verleihen. Selbst in der heutigen, überwiegend säkularen Gesellschaft, regt sich die Seele unentwegt in uns, vielleicht sogar noch heftiger, weil wir fast ganz vergessen haben, was es heißt, die Seele in unseren Lebensalltag einzubeziehen. Das Unbehagen darüber manifestiert sich als ein tiefsitzendes Gefühl der Sinnlosigkeit, Leere und Desillusionierung – ein Zustand der Niedergeschlagenheit, der in unserer Zeit häufig anzutreffen ist (Moore, 1994). Wir versuchen, dieses Unbehagen mit Materialismus und Hedonismus zu betäuben, aber alles, was wir damit erreichen, ist eine vorübergehende Ablenkung, und während wir verzweifelt nach etwas suchen, das die quälende Leere in unserem Innern füllt, nimmt unser Streben nach Konsum und Vergnügen immer mehr suchtähnliche Züge an.

Der moderne westliche Lebensstil lässt kaum Raum für Stille und Abgeschiedenheit, die wir so dringend brauchen, um über das Leben nachzudenken, um mit dem Innersten unseres Menschseins zu kommunizieren und um uns mit unserem spirituellen Kern zu verbinden. Wir führen ein enthusiastisches und beziehungsorientiertes Leben, weil unsere engsten Beziehungen unserem Leben einen Sinn geben. Wir haben das starke Bedürfnis, die Angst, die aus der *Vereinzelung des Seins* resultiert, zu verbannen, und verbinden unser Leben zu diesem Zweck mit dem von anderen Menschen. Beziehungen spielen in unserem Leben eine so wichtige Rolle, dass der Wunsch und das Bedürfnis nach Alleinsein als Zeichen der Überspanntheit gilt. In seiner Diskussion über den Nutzen und die Bedeutung des Alleinseins schreibt Storr (1988), die Fähigkeit, allein zu sein, bietet uns die Möglichkeit, uns als Einzelperson wahrzunehmen, uns zu verwirklichen und unsere verborgenen Bedürfnisse, Gefühle und Regungen zu erkennen. Er vergleicht die Erfahrung des Alleinseins sogar mit dem Alleinsein im Gebet, für ihn eingekapselte Momente der Gemeinschaft mit Gott. Ob wir tatsächlich beten oder nicht, in diesen stillen Momenten absoluten Friedens entsteht manchmal ein nur kurzes, aber intensives Gefühl des Einsseins mit Gott. Von diesen Momenten intensiven Alleinseins ist die Rede in dem biblischen Appell an alle, die auf der Suche nach dem spirituellen Weg sind: «Seid stille und erkennet, dass ich Gott bin.» (Psalm 46)

Die meisten therapeutischen Methoden zur Behandlung der Belastungen anderer Menschen sind interpersonell, die Bedeutung des Alleinseins für den Heilungsprozess wird dagegen nicht sehr hoch eingeschätzt (Storr, 1988). Selbst in psychotherapeutischen Sitzungen, die immer darauf bedacht sind, hilfreiche Interventionen anzubieten, wird nicht berücksichtigt, wie wichtig es für die Klienten ist, in Gegenwart des Therapeuten mit sich allein zu sein. Der therapeutische Bereich ist in erster Linie ein sicherer, ruhiger Raum, der Klienten die Möglichkeit bietet, belastende Gedanken und Gefühle zu verarbeiten, nach Sinn zu suchen und zu sich selbst zu finden. Psychiatrische Krankenhäuser, so menschenverachtend sie auch waren, boten früher die Möglichkeit, Zuflucht zu finden und den rauen Realitäten des Lebens und den Wahnideen zu entfliehen; es waren Orte, wo Menschen in Ruhe über ihr Leben nachdenken und ihr inneres Gleichgewicht wiederfinden konnten. Dies ist heute kaum noch möglich in den «Verstandesfabriken» (engl. *«mind factories»)*, in die sich viele Akuteinheiten verwandelt haben. Jede psychiatrische Einrichtung wäre gut beraten, einen ruhigen Raum bereitzustellen, einen Zufluchtsort, wo Menschen ungestört Zeit in der Stille verbringen können.

Seele und Geist sind schwer definierbare Begriffe. Sie stehen für etwas, das schwer fassbar ist. Doch die meisten Menschen verlassen sich auf ihr intuitives

Wissen, das über die Sprache hinausgeht, wenn sie diese Begriffe benutzen. In einer Studie über spirituelle Betreuung innerhalb der psychiatrischen Dienste, die an verschiedenen Fokusgruppen durchgeführt wurde, ermittelten Greasley und Kollegen (Greasley et al., 2001) Wörter und Wortverbindungen, die Menschen im Zusammenhang mit spiritueller Betreuung am häufigsten benutzen (s. **Kasten 6-1**). Für mich sind es Wörter, die den Kern unseres Menschseins berühren und die über die üblichen wissenschaftlichen Konzepte hinausgehen, die uns helfen, die menschliche Natur zu definieren. Ein die Seele einbeziehendes oder spirituelles Leben zu führen bedeutet, in Kontakt zu sein mit einer gütigen Quelle der Kraft in unseren Innern, einer Kraft, die unser Sehen klarer, unser Empfinden tiefer und unser Wissen unangreifbarer macht.

Kasten 6-1 Die Sprache des spirituellen Lebens

Spirituelle Betreuung/interpersonelle Methode
Liebe; Fürsorge; Freundlichkeit; Einfühlungsvermögen; Wohlwollen; Begleitung; Beratung; Präsenz

Spirituelle Betreuung/Praxis
Gebet; Gottesdienst; Observanz; Lesen religiöser/spiritueller/inspirierender Texte; Meditation; Yoga; Rückzug; Stille; Naturverbundenheit; Aufsuchen heiliger Ikonen; Aufsuchen heiliger Orte; ethische Lebensführung/ethisches Verhalten; Exerzitien; Rituale; Pilgerfahrten

Spirituelles Wohlbefinden
Gelassenheit; Ruhe; Frieden; Trost; Hoffnung; Erquickung; Annahme; Ausgeglichenheit; Harmonie; Freude; Reue; Kraft; Gnade

Meine anglikanische Erziehung hat mich in jungen Jahren nachhaltig geprägt, und auch heute noch ist mein Denken von der christlichen Lehre beeinflusst. Ich glaube daher, dass der Kontakt zu dieser gütigen Kraft uns Gott näher bringt oder, anders ausgedrückt, uns das Göttliche in uns erkennen lässt. Aber es gibt noch viele andere Möglichkeiten, dies zu konzeptualisieren, metaphysische und psychospirituelle, die nichts mit Religion zu tun haben. Entscheidend war für die Reise in meine Innenwelt kein kontemplatives Leben mit vielen Gebeten im streng religiösen Sinn, sondern in erster Linie psychotherapeutische Arbeit. Ich glaube, dass wir auch auf diesem Weg zu dem «heiligen Ort» vordringen können, wo wir die Wahrheit unserer eigenen Güte oder Göttlichkeit erfahren, eine Wahrheit, die die ganze Menschheit und die ganze Schöpfung einschließt. In diesem spirituellen Kern unseres Wesens finden wir Annahme, Mitgefühl und Frieden. In den Phasen meines Lebens, in denen ich voller Verzweiflung war und von schmerzlichen Schicksalsschlägen vernichtet zu werden drohte, war es die Rückkehr an diesen Ort, die mir die Kraft zum Weiterleben gegeben hat.

Auch wenn wir ein die Seele einbeziehendes Leben führen, sind wir natürlich nicht ständig heiter und froh gestimmt – Leben bedeutet Leiden für uns alle, selbst für die eifrigsten Reisenden in Sachen Spiritualität – aber es lehrt uns Geduld, die auf der Gewissheit beruht, dass unser Leben trotz schwerer Schicksalsschläge, die unseren Geist belasten, niemals ausgelöscht wird. Das erinnert mich an das wunderbare mittelalterliche Gebet, das uns mit der Quelle in Verbindung bringen soll:

Möge Gott in meinem Kopf und in meinem Verstand sein; möge Gott in meinen Augen und in meinem Blick sein; möge Gott in meinem Mund und in meinen Worten sein; möge Gott in meinem Herzen und in meinem Denken sein; möge Gott an meinem Ende und an meinem Aufbruch sein.

Es setzt sich immer mehr die Erkenntnis durch, dass Psychiatrie und Psychologie, die Wissenschaften, die sich mit dem Geist befassen, längst nicht alle Antworten auf die Störungen und Belastungen kennen, die unsere Psyche bedrängen. Es hat den Anschein, dass etwas fehlt, dass diese Wissenschaften unseren unruhigen Geist zwar dämpfen und unser Gleichgewicht wieder herstellen können, aber eigentlich doch recht wenig anzubieten haben, das uns hilft, unser Leid zu transformieren oder zu transzendieren. Man könnte sogar sagen, dass sie die spirituelle Suche nach Sinn und Ganzheit sogar verhindern, weil sie vorgeben, lebensbedingte Probleme mithilfe von Neuroleptika und schnell zum Erfolg führenden Psychotherapien lösen zu können. Wir, die psychiatrischen Gesundheitsfachleute, sollten doch etwas bescheidener auftreten – wir wissen schlicht und einfach nicht, was Menschen in großer Angst am besten hilft. Wir können unsere Hilfe anbieten, und die Menschen können sich selbst helfen, aber eines steht fest: Für viele Menschen ist es wichtig, dass die Hilfe eine spirituelle Dimension hat (Mental Health Foundation, 2000, 2002).

Institutionalisierte Religions- und Glaubensgemeinschaften sind der Fels, auf den Menschen in schwierigen Zeiten seit jeher vertrauen. Sehr viel Trost und Hilfe geben ihnen Kirchen, heilige Texte, Gebete und religiöse Observanz, Geistliche und die Unterstützung ihrer Glaubensgemeinschaft. Barmherzigkeit, wie sie die Geschichte vom guten Samariter lehrt, ist ein zentrales Anliegen aller Weltreligionen; umso erstaunlicher ist es, dass Hilfe von dieser Seite ausbleibt. Es scheint, als würden Glaubensgemeinschaften sich ihrer Verantwortung für das Wohlergehen eines ihrer Mitglieder entziehen, wenn das Problem psychiatrischer Natur ist. Damit folgt der Bereich der Betreuung der typischen Teilung in Seele, Körper und Geist, und dies obwohl Holismus in der religiösen und säkularen Betreuung zu einem Kennwort für gute Praxis geworden ist. Viele Menschen mit psychischen Problemen und Störungen haben ein Bedürfnis nach spiritueller Unterstützung, machen aber die Erfahrung, dass institutionalisierte Religionsgemeinschaften sie entweder nicht akzeptieren oder zu starre und dogmatische Auffassungen vertreten.

Ich habe in den letzten Jahren mit zwei Klienten gearbeitet, die Christen sind und sehr unterschiedliche Erfahrungen mit der spirituellen Unterstützung durch die Kirche gemacht haben. Der eine Klient wird seit zwölf Jahren immer wieder von Stimmen bedrängt, die mit negativen Kommentaren sein Leben beeinflussen wollen; darüber hinaus leidet er an Zwangsvorstellungen und Schuldgefühlen. Seine Situation war zuweilen so verzweifelt, dass er versucht hat, sich das Leben zu nehmen. Seitdem er Kontakt zur Kirche hat und sein Leben nach dem christlichen Glauben ausrichtet, lebt er viel gelassener, was er darauf zurückführt, dass die Religion sein Leben mit Sinn und Bedeutung erfüllt und ihn mit der höchsten Quelle der Weisheit und Vergebung verbunden hat.

Der zweite Klient hatte eine entbehrungsreiche, äußerst schädigende Kindheit und leidet unter starken Stimmungsschwankungen und Episoden paranoider Feindseligkeit. Er ist ein Mensch, der sowohl in der weltlichen als auch in der spirituellen Welt verankert ist. Er hat verzweifelt versucht, in der Kirche Akzeptanz, Liebe und Heilung zu finden, aber nur Ablehnung und Verurteilung erfahren.

Ich habe oft den Eindruck, dass sowohl das Christentum als auch die Psychiatrie eine Auffassung vertreten, die auf dem wenig hilfreichen Vorurteil beruht, der Mensch sei grundsätzlich fehlerhaft und in Ungnade gefallen. Die Kirche hält die Menschen grundsätzlich für sündig, während die säkulare Psychiatrie annimmt, ihr Unterbewusstsein verleite sie in ihrer Fantasie oder in der Realität zu selbstgefälligem, konfliktträchtigem Verhalten. Beide Auffassungen unterstellen, dass die Menschen «schlecht» sind, ein Zustand, dem die eine Seite mit Absolution und die andere mit Behandlung zu Leibe rücken will. Was sowohl die Psychiatrie als auch die christliche Kirche so schmerzlich vermissen lassen, ist der Glaube an das Gute im Menschen. Beispielsweise glauben die Kelten seit jeher, dass auf dem Grund der Seele aller Menschen und der ganzen Schöpfung keine Sünde ist, sondern das Abbild Gottes und das Gute der Schöpfung. Würden wir glauben, der Mensch sei nicht mit dem Fluch der Erbsünde belastet, sondern grundsätzlich gut, dann hätten wir ein sehr viel besseres Gespür dafür, was für uns und die Erde gut ist.

In den letzten zehn Jahren wurde eine Reihe von Anthologien veröffentlicht. Darin berichten Menschen mit schweren psychischen Störungen von Gotteserscheinungen inmitten tiefster Verzweiflung und von ihrem Recovery-Prozess, den sie als spirituelle Reise erlebten (Mental Health Foundation, 1999; Barker et al., 1999; Barker/Buchanan-Barker, 2004).

Diane Webb schreibt über ihre Erfahrungen im Zusammenhang mit William Blakes «Heaven in a wild flower» und schildert ihr Erwachen zu der göttlichen Präsenz in ihr und in der ganzen Schöpfung, Erfahrungen, die sie geheilt haben. Ihre spirituelle Praxis ist nicht die förmliche Beachtung religiöser Vorschriften, sondern sie schreibt Haikus, eine Praxis, «die sie kurze Momente der Verbundenheit mit anderen Wundern der Schöpfung erleben lässt und die göttliche Schöpferkraft, an der wir alle teilhaben, feiert» (Mental Health Foundation, 1999).

Tim Harvey bezieht Kraft und Trost aus der Geschichte vom Verlorenen Sohn, aus dem Wissen, dass eine Rückkehr zu Gott immer möglich ist und dass «keine Behandlung Seine liebenden Arme ersetzen kann» (Mental Health Foundation, 1999).

John Excell sieht einen positiven Aspekt in seiner Schizophrenie, seit er Joseph Campbell gelesen hat: «Der Schizophrene ertrinkt in dem gleichen Wasser, in dem der Mystiker begeistert schwimmt.» (Mental Health Foundation, 1999).

Spirituelle Beratung, Gebete, Meditation und Visualisierung haben Vicky Nicholls geholfen,

> die Tiefpunkte der Reise zu überwinden und die Dinge aus einem anderen Blickwinkel zu betrachten. Nach langer harter Arbeit erkannte ich, dass sich unter meinen Ängsten sehr viel Liebe und Zärtlichkeit verbarg, flüssiger Bernstein unter einem Dickicht aus Dornen. (Mental Health Foundation, 1999)

Angela Morton beschreibt, wie die Vorstellung, der christliche Glaube durchdringe ihr Bewusstsein und würde zu Poesie, ihren Recovery-Prozess beeinflusst hat:

> Meine Gedanken kreisten immer wieder um die Phrase «und erst als». Ich schälte gerade Kartoffeln, als mir die erste Zeile einfiel – «und erst als sengende Hitze mich umfing», und dann weitere – «und erst als Eiseskälte mich umgab/und erst als alles Leben und alle Liebe ausgelöscht waren». Verblüfft stellte ich fest, dass ich so schrieb als spräche Lazarus aus mir. (Mental Health Foundation, 1999; das Gedicht ist in voller Länge am Ende dieses Kapitels, S. 189 abgedruckt.)

Wie diese Beispiele zeigen, hat die spirituelle Suche viele Ausdrucksformen und kann den Recovery-Prozess entscheidend voranbringen. Vielen Menschen helfen die Lehren und die spirituellen Praktiken einer Weltreligion, anderen helfen Yoga, Meditation, Kontemplation und Gebete, Praktiken, die nicht an eine bestimmte Religion gebunden sind, sondern unabhängig davon ausgeübt werden können. Manchmal entwickelt sich spirituelles Bewusstsein durch intensive Naturverbundenheit. Der Dichter E. E. Cummings drückt seine Begeisterung für die Natur in einem Gedicht aus, das mit den Worten beginnt: «Ich danke Dir Gott am meisten für diesen herrlichen Tag: für die sprießende grüne Seele der Bäume», und mit folgender Zeile endet: «Jetzt erwachen die Ohren meiner Ohren, und die Augen meiner Augen öffnen sich.»

Wieder andere verbinden sich durch heilige Tänze und heilige Lieder oder Gesänge mit ihrem spirituellen Kern. Auch Poesie, Musik und Kunst können ein Portal in eine andere Erfahrungsdimension sein. Der Künstler Ben Nicholson schreibt: «Für mich sind Kunst und Religion ein und dasselbe.» (zitiert in Hardy, 1979). Housden (2003) schreibt in einer beeindruckenden Anthologie, dass Poesie

> imstande ist, einer spirituellen Realität Ausdruck zu verleihen, die jenseits des Bestrebens aller Religionen liegt. Sie drückt die Sehnsüchte der Seele und unsere geheimsten Wünsche aus – den Wunsch nach Erkenntnis, nach einem Leben voller Leidenschaft und Kreativität, nach Zugehörigkeit, nach Weisheit und natürlich nach Liebe.

Die Wissenschaft interessiert sich heute immer mehr für die Gemeinsamkeiten mystischer Erfahrungen und anderer außergewöhnlicher Bewusstseinszustände, die manchmal als psychotisch diagnostiziert werden. Für viele Menschen hat die Wahrnehmung anderer Realitäten eine religiöse/spirituelle Bedeutung. Vor 30 Jahren sammelten Professor Alister Hardy und seine Kollegen in der Religious Experience Research Unit (Abteilung für die Erforschung religiöser Erfahrungen) in Oxford mehr als 4000 Berichte über tief empfundene transzendentale Erfahrungen (Hardy, 1979). Die Auswertung ergab, dass derartige Erfahrungen allgegenwärtig sind, in verschiedenen Formen auftreten, unterschiedliche Auslöser haben und das Bewusstsein für die Existenz einer «gütigen nicht fassbaren Kraft» schärfen.

In allen diesen Berichten ist die Rede von außergewöhnlichen sensorischen Erfahrungen, die als spirituell wahrgenommen werden: Stimmen, die Anleitung geben oder beruhigen; das Gefühl, Medium für eine andere Person zu sein; die Wahrnehmung eines Lichts mit offenbarender oder transformierender Wirkung; das Gefühl einer nicht näher bestimmbaren körperlichen Berührung mit heilsamer oder tröstender Wirkung. Andere Erfahrungen, die häufig erwähnt werden, liegen eher auf der emotionalen Ebene und beziehen sich auf Momente, in denen bestimmte Zustände intensiv empfunden werden: Sicherheit und Friede; Freude; Zuwachs neuer Kräfte; Inspiration oder Anleitung; Hoffnung und Optimismus; Liebe; Einssein mit der Umgebung; Versöhnung; Gesundung und Erneuerung, Präsenz. Auch wenn die Erfahrungen oft nur sehr flüchtig waren, wurden sie lebhaft erinnert und veränderten in vielen Fällen sogar das Leben der betroffenen Menschen. Manchmal, aber keineswegs immer, traten solche Erfahrungen im Kontext einer persönlichen/emotionalen Krise auf, doch laut Hardy sind sie deshalb als spirituelle Erfahrungen nicht weniger wert. Er zieht aus seiner Untersuchung die Schlussfolgerung, dass es stichhaltige Beweise gibt für die Existenz einer transzendentalen/spirituellen Realität, Beweise, dass «irgendetwas» existiert «jenseits des denkenden Selbst, mit dem man auf irgendeine Art und Weise in Verbindung treten kann – ob als Gott bezeichnet oder als etwas anderes».

Das folgende Beispiel zeigt auf eindrucksvolle Weise das heilende Potenzial religiöser Erfahrungen:

Meine Psychose verschlimmerte sich, und ich versuchte, mir das Leben zu nehmen. Ich hatte aus meiner Sicht etwas Furchtbares getan und wurde von einem intensiven Schuldgefühl in die Selbstzerstörung getrieben. Ich hatte nur einen Wunsch – Vergebung. Im Krankenhaus hatte ich Kontakt zu Psychiatern, zu dem Geistlichen und zu meiner Familie, aber ich war nicht in der Lage, mit irgendjemanden vernünftig zu sprechen. Doch dann veränderte sich die Situation über Nacht dramatisch. Die Last der Schuld war von mir genommen worden und ich war wieder ich selbst, ganz vernünftig und bereit, nach Hause zu gehen. Meine Genesung war nicht die Folge einer medizinischen Intervention, und weder der Psychiater noch der Geistliche konnten sich diese Veränderung erklären. Doch für mich war alles ganz klar – Gott hatte mir vergeben. Die Heilung war nicht nur vorübergehend, und ich war seither nicht mehr in Behandlung. (zitiert in Hardy, 1979, S. 60)

Ist es möglich zu erkennen, ob die Erfahrungen eines Menschen pseudo-mystisch oder authentisch sind? Nach Miranda Holden, Direktorin des Interfaith Seminary in London, zeigt sich die Wahrhaftigkeit einer transpersonalen Erfahrung darin, dass sie den Menschen, im Gegensatz zu der nicht authentischen Erfahrung, näher zu Gott bringt (Holden, 2005). Sie wird als unendlich liebevoll und friedvoll empfunden und führt zu einem liebevollen Umgang mit anderen. Sie strebt immer Einigkeit an und lenkt den Menschen in Richtung Versöhnung, Heilung und Integration. Authentische spirituelle Erfahrungen motivieren zu «authentischer Sprache» und «authentischem Verhalten». Oft sind Menschen eifrig bemüht, sich entsprechend den transformierenden Erfahrungen zu verhalten. Nach Holden lässt sich die Authentizität und Bedeutung jeder Offenbarung anhand von Fragen überprüfen. Dabei werden wir immer geführt und bestätigt, wenn wir offen dafür sind.

In ihren bahnbrechenden Arbeiten über Stimmenhören stellen Romme und Escher (1993; 2000) Menschen mit und ohne psychiatrische Vorgeschichte vor, die ihre Stimmen als eine spirituelle/mystische Erfahrung oder als eine Art extrasensorische Wahrnehmung betrachten und die Interpretationen der orthodoxen Psychiatrie entschieden ablehnen. Viele Menschen kennen das Phänomen der «inneren Stimme»; sie ist für sie eine Art Berater, der ihr Leben und ihre spirituelle Entwicklung begleitet; andere betrachten ihre Stimmen als ein äußeres Phänomen, das nichts mit ihnen selbst zu tun hat, und sehen sie als Manifestationen des Mystischen/Göttlichen an. In anderen Fällen gelten Stimmen als übersinnliches Phänomen. Wichtig im Zusammenhang mit Stimmen, ob psychiatrisch von Bedeutung oder nicht, ist, wie sie eingeschätzt, gehandhabt und in das Leben des betroffenen Menschen integriert werden, ein Prozess, der unterstützt wird durch offene Gespräche mit verständnisvollen Menschen, die angemessen reagieren können.

Ich kenne seit einigen Jahren eine bemerkenswerte Klientin, eine junge Frau, die einen Großteil ihres Lebens mit einer ganzen «Gesellschaft von Stimmen» verbracht hat. Viele dieser Stimmen sind negativ, andere sind eher übersinnlicher Natur und repräsentieren die Stimme ihrer toten Mutter und die Stimmen toter Babys. Die Behandlung entspricht dem orthodoxen Ansatz – Behandlung der Symptome mit Neuroleptika, die mit Unterbrechungen verabreicht werden, und Unterstützung bei der Suche nach Strategien zur Überwindung der Stimmen. Kein Ansatz hat zum Erfolg geführt. Der Klientin gelingt es manchmal, die Stimmen so weit zu ignorieren, dass sie mit anderen normal umgehen kann, doch dann wird sie wieder so massiv von ihnen bedrängt, dass sie völlig durcheinander ist.

Seit einiger Zeit wird jedoch versucht, den spirituellen Aspekt des Stimmenhörens mehr zu beachten und herauszufinden, welche Bedeutung die Stimmen für die Klientin haben. Sie wurde im Sinne der Pfingstkirche erzogen, ist momentan aber kein praktizierendes Mitglied. Diese Glaubensgemeinschaft akzeptiert die Vorstellung, dass gute und böse Geistwesen in unser irdisches Leben eingreifen. Offenbar manifestieren sich diese guten und bösen Wesen manchmal als Stimmen und diskutieren lautstark über die Tugendhaftigkeit der Klientin. Oft mischt sie sich wütend in die Diskussion ein, fühlt sich aber außerstande, sie zu stoppen. Sie wünscht sich sehnsüchtig ein Kind und glaubt, dass die Babystimmen, die sie hört, ihre eigenen Kinder sind, die ihr weggenommen wurden, weil sie nicht in Liebe, sondern in Wollust empfangen wurden. Die Stimme ihrer Mutter rügt ihren «lockeren», «frevelhaften» Lebenswandel, wie sie es auch zu Lebzeiten getan hat. Eine Diskussion der Stimmen in diesem Kontext macht es möglich, ihnen eine Bedeutung zu geben und ihnen wirksamer entgegenzutreten.

Psychiatrische Gesundheitsfachleute sollten einfühlsam, wohlwollend und verständnisvoll auf die spirituellen Bedürfnisse der Klienten reagieren. Es kann sein, dass die Klienten nur deshalb nicht gern über spirituelle und religiöse Erfahrungen sprechen, weil sie nicht wissen, wie dies aufgenommen wird. Sie haben Angst, nicht ernst genommen oder schlimmer noch, pathologisiert zu werden. Ein Studienteilnehmer meinte: «Wer die spirituellen Erfahrungen der Menschen nicht ernst nimmt, egal wie abstrus sie auch sein mögen, nimmt auch ihr innerstes Wesen nicht ernst, und ich glaube, wenn man dies tut, fügt man diesen Menschen großen Schaden zu.» (Mental Health Foundation, 2002)

Eine Untersuchung von Macmin und Foskett (2004) legt nahe, dass Menschen nicht nur wegen der empathischen Interaktion das Bedürfnis haben, über spirituelle und religiöse Erfahrungen zu sprechen, sondern vor allem deshalb, weil sie nach Sinn suchen. Es ist zwar keine groß angelegte Untersuchung, die aber dennoch zu erhellenden Ergebnissen kommt, was die Schnittstelle zwischen Spiritualität und psychischen Problemen anbelangt. Die Forscher berichteten, was geschah, wenn die Menschen und ihre Spiritualität ernst genommen wurden:

> Ihre religiösen Ressourcen kamen zum Vorschein und ihre Zusammenbrüche wurden zu Durchbrüchen. Sie lernten Aspekte ihres Wesens kennen, von deren Existenz sie nichts ahnten und die ihnen halfen, den Sinn in ihrer Krise zu sehen. Sie berichteten von den Kraftquellen Humor, Heilung, Segen, Inspiration, Gebet, Mitgefühl, Erlösung, Glaube, innerer Wandel und vom Wert geweihter Orte und Plätze innerhalb der psychiatrischen Dienste und in der Gesellschaft. (Macmin/Foskett, 2004, S. 35)

Die Suche nach Sinn und Bedeutung ist für alle Menschen ein starkes Motiv. In der säkularen Welt geben Dinge wie ein intaktes Familienleben, eine befriedigende Arbeit, Kreativität oder eine altruistische, das Gemeinwohl fördernde Arbeit dem Leben Sinn und Bedeutung. Ich habe oft die Erfahrung gemacht, dass es vielen Menschen, die auf ihrer Recovery-Reise keine Fortschritte machen, nicht genügt, um ihrer selbst willen gesund zu werden, sondern dass sie irgendjemanden oder irgendetwas brauchen, für den/das es sich lohnt, gesund zu werden. Es ist schon richtig, dass Menschen um ihrer selbst willen nach Gesundheit streben sollten. Das Wissen um eigene Vorzüge und Qualitäten ist eine gute Ausgangsbasis, doch das Gefühl der Verbundenheit mit «einer Kraft, die größer ist als sie selbst, einem Ideal, dass sie über die Probleme des Alltags erhebt, gibt ihnen neue Motivation, die sie mit unbeirrbarer Zielsicherheit über alle Schwierigkeiten hinwegträgt» (Van Deurzen-Smith, 1988).

Der fehlende Sinn im Leben, das zentrale Thema der Existenzphilosophie, ist nach Viktor Frankl (2004) der Hauptauslöser von Lebenskrisen. Es sind die über die Alltagsprobleme hinausreichenden Überzeugungen, Bestrebungen, Werte und Ideale, die unserem Leben einen Sinn geben. Für viele Menschen hat der Glaube an Gott *kosmische Bedeutung*, und sie sehen den Sinn des Lebens darin, den Göttlichen Plan durch ein bibeltreues Leben zu erfüllen. Natürlich hat nicht jeder Gläubige eine derart fundamentalistische Einstellung, und es gibt daneben noch viele andere Möglichkeiten, ein gottgefälliges Leben zu führen.

Der Existenzialismus lehnt den Glauben an ein gottgefälliges Leben ab und propagiert die säkulare Auffassung, dass nur wir selbst unserem Leben einen Sinn geben können. Manche Menschen finden Sinn in altruistischem Verhalten, in einer Arbeit, die anderen zugute kommt, die die Welt zu einem besseren Ort macht oder die dem Gemeinwohl dient. Dies gibt ihrem Leben Sinn und Bedeutung. Viele finden den Sinn ihres Lebens in kreativer Arbeit – womit nicht unbedingt der künstlerische Bereich gemeint ist, sondern diverse Aktivitäten in den Bereichen Wissenschaft, Wissensvermittlung, Haushaltsführung. Es heißt, dass viele künstlerisch veranlagte Menschen besonders sensibel auf «kosmische Indifferenz» – die Annahme, dass das Leben keinen tieferen Sinn hat, – reagieren und in der kreativen Betätigung ein wirksames Gegenmittel sehen. Sehr viele Menschen sind Anhänger des Nihilismus und sehen den Sinn des Lebens einzig und allein darin, das Leben zu genießen und das in vollen Zügen. Yalom (1980) schreibt dazu:

> Der Sinn des Lebens aus dieser Sicht besteht darin, das Leben voll auszukosten, das Wunder des Lebens zu bestaunen, sich ganz dem natürlichen Lebensrhythmus hinzugeben und den Lebenshunger möglichst umfassend zu stillen.

Auch die humanistische Psychologie hat die Diskussion über den Sinn der menschlichen Existenz bereichert. Sie propagiert das Streben nach persönlichem Wohlbefinden, sozialer Harmonie und Verwirklichung des individuellen Potenzials. Obwohl diese Ziele in den vergangenen 50 Jahren dem Leben vieler Menschen in der westlichen Gesellschaft Sinn und Bedeutung gegeben haben, wurden sie weithin kritisiert als Manifest der Selbstbesessenen, eine Auffassung, die so nicht stimmt. Abraham Maslow, einer der Väter dieser psychologischen Richtung, legte überzeugend dar, dass das Gegenteil richtig ist: Selbstverwirklichung führt unweigerlich zu einer transzendenten Seinsweise, denn mit jedem Schritt in Richtung Selbstverwirklichung kommen positive Werte wie «Freundlichkeit, Aufrichtigkeit, Zuneigung, Mut, Güte, Selbstlosigkeit und Gelassenheit» zum Vorschein, die dem Wohl anderer Menschen und dem der ganzen Welt dienen.

Spiritualität und Sinnsuche sind sicherlich schwierige Themen, aber wir müssen uns mit ihnen auseinandersetzen, wenn wir einen Gesundheitsdienst schaffen wollen, für den die Wiederherstellung der psychischen Gesundheit oberste Priorität hat. Wenn wir ganzheitlich orientierte Gesundheitsfachleute werden wollen, sollten wir zunächst prüfen, welche Überzeugungen uns leiten und was unserem Leben einen Sinn gibt. Dies könnte und sollte im Kontext multidisziplinärer Ausbildungsprogramme geschehen, die sich mit der spirituellen Dimension von Betreuung und Recovery befassen.

Leider ist das, was gegenwärtig in der evidenzbasierten Psychiatrie als Goldstandardpraxis gilt, ziemlich dürftig und erfasst das, was den Menschen ausmacht, allenfalls ansatzweise. Barker und Buchanan-Barker (2004: 223) beschreiben dies auf eloquente Art und Weise:

Der Reichtum unserer Fantasie und die ganze Bandbreite unserer Emotionen – von tragischer Farce bis zu himmlischer Glückseligkeit – bleiben weitgehend unbeachtet. Unser natürliches Streben nach Selbstverwirklichung und Vereinigung mit dem Universum des Bewusstseins wird überhaupt nicht berücksichtigt. Man könnte sogar sagen, dass aus ganzheitlicher Sicht die alte Psychologie, an der sich die Psychiatrie und die meiste psychiatrische Arbeit orientieren, der menschlichen Natur in keiner Weise entspricht, denn sie ignoriert unsere Kreativität, unsere natürliche Komplexität und Exzentrizität und unser Streben nach einem die Seele einbeziehenden Leben.

Indische Narde und Jasmin

und erst als sengende Hitze mich umfing:
und erst als Eiseskälte mich umgab:
und erst als alles Leben und alle Liebe ausgelöscht waren:
und erst als meiner Schwester Tränen mein Haar benetzten und sich darin lösten:
und erst als ihre Tücher mein Gebein verhüllten:
und erst als ich den einsamen Weg entlang getragen wurde;
und erst als der Stein das Grab versiegelt hatte:

und erst als der Tücher Hülle sich löste:

und erst als ich ein Leben neu begann: und ohne Erinnerung am Fluss entlang wieder spazieren ging,
spazieren ging umgeben von Vogelgesang und duftenden Blumen,
spazieren ging im Tal durch indische Narde und Jasmin:
erst dann, Herr, hörte ich dich meinen Namen rufen.

Angela Morton

(Abdruck mit freundlicher Genehmigung der Mental Health Foundation)

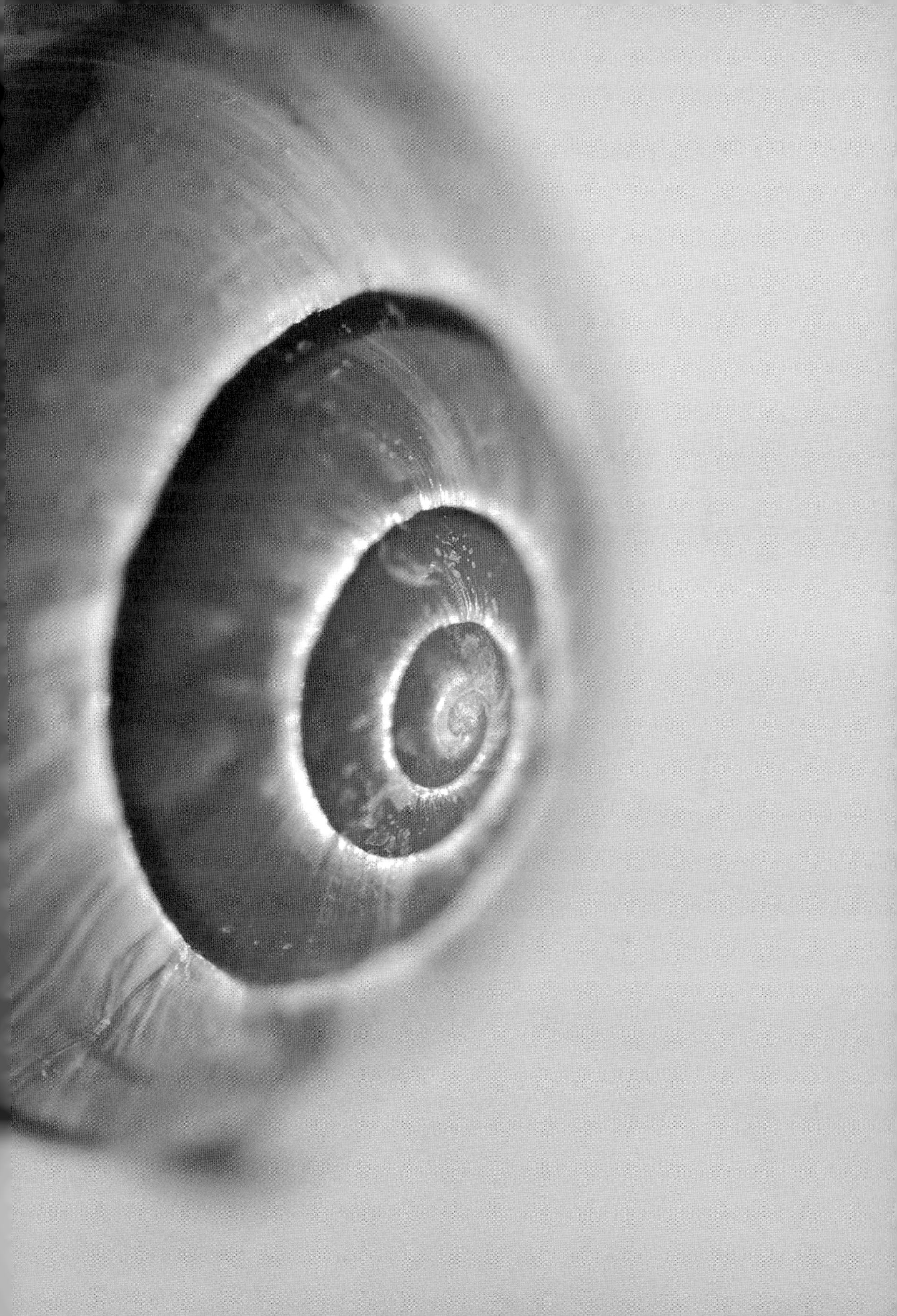

7 Recovery und die kreative Dimension

Nicht jeder Künstler muss ein besonderer Mensch sein, aber jeder Mensch ist ein besonderer Künstler.
Eric Gill

7.1 Einleitung

Kreativität ist eine typisch menschliche Eigenschaft. Menschen haben schon immer das Bedürfnis gehabt, sich in einer ästhetischen Art und Weise auszudrücken, die es ihnen ermöglicht, ihre Bewunderung und Verehrung für die Welt, in der wir leben, und für die Komplexität der menschlichen Natur zum Ausdruck zu bringen. Dieser Schaffensdrang ist ein elementares Bedürfnis, das in der konsumorientierten, normierten westlichen Kultur von heute darum ringt, Ausdrucksmöglichkeiten zu finden. Ein Großteil der Kunstwerke, die heutzutage hoch im Kurs stehen, ist «Galerie-Kunst», also eher ein Produkt als eine authentische persönliche Aussage. Es gibt wenig Raum für «originäre Kunst», d. h. für Kunst, die sich nicht an Konventionen hält oder irgendwelchen Zwecken dient, sondern spontaner Ausdruck einer Idee ist. Zu dieser Kategorie gehören die Kunstwerke und Texte, die Außenseiter, also unausgebildete, aber talentierte Künstler während ihres Recovery-Prozesses geschaffen haben und die ein spontaner authentischer Ausdruck ihrer Persönlichkeit sind, der ihre Reise eindrucksvoll dokumentiert. Es ist kein Zufall, dass die intensive Beschäftigung mit einem kreativen Projekt unsere Energie und Lebenskraft beflügelt. Kreativität lebt von Spontaneität, Innovation, Fantasie, Intuition, Emotion, Verspieltheit, Bedeutung und Seelenleben und ist somit ausschlaggebend für unser Wohlbefinden.

Kreativität ist natürlich nicht nur für die Kunst von Bedeutung, sondern auch in vielen Bereichen unseres Arbeits- und Privatlebens, z. B. offenbart sie sich ganz unvermittelt in der Art und Weise, wie wir uns selbst erschaffen. Carl Rogers hat in seiner lebenslangen Erforschung des «emergierenden

Selbst» (engl.: «*emergent self*») gezeigt, dass wir uns, sofern wir über die entwicklungsrelevanten *Grundvoraussetzungen* verfügen, in einem kontinuierlichen Zustand der Entwicklung befinden, der *Entwicklung zu einer Person*; wir erschaffen uns immer wieder neu, und zwar auf eine Art und Weise, die unser authentisches Selbst besser zum Ausdruck bringt und sich weniger an den Vorstellungen von Individualität orientiert, die uns andere vorgeben (Rogers, 1961). Wird das kreative Bedürfnis nach persönlicher Entwicklung unterdrückt, entstehen häufig Leid und Belastungen, und die kreative Seite unserer Persönlichkeit kann sich angesichts des gesellschaftlichen Erwartungs- und Anpassungsdrucks nicht entfalten. Nach Abraham Maslow ist das, was wir als psychologisch normal betrachten, in Wirklichkeit die «ganz normale Psychopathologie», was beweist, wie unterentwickelt unser menschliches Potenzial ist (zitiert in Egan, 2002).

Der Theologe Mathew Fox vertritt die Auffassung, dass jeder Mensch den göttlichen Funken in sich trägt, der es ihm ermöglicht, kreativ zu sein, sich selbst und seine Welt ständig neu zu erschaffen und die chaotischen, widerspenstigen, disharmonischen Anteile unserer Persönlichkeit zu einem harmonischen Ganzen zusammenzufügen (Fox, 2002). Dieses Kapitel soll zeigen, dass Kunst und Kreativität für viele Menschen eng mit Heilung und Wohlbefinden verknüpft sind.

Wie zahlreiche Biografien belegen, litten viele große Dichter, Schriftsteller, Komponisten und Künstler unter psychischen Störungen, was die weit verbreitete Ansicht bestätigt, dass Kreativität und «Wahn» oft dicht beieinander liegen. Wenn man nur einige Schriftsteller und Dichter des letzten Jahrhunderts herausgreift, die aufgrund ihres Geisteszustandes in ein psychiatrisches Krankenhaus eingewiesen wurden, wird deutlich, dass sie um ihrer Kunst willen litten. Zu ihnen gehören Robert Lowell, Anne Sexton, Sylvia Plath, Eugene O'Neill, Virginia Woolf, Tennessee Williams, Ernest Hemingway, F. Scott Fitzgerald, T. S. Eliot. Die Widrigkeiten des menschlichen Lebens berühren viele Künstler tief im Innern, die für die Freuden und Leiden des Lebens ohnehin empfänglicher sind als die meisten anderen Menschen. Diese Sensibilität hat sie natürlich zu den musikalischen, künstlerischen und schriftstellerischen Werken inspiriert, die wir so bewundern, fordert aber auch einen hohen Preis von ihnen. Studien belegen, dass die Suizidrate in Schriftsteller- und Künstlerkreisen 16-mal höher ist als in der übrigen Bevölkerung und dass sie achtmal häufiger von schweren Stimmungsschwankungen betroffen sind als andere Menschen (Jamison, 1993). Kunst, deren Schönheit und Ausdruck uns fesselt, entsteht im Grenzbereich von Realität und Irrealität, in einer Zone, wo Leidenschaften sich frei entfalten, wo Realität und Normen sich verschieben und große Träume sich Durchbruch verschaffen. Künstler, die nicht fest auf dem Boden der Realität stehen, laufen Gefahr abzugleiten.

«Von Leid geprägte» Kunst verleiht dem Werk nicht nur seine besondere Anziehungskraft, sondern sie bietet auch die Möglichkeit, der Angst zu entfliehen. Graham Greene bemerkt: «Schreiben ist eine Art Therapie; manchmal frage ich mich, wie all die Menschen, die nicht schreiben, komponieren oder malen, es schaffen, dem Wahnsinn, der Melancholie, Panik und Angst zu entfliehen, die mit dem Menschsein verbunden sind.» Kay Redfield Jamison (1993: 123) schreibt in ihrer herausragenden Arbeit über Kreativität und manische Depression zum Thema Kunst als Therapie Folgendes:

Kreative Arbeit bietet nicht nur die Möglichkeit, dem Schmerz zu entfliehen, sondern sie hilft auch, chaotische Gefühle und Gedanken zu strukturieren, den Schmerz durch Abstraktion und logische Gedanken zu dämpfen und sich so von der Quelle der Verzweiflung zu distanzieren.

Der Psychiater und Analytiker Anthony Storr hat die Dynamik kreativer Arbeiten untersucht und schreibt in diesem Zusammenhang über die heilende Funktion der Kunst im Zustand tiefer Trauer und Melancholie: «Schreiben und andere kreative Betätigungen können helfen, Verluste zu überwinden, ganz gleich ob es sich um einen aktuellen Trauerfall handelt oder um das Gefühl von Leere und Verlust, das mit einer schweren Depression einhergeht.» (Storr, 1988: 128)

Laut Storr versuchen viele kreative Menschen, die wissen, dass Kreativität in der Gesellschaft einen hohen Stellenwert hat, ihr Selbstwertgefühl durch die Wertschätzung zu steigern, die andere ihnen entgegenbringen. Doch nur allzu oft ist die Bewunderung schnell verflogen, und was in der Psyche davon zurückbleibt, ist ein schwacher emotionaler Nachhall. Dies erklärt vielleicht teilweise, weshalb viele Künstler wie besessen arbeiten und immer wieder von Selbstzweifeln heimgesucht werden. Viele Künstler, die zu Depressionen neigen, sind Menschen, die die Hoffnung aufgegeben haben, um ihrer selbst willen geliebt und geschätzt zu werden, und die ihr wahres Selbst und ihr unerfülltes Bedürfnis nach Anerkennung in ihre Arbeit investieren. Wird der Wert ihrer Arbeit dann infrage gestellt, ist dies ein schwerer Schlag für ihr seelisches Gleichgewicht. In einigen Fällen kann diese Dynamik zu einer Kreativitätsblockade führen. Wenn Menschen die Erfahrung machen, dass die kreative Arbeit, in der so viel von ihnen selbst enthalten ist, niemals genügt und immer auf Ablehnung stößt, dann ist es kein Wunder, dass einige kreative Werke unvollendet bleiben.

Kreativität bietet die Möglichkeit, Gefühle, Gedanken und Wahrnehmungen, die sich verbal nicht ausdrücken lassen, in Form von Symbolen oder Metaphern auszudrücken. Künstler nutzen ihr Talent, um Gefühle, die die Psyche verstören und zu überfordern drohen, einzufangen, in kontrollierter Form auszudrücken und zu interpretieren. Cathy Conroy, eine einflussreiche und kreative Stimme in der Advocacy-Bewegung in Australien, schildert eindrucksvoll ihre Reise durch die Psychose aber nicht deren Transzendierung (Conroy, 1999). Sie sieht kreatives Potenzial in ihrem Zusammenbruch und ist überzeugt, dass ihr Leben ärmer wäre ohne «seine Tiefe und Intensität, die mich zwingt, ständig meine Gefühle zu kontrollieren und das Rasen und den Schmerz meines Herzens zu beruhigen». Sie betont, wie wichtig kreative Betätigung ist, wenn es darum geht, in psychischen Belastungen und Störungen einen Sinn zu erkennen, und sie beschreibt als Beispiel ihre erste Zeit im Krankenhaus:

> Collagen hatten eine große Bedeutung für meinen Recovery-Prozess. Meine Gedanken wurden klar, wenn ich Bilder aus Magazinen ausschnitt und die Fragmente von Fotos und Bildern auf eine Art und Weise zusammenfügte, die meine Empfindungen ausdrückte. Die Fragmente waren Symbole meiner psychischen Welt, die aus meinem tiefsten Innern aufstiegen. Die Bedeutungen, die ich ihnen zuordnete, helfen mir nach wie vor sehr, die Muster zu deuten, die in meinem Leben für Gesundheit und Krankheit verantwortlich sind. (S. 65)

Das Klischee vom rebellischen Künstler ist uns allen vertraut, und obwohl es ein stereotypes Bild ist, hat es doch etwas Wahres. Um zu sich selbst zu finden, müssen viele Menschen erst einmal gegen ihre Vergangenheit, gegen ihre Eltern und alles, wofür sie stehen, rebellieren. Menschen, deren emergierendes Selbst nicht fürsorglich gestärkt und anerkannt wird und die meistens kalt und ablehnend behandelt werden, reagieren mit Wut und Bitterkeit, die ihren Geist zur Rebellion antreiben. Daher ist es nicht weiter verwunderlich, dass diese emotional aufgeladene Widerspenstigkeit sich in den künstlerischen Arbeiten solcher Menschen ausdrückt, die oft sehr originell sind und sich über alle Konventionen hinwegsetzen. Findet das Werk Anklang, wird die Schuld oder die Angst gemildert, die der Künstler wegen der potenziellen Destruktivität seiner Gefühle empfindet.

Auch die Harmonie eines Gemäldes, Gedichtes oder musikalischen Werks hat eine wichtige Funktion, denn sie beruhigt und klärt den kranken Geist und hilft dem Menschen, die Einheit und Ganzheit zu finden, die er verloren oder nie besessen hat. Storr (1972) schreibt zur psychologischen Funktion der Kunst: «Je größer die innere Zerrissenheit ist, desto größer ist der Drang, nach Harmonie zu streben oder, bei entsprechendem Talent, Harmonie zu erschaffen.» Tennyson, der sein Leben lang unter schweren Depressionen litt, schrieb: «Aber das unruhige Herz und Hirn/ergötzt wohl temperierte Sprache.»

Nach dem Suizid meines Sohnes wurden in seiner Mappe viele abstrakte Bilder ohne Titel gefunden, die ausgestellt wurden und großen Anklang fanden. Zwei Bilder sind auf der Rückseite des Buches zu sehen. Die Beharrlichkeit, mit der er immer wieder versucht hat, unregelmäßige Formen und verschiedene Farben auf kreative Art zu kombinieren, deutet rückblickend darauf hin, dass er das dringende Bedürfnis hatte, ein Problem zu lösen. Die Ausstellung wurde mit folgenden Worten kommentiert:

Jedes Bild offenbart das Bemühen, Harmonie und Ausgewogenheit in potenzielles Chaos zu bringen. In den meisten Fällen gelingt ihm dies auch, aber in einigen Bildern deuten die Spannung und die einsetzende Verwirrung die damit verbundene Anstrengung an. Als seine Depression weiter fortschritt und sein Blick auf die Welt immer düsterer wurde, bereitete das Malen ihm immer größere Schwierigkeiten und eine Quelle, die ihm Trost und Kraft gab, versiegte.

Heute lebe ich mit vielen seiner Bilder und ich sehe in ihnen die Mühen, die wir alle auf uns nehmen müssen, damit unsere Innen- und Außenwelt angesichts potenziell destabilisierender Einflüsse nicht aus dem Gleichgewicht geraten. Viele seiner Bilder zeigen eine kraftvolle Einheit und eine gewisse Transzendenz, denn der Blick wird auf ein «Fenster» gelenkt, das auf vielen Bildern erscheint. Trotz des tragischen Endes, das sein Leben nahm, hat er uns Bilder hinterlassen, die voller Hoffnung sind.

Es gibt keinen Zweifel, dass Kreativität in all ihren Formen für den Recovery-Prozess von großer Bedeutung ist. Eine Umfrage unter 400 Nutzern psychiatrischer Dienste hat ergeben, dass 45 % von ihnen im Kontext ihrer Betreuung und ihres Recovery-Prozesses Erfahrungen mit kreativen Therapien/Aktivitäten gemacht haben und diese als *hilfreich* oder *gelegentlich hilfreich* empfanden (Mental Health Foundation, 2000). Die Befragten bewerteten folgende Faktoren als positiv:

- Die kreative Betätigung an sich ist wertvoll und befriedigend und stärkt die Selbstachtung und die Freude an der eigenen Leistung. Einer der Befragten beschrieb die kreative Betätigung sehr treffend: «Man kann dabei seine Spuren hinterlassen.»
- Kreative Aktivitäten fesseln die Aufmerksamkeit und lenken ab. Man wird gezwungen, sich emotional und mental von der verstörenden und belastenden Innenwelt zu lösen, und findet so Entlastung, wenn auch nur vorübergehend. «Wenn ich meine ganze Anspannung auf ein Bild richte, wird mein Kopf frei von all dem Mist. Nichts anderes hat diese Wirkung. Ich brauche etwas, das meine ganze Aufmerksamkeit fordert … Dann werden all die Fragen nach dem «was ist, wenn», die Angst, diese ständige Auseinandersetzung blockiert … einfach blockiert. Alles verschwindet im Nebel.»
- Andere sahen in kreativer Betätigung eine Möglichkeit, ihre verstörenden und belastenden Gefühle und Gedanken zum Ausdruck zu bringen. Die Einarbeitung der chaotischen und verstörenden Innenwelt in Bilder oder

Texte bringt Entlastung und Ruhe. Eine der Mitautorinnen hat dies so formuliert: «Das Blatt Papier hört zu und ist viel freundlicher als Menschen: Es gibt keine Kommentare ab und verwirrt mich nicht. Schreiben hilft mir, viele verborgene Geheimnisse, ein Labyrinth unangenehmer Emotionen, zu entdecken und zu erforschen.»

- Die Gemeinschaft in der kreativen Gruppe kann sehr heilsam sein. Das Gefühl, dazuzugehören, akzeptiert zu werden, und, wie eine Befragte formulierte, «das Gefühl, durch den kreativen Fluss in der Gruppe zurück ins Leben gespült zu werden», all dies sind wichtige Recovery-Erfahrungen für Menschen, die sich ausgeschlossen fühlen.
- Für einige Menschen ist Kunst in ihren vielfältigen Formen der Faktor mit dem größten therapeutischen Potenzial in ihrem Recovery-Prozess. Ein Befragter brachte es auf die Kurzformel: «Kunst hat mich am Leben erhalten!»

In Großbritannien sind einige innovative Kunstprojekte entstanden, die es Menschen ermöglichen, «sich vom kreativen Fluss zurück ins Leben spülen zu lassen». Survivors' Poetry ist eines dieser kreativen Foren, in denen Menschen ihre Erfahrungen poetisch verarbeiten können: wie sie ihre Belastungen erlebt, das psychiatrische System überlebt und ihre Krankheit überwunden haben. In Survivors' Poetry sind zurzeit landesweit mehr als 2000 Mitglieder und 28 Gruppen zusammengeschlossen, die regelmäßig Workshops abhalten und die Arbeiten ihrer Mitglieder vorstellen und veröffentlichen. Ein Mitglied schildert seine Rettung durch Survivors' Poetry in einer Zeit, als er sich in seinem «isolierten, sinnlosen Leben» «verloren und verzweifelt» fühlte:

> Meine Daseinsberechtigung hing in hohem Maße von den Hoffnungen und Ambitionen ab, die Survivors' Poetry mir gewährte. Es war für mich eine lebenswichtige Erfahrung, mich mit anderen austauschen zu können, die ebenfalls auf der Suche nach Sinn in ihrem Leben waren, einem Leben, das die Welt bestenfalls als gescheitert und schlimmstenfalls als Belastung für die Gesellschaft ansieht. Es war lebenswichtig für mich zu erleben, dass meine Worte nicht mit missbilligendem Schweigen oder herablassenden Kommentaren aufgenommen wurden, dass der Schmerz hinter den Erfahrungen verstanden und gewürdigt wurde von Menschen, die deine Arbeit als Poesie ansehen und dich ermutigen, sie weiterzuentwickeln.

Er schildert auch die Schwierigkeiten bei der Überwindung seiner Angst vor der Schizophrenie und erklärt, dass die Stimmen nicht nur die Folge eines biochemischen Ungleichgewichts sind, sondern Ausdruck für das «dringende Bedürfnis, zu mir selbst zu finden», ein Prozess, bei dem Survivors' Poetry (www.survivorspoetry.com) eine entscheidende Rolle gespielt hat (Hambrook, 2000).

Mental Fight Club (MFC) ist ein anderes kreatives Projekt, das seinen Namen und seine Inspiration aus dem künstlerischen Werk und der Poesie von William Blake ableitet. MFC organisiert Events – «Happenings» –, die versuchen, die «imaginären Fesseln» abzustreifen und die kreativen Energien und Talente der Menschen zu aktivieren, von denen viele, gepeinigt von Visionen und Stimmen aus einer anderen Realität, ein chaotisches Leben als Außenseiter geführt haben, wie Blake selbst. Der MFC hat zurzeit mehr als 500 Mitglieder, von denen die Hälfte unter schweren psychischen Erkrankungen leidet. Er will die Aufmerksamkeit wecken für psychische Gesundheit, psychische Belastungen und psychische Erkrankungen und aufzeigen, dass es eine innere und äußere Erfahrungswelt gibt und dass alle Menschen im Fluss dieser Erfahrung miteinander verbunden sind. Er unterstützt die Recovery-Reise durch Gruppenarbeit und Entwicklung des individuellen Potenzials im Rahmen von Mental-Fight-Club-Events. Alljährlich finden zwei Events mit Ausstellungen, Vorträgen, Lesungen, Installationen oder Performances statt, die sich mit dem Konzept des «geistigen Kampfes» (engl.: *mental fight*) in allen Bereichen des Lebens auseinandersetzen. Sankt Georg, der Schutzheilige Englands, der die «Drachen» heldenhaft getötet hat, wo immer sie ihm begegneten, war ein perfektes Leitmotiv für die letzten MFC-Events. Im Mittelpunkt des aktuellen Projekts stehen Performances von Ben Okris epischem Gedicht «Mental Fight», ein aufrüttelnder Appell an jeden einzelnen Menschen und an die ganze Menschheit, den Moment zu nutzen und «das magische Fenster des menschlichen Geistes auf eine strahlendere Welt zu öffnen» (www.into.org.uk/mentalfightclub).

Start, ein preisgekröntes Projekt, das in Manchester ansässig ist, setzt Kunst im psychiatrischen Bereich ein, um Menschen mit schweren und anhaltenden psychischen Problemen bei ihrem Recovery-Prozess zu unterstützen (www.startmc.org.uk). Die Projektteilnehmer belegen Kurse in Keramik, Textilgestaltung, Malen, Zeichnen, Fotografie und Gartenarbeit, die von einem Künstlerteam durchgeführt werden, das die Projektteilnehmer einfühlsam und rücksichtsvoll unterstützt. Ausschlaggebend für die Aufnahme in das Programm sind die Bedürfnisse und Interessen der Teilnehmer, nicht ihre Fähigkeiten, weshalb die Start-Kurse vielen offenstehen. Anlässlich der Präsentation des Start-Modells berichtete die leitende Künstlerin Mary Teall, dass viele Teilnehmer sich am Anfang nicht viel zutrauen, aber wenn der kreative Prozess sie erst einmal in seinen Bann zieht und sie mit Eifer bei der Arbeit sind, dann werden sie ermutigt und herausgefordert, sich persönliche Ziele zu setzen und sich ein breites Spektrum übertragbarer Fähigkeiten anzueignen. Dabei geht die persönliche und kognitive Entwicklung Hand in Hand mit der Entwicklung der künstlerischen und technischen Fähigkeiten (Teall, 2003).

Zwei Start-Teilnehmerinnen, die uns freundlicherweise ihre Erfahrungen geschildert haben, ist es gelungen, ihre schweren psychischen Probleme zu überwinden, ihr Selbstvertrauen und ihre Selbstachtung aufzubauen und zu sich selbst zu finden. Start half ihnen, ihr Potenzial in stärkerem Maße zu aktualisieren, und zeigte ihnen verschiedene Möglichkeiten auf. Ihre Zusammenbrüche verwandelten sich in äußerst positive Durchbrüche.

7.2 Catys Geschichte

Als ich den Kunstraum im Krankenhaus entdeckte, hatte ich einen Zufluchtsort gefunden. Hier wurde mir die Möglichkeit geboten, das bisschen Energie und Kontrolle, das ich noch hatte, in etwas Positives zu investieren. Bei meinem zweiten Krankenhausaufenthalt hörte ich von Start; das war vor ungefähr acht Jahren. Start hat mir nach meiner Krankheit geholfen, mein Selbstvertrauen wieder aufzubauen und wieder an mich zu glauben. Durch die Freundschaft mit anderen Start-Teilnehmern habe ich gelernt, dass meine Krankheit keine negative Erfahrung sein muss, sondern dass ich und andere sogar davon profitieren können. Ich fühle mich als Mensch voll akzeptiert, einschließlich meiner Krankheit und meiner Erfahrungen. Man könnte wohl sagen, Start hat mir geholfen, zu mir zu finden.

(Abdruck mit freundlicher Genehmigung von Start in Manchester)

7.3 Aileens Geschichte

Früher kam ich morgens kaum aus dem Bett. Jetzt habe ich wieder Kontrolle über mein Leben. Das Start-Projekt hat mein Selbstvertrauen gestärkt. Ich sehe mich in einem viel positiveren Licht und ich habe jetzt etwas, worüber ich mit anderen sprechen kann. Ich kann auch offener über meine Krankheit reden. Es gab Zeiten, da habe ich mich sehr wegen meiner psychischen Erkrankung geschämt, aber das ist vorbei, weil die Krankheit eher eine Chance für mich war als etwas, das ich verstecken muss. Ich wäre nie dahin gekommen, wo ich heute bin, wenn ich nicht krank geworden und zu Start gekommen wäre. Ich weiß, dass ich Ziele erreicht habe, an die ich nicht einmal in meinen kühnsten Träumen gedacht hätte, und dass ich in Zukunft noch mehr erreichen werde.

(Abdruck mit freundlicher Genehmigung von Start in Manchester)

Aus einem forschungsorientierten Kurs, der sich mit dem Werk des «naiven» Malers aus Cornwall, Alfred Wallis, befasste, eines Außenseiters, dessen Arbeiten großen Anklang fanden, wurde eine Ausstellung, die Voyager-Ausstellung. Die Auseinandersetzung mit seinem Leben und seinem Werk war nicht nur inspirierend für die Arbeit der Teilnehmer, sondern sie hat auch das kritische Denken, die mündliche und schriftliche Ausdrucksfähigkeit und die Selbsterforschung gefördert. Ein Teilnehmer, dessen Identitätsgefühl durch den Kurs positiv beeinflusst wurde, sagte: «Der Kurs hat mir gezeigt, dass ich auch ein Künstler bin.» Eine Teilnehmerin, deren Selbstvertrauen sich deutlich verbessert hat, sagte schlicht, aber treffend: «Der Kurs hat mir geholfen, mich aus der Tiefe nach oben zu kämpfen.»

Wie die Evaluationsstudie zur Überprüfung der Teilnehmerergebnisse des Alfred-Wallis-Projekts gezeigt hat, haben die Teilnehmer nicht nur in künstlerischer Hinsicht viel gelernt, sondern auch ihre sozialen Fähigkeiten und kognitiven Leistungen sowie ihre emotionale Kompetenz und ihre Selbstwahrnehmung beträchtlich verbessert, ein Ergebnis, das sich positiv auf ihr Selbstvertrauen, ihre Selbstachtung und ihre Selbstverwirklichung ausgewirkt hat (Teall/Tortora, 2004; Teall et al., 2005). Die Ergebnisse wurden als Beweis dafür gewertet, dass Kunst ein «Katalysator für die persönliche Entwicklung» ist und dass die auf diese Art und Weise erzielte persönliche Entwicklung und Veränderung weit über die Dauer des Projekts anhält und ein «Gefühl dauerhafter Selbsttransformation» vermittelt.

Inside Out ist eine Gruppe für kreative Künste in Ipswich, die von Jan Addison und Peter Watkins gegründet wurde und Menschen mit schweren psychischen Beeinträchtigungen helfen will, die sich in verschiedenen Stadien ihres Recovery-Prozesses befinden (www.insideoutcommunity.com). Die Mitglieder treffen sich einmal pro Woche, um ihre Kreativität in Bezug auf die verschiedenen Kunstformen zu erproben. Ortsansässige Künstler bieten verschiedene Workshops an: Malen und Zeichnen, Grafik, Singen, kreatives Schreiben, Schauspielerei, Bildhauerei und Fotografie. Die gebündelte kreative Energie, die entsteht, wenn die Gruppe sich trifft, lässt fantasievolle und beeindruckende Arbeiten entstehen, von denen viele im Rahmen einer Ausstellung, die die Gruppe einmal im Jahr organisiert, der Öffentlichkeit präsentiert werden.

Die Philosophie von Inside Out lautet, dass kreative Energien und Talente latente menschliche Eigenschaften sind, die durch häufige kritische Kommentare während der Entwicklungsjahre oft zunichte gemacht werden. Vielen Menschen wurde gesagt, sie könnten nicht singen, und sie haben ihre Stimme verloren; viele Menschen haben erlebt, dass ihre künstlerischen Ambitionen abgewertet wurden, mit dem Ergebnis, dass sie nicht in der Lage sind, «ihre Spuren zu hinterlassen». Bei Inside Out werden Arbeiten nie bewertet; jede authentische künstlerische Arbeit wird gelobt. Wir schätzen «originäre» Poesie, Kunst und Musik – unverbildete Schöpfungsakte, wie sie in traditionellen Kulturen mit unterentwickelter Technologie ganz spontan entstehen.

Die Arbeit von Inside Out basiert auf der Überzeugung, dass kreative Betätigung den menschlichen Geist stärkt. Wer sich kreativ betätigt, setzt all seine Fähigkeiten ein und ist lebendiger. Die in uns geweckte kreative Energie steht uns auch im Alltag zur Verfügung. Wer an seine Kreativität glaubt, geht mutiger durchs Leben. Wenn es uns gelingt, den ersten Pinselstrich auf eine leere Leinwand zu malen, das erste Wort auf ein leeres Blatt zu schreiben, den ersten Ton in der Stille zu singen, dann haben wir vielleicht den Grundstein für ein fantastisches Bild, ein bewegendes Gedicht oder ein befreiendes Lied gelegt, und dann können wir auch Künstler sein, wenn es darum geht, unser Leben zu planen und immer wieder neu zu gestalten. Die Mitglieder der Gruppe, die seit vier Jahren existiert, entdecken und entwickeln ihre künstlerischen Talente, gewinnen an Selbstachtung und Selbstvertrauen, erleben ein Gefühl der Teilhabe und Zugehörigkeit und fangen an, hoffnungsvoller und freier zu leben.

Künstler haben eine wichtige Funktion in der Gesellschaft, denn sie leuchten die dunklen Pfade der menschlichen Psyche aus, auf denen wir uns verloren und einsam fühlen. Der visionäre Dichter Rainer Maria Rilke (zitiert in Astley, 2002) schreibt:

> Kunst ist nicht hilfreich, wenn wir sie nutzen, um zu helfen und uns speziell mit den Problemen anderer zu befassen; aber wenn wir unsere eigenen Probleme bereitwillig annehmen, können wir manchmal einen Sinn in dem Leid erkennen, und dann bietet sie uns die Möglichkeit, das Leid in uns und seine Überwindung präziser und klarer auszudrücken als es diejenigen vermögen, die ihre Energien für andere Dinge verwenden müssen.

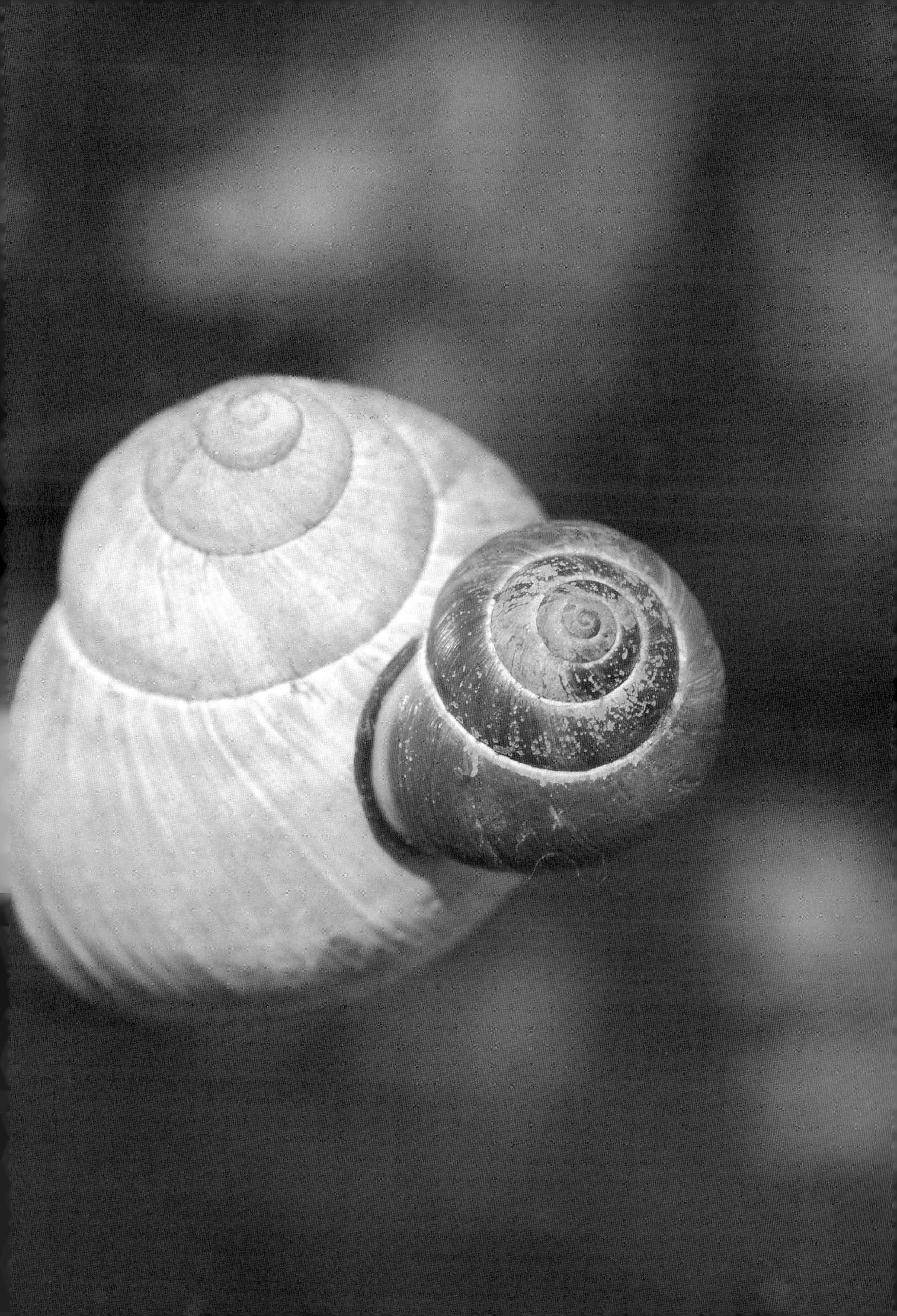

8 Recovery-Beziehungen

Die Menschen sollten weniger darüber nachdenken, was sie tun, als darüber, was sie sein sollen.
Meister Eckhart

8.1 Einleitung

Wie wir gesehen haben, sprechen Menschen im Zusammenhang mit ihrem Recovery-Prozess häufig von einem wichtigen Wendepunkt, der ihr Leben verändert und Zusammenbrüche und Desintegration in Durchbrüche und Reintegration verwandelt hat. Dabei hilft ihnen in der Regel eine andere Person, die in der Lage ist, auf eine Art und Weise mit Menschen umzugehen, die sie unterstützt, ihnen Hoffnung gibt, ihr Recht auf Selbstbestimmung achtet und ihr individuelles Potenzial fördert – «eine freundliche Aufforderung, mehr zu sein», wie Patricia Deegan (1988) einprägsam formuliert.

Die Psychiatrie hat von der westlichen Medizin den «Interventionsimperativ» übernommen – das Gebot zu handeln, um alles, was nicht so ist, wie es sein sollte, wieder in Ordnung zu bringen. Wenn es um den psychobiologischen oder psychosozialen Lebensbereich der Klienten geht, sind wir, die psychiatrischen Gesundheitsfachleute, manchmal so mit Einschätzungen, Formulierungen und Problemlösungen beschäftigt, dass wir die betroffene Person dabei völlig aus den Augen verlieren und so ihr Gefühl der Hilflosigkeit, Orientierungslosigkeit und Passivität noch verstärken. Der Mensch, der Hilfe sucht, sieht sich übermächtigen, nicht greifbaren biologischen oder emotionalen Mächten ausgeliefert und beginnt, sich wie ein hilfloses Opfer zu verhalten, das «fachkundige» Hilfe braucht (Breggin, 1996). Wenn es uns gelingt, den Menschen mehr Beachtung zu schenken, sie durch ihre Belastungen und ihr chaotisches Leben zu begleiten, ihre Fähigkeiten, Stärken und Träume zu respektieren, dann werden sie die Reise antreten, die sie befähigt, ihr problembefrachtetes und belastendes Leben hinter sich zu lassen und ein erfüllteres zu beginnen. Heilung ist ein Prozess, der nicht von außen verordnet werden kann, sondern der Anstoß dazu muss immer von dem betroffenen

Menschen ausgehen. Dieses Kapitel untersucht die Qualität von Recovery-Beziehungen und erörtert, welche Eigenschaften Menschen haben müssen, die als Mentoren und Begleiter die wichtige Aufgabe haben, anderen zu helfen, ihre Identität und ihr Leben neu aufzubauen.

In den Berichten von Menschen, die ihre Vulnerabilitäten und Beeinträchtigungen überwunden haben, wird immer wieder erwähnt, wie überaus wichtig die Bezugsperson für die Recovery-Reise ist:

Ein Mensch, der an mich glaubte, als ich selbst nicht in der Lage war, an mich zu glauben. (Fisher/Deegan, 1999)

Ein Mensch, der meinen Wahnsinn durchschaute und mein Potenzial erkannte. (Coleman, 1999)

Die besten Fachleute, die mich behandelten, haben mir beigestanden und sich geöffnet für das Mysterium, das Schizophrenie heißt. Sie haben mein Vertrauen gewonnen, mich begleitet und mir geholfen herauszufinden, welchen Sinn und welche Bedeutung die Krankheit für mich hat. (Champ, 1999)

Ich brauchte einen Menschen, der einfach nur für mich da war – einen zuverlässigen, unvoreingenommenen Menschen, der mich zu nichts zwingt, der einfach nur für mich da ist und mir hilft, meine teils beängstigenden, teils sehr schönen und visionären Erfahrungen zu verstehen. Das Wichtigste für mich war, am Leben und an der Welt teilzunehmen und nicht ausgeschlossen und bestraft zu werden. (zitiert in *British Psychological Society Report*, 2000)

Aus den geschilderten Erfahrungen, die von vielen geteilt werden, geht hervor, dass Beziehungen, die den Recovery-Prozess fördern, sich durch folgende Qualitäten auszeichnen:

- ein Verhalten, das Hoffnung vermittelt, wenn der Klient selbst keine Hoffnung hat
- den Glauben an die Fähigkeit des Klienten, sein Potenzial noch stärker zu aktualisieren
- Anerkennung und Wertschätzung der Erfahrungen des Klienten
- den gemeinsamen Versuch, den Sinn der zermürbenden Erfahrungen zu entschlüsseln
- Respekt vor der Persönlichkeit des Klienten
- die Stärken und Fähigkeiten des Klienten und nicht seine Defizite und Probleme in den Mittelpunkt zu stellen
- den gemeinsamen Versuch, die ganze Lebensgeschichte des Klienten zu betrachten und nicht nur auf die Schilderung der Probleme einzugehen

- Achtung des Selbstbestimmungsrechts, was die Selbstbefähigung und Selbstwirksamkeit des Klienten fördert
- zu erkennen, dass die Erfahrungen des Klienten nicht pathologisch, sondern normal sind und zum Menschsein gehören.

Welche helfende, heilende Beziehung berücksichtigt diese Qualitäten und bemüht sich, sie zu realisieren? Aus meiner Sicht ist dies das personenzentrierte Unterstützungsmodell, das Carl Rogers im Laufe seiner über 40-jährigen Arbeit als Psychotherapeut, Autor und Forscher entwickelt hat (Kirschenbaum/Henderson, 1990). Sein Ansatz, der auf persönliche und soziale Transformation setzt, wurde seit seinem Tod im Jahre 1987 von seinen Anhängern in Amerika und Westeuropa konkretisiert und weiterentwickelt (Brazier, 1993; Mearns/Thorne, 2000). Rogers ging es nicht um eine Therapiemethode, sondern um einen einfühlsamen, aufrichtigen, empathischen und verständnisvollen Umgang mit anderen Menschen, um ein Verhalten, das den anderen Menschen respektiert und ihm vermittelt, dass an sein Potenzial geglaubt wird. So ein Verhalten lässt sich nicht einfach an- und ausschalten, denn dann hätten wir es mit einer gekünstelten, nicht authentischen Beziehung zu tun. Dieses Verhalten ist vielmehr Teil unseres Wesens und manifestiert sich in allen Beziehungen. Obwohl der personenzentrierte Unterstützungsansatz weit verbreitet ist, wird er fälschlicherweise oft als Beziehungskontext verstanden, in dem die «eigentliche Therapie» oder «Problemlösung» stattfindet. Diese Auffassung verkennt die Tatsache, dass die Beziehung die Therapie ist. Es ist die *Intensität der Beziehung*, welche die Sicherheit vermittelt, die sowohl die Auseinandersetzung mit dem Problem als auch Heilung und Entwicklung ermöglicht (Mearns/Thorne, 2000).

Die Prinzipien der personenzentrierten Unterstützung lassen sich wie folgt zusammenfassen:

- Menschen sind in Ordnung, auch wenn sie Hilfe brauchen, um es zu realisieren.
- Menschen wissen am besten, was sie brauchen, auch wenn man ihnen dabei helfen muss, es auszudrücken.
- Menschen sind in der Lage, einen Sinn in ihren Problemen zu sehen, auch wenn sie Hilfe dabei brauchen.
- Menschen sind in der Lage, Verantwortung für sich zu übernehmen, auch wenn sie dazu ermutigt werden müssen. (Watkins, 2001)

Rogers sah eine Parallele zwischen seinem beziehungsorientierten Unterstützungsansatz und dem von Martin Buber entwickelten Konzept der *Ich-Du-Beziehung*. Beide Männer diskutierten darüber im Rahmen einer spannenden Begegnung, die im Jahre 1957 stattfand (Kirschenbaum/Henderson, 1990).

Buber war überzeugt, dass die meisten Begegnungen im Alltag den Charakter einer *Ich-Es-Beziehung* haben, was heißen sollte, dass die Menschen tendenziell als Objekt und nicht als Person behandelt werden. Er betrachtete Menschen primär als soziale Wesen und war der Ansicht, dass das Leben – ein bewusstes, lebendiges Leben – abhängig von *offenen Dialogen* ist, die das Verbindende betonen und nicht das Trennende und Entfremdende. *Ich-Du-Begegnungen* erkennen das Verbindende und die Gleichberechtigung an und offenbaren eine von Wohlwollen und Respekt geprägte Haltung gegenüber dem anderen (Kaufmann/Buber, 1970). Erst aus einer Position der Gleichberechtigung heraus können wir beginnen, Chaos in Ordnung zu verwandeln, anderen zu helfen, ihrer menschlichen Natur wieder zu vertrauen und *so etwas wie eine Wiederauferstehung zu versuchen*, indem wir sie aus dem Zustand der Erstarrung in ein emotional und sozial erfüllendes Leben zurückführen (Silver et al., 2004).

Bubers Konzept, miteinander auf einer spirituellen Ebene in Beziehung zu treten, hat über viele Jahre die Literatur über Helfen und Heilen beeinflusst, aber es ist weit davon entfernt, zu einem Modell für Gespräche zwischen psychiatrischen Gesundheitsfachleuten und Hilfe suchenden Menschen zu werden. Dies liegt unter anderem daran, dass die Kultur des psychiatrischen Systems die unterschiedliche Machtverteilung institutionalisiert hat und ihre *Daseinsberechtigung* aus der fragwürdigen Einteilung in Verrückte und Gesunde ableitet. Wahrscheinlich lässt sich Bubers Konzept in professionalisierten helfenden Beziehungen, in denen Gleichberechtigung und Reziprozität nicht in vollem Umfang realisiert werden können, nie vollständig umsetzen. Genau diese Erfahrung veranlasst viele Menschen, die Unterstützung, die sie für ihren Recovery-Prozess benötigen, bei Überlebenden und anderen zu suchen, weil sie in diesen Beziehungen die richtigen Partner für ihre Recovery-Reise finden. In einem nutzerkontrollierten Forschungsbericht über Lebensstrategien heißt es:

> Im Gegensatz zu den üblichen Behandlungsmethoden geben einem solche Beziehungen das Gefühl, gleichberechtigt zu sein. Man kann um Unterstützung bitten und weiß, dass man sich irgendwann dafür revanchieren kann. Man kommt sich dann nicht so klein und bedürftig vor. (Mental Health Foundation, 2000)

8.2 Entprofessionalisierte Betreuung

Es ist klar, dass Menschen, die unter behindernden Belastungen und Störungen leiden, nicht unbedingt die Hilfe psychiatrischer Gesundheitsfachleute brauchen, um gesund zu werden. Auch die Beziehung zur Familie und zu Freunden und das Gefühl der Verbundenheit mit anderen können während des Recovery-Prozesses emotionalen Halt und Kraft geben. Viele Menschen, die psychisch aus dem Gleichgewicht geraten und dadurch für eine gewisse Zeit blockiert und vom Leben abgeschnitten sind, finden weiterhin Halt und Unterstützung in ihrer Familie und ihrer sozialen Gruppe, was sie sehr hilfreich finden. Andere, deren familiäre Beziehungen zerbrochen sind und deren Freundschaften und soziale Kontakte sich stark reduziert haben, treibt eine länger andauernde psychische Erkrankung nicht selten in die Isolation, was das Gefühl der Entfremdung und Einsamkeit noch verstärkt, eine Situation, die nicht dazu angetan ist, das Herz und die Seele zu heilen.

Viele dieser Menschen erfüllen sich ihre emotionalen und sozialen Bedürfnisse und realisieren ihr Zugehörigkeitsgefühl in alternativen «Gemeinschaften, wo sie akzeptiert werden», wie z. B. in verschiedenen, von Dienstleistungsnutzern selbst geleiteten Projekten und Programmen: Advocacy-Programme, «Drop in»-Unterstützungszentren, Schutzhäusern (engl.: *safe houses*), Unterstützungsgruppen. All diese Angebote, die mittlerweile zu einer internationalen Initiative ausgeweitet wurden, basieren auf gemeinsamen Prinzipien: Die Leitung obliegt ehemaligen Nutzern der psychiatrischen Dienste; sie gründen auf einem Modell der Unterstützung der Hilfesuchenden durch Peers anstatt durch Experten; sie streben nach einer Minimierung hierarchischer Strukturen und Würdigung der Beiträge aller Teilnehmer (Chamberlin, 2004). Die Gemeinschaft und die warmherzige Anteilnahme, die die Menschen in diesen Projekten und Programmen finden, steht in krassem Gegensatz zu der Stigmatisierung und Ablehnung durch die Gesellschaft, sodass sie für viele zu einer Ersatzfamilie werden. So wichtig solche Gemeinschaften auch sind, es besteht immer die Gefahr der «Ghettoisierung» und die Möglichkeit, dass Menschen zu einem sozial marginalisierten Leben verleitet werden. Die Kultur in den einzelnen Gemeinschaften sollte so beschaffen sein, dass Selbstbefähigung und Selbstvertrauen der Menschen gefördert werden und ihnen so die soziale Teilhabe am gesellschaftlichen Leben ermöglicht wird (Mental Health Foundation, 2000).

Foner (1996) beschreibt die Überwindung ihrer Psychose und ihres Hospitalisierungstraumas und verweist in diesem Zusammenhang auf die Bedeutung des «co-counselling» für ihren Heilungsprozess. Auch Parker (1999) stellt fest: «Co-counselling hat mich vor dem psychiatrischen System bewahrt und mir zu einem besseren Leben verholfen.» Bei diesem Ansatz beraten sich zwei geschulte Partner gegenseitig, die selbst Nutzer psychiatrischer Dienste sein können. Sie hören dem Partner aufmerksam zu und zeigen Möglichkeiten auf, die belastenden Erfahrungen, die die psychische Krise ausgelöst haben, zu verarbeiten. Nach der «co-counselling»-Theorie sind problematische Verhaltensmuster, einschließlich psychotischer Symptome, die Folge unverarbeiteter Emotionen, die sich im Zusammenhang mit früheren Traumen, Verlusten und belastenden Situationen aufgestaut haben. Wenn diese Emotionen gefahrlos abgebaut werden können, ist eine Neubewertung der Ursache möglich, und die verletzte Psyche beginnt zu heilen. Auf diesem Therapiekonzept basieren die meisten Therapiemodelle; was den hier beschriebenen Ansatz aber von ihnen unterscheidet, ist der Glaube daran, dass Menschen im Kontext der symmetrischen Struktur einer «co-counselling»-Sitzung in der Lage sind, ihren Heilungsprozess selbst in die Hand zu nehmen.

Das Soteria-Projekt, das zwischen 1971 und 1983 in der Nähe von San Francisco durchgeführt wurde, arbeitete ohne Medikamente und war eine höchst erfolgreiche Alternative zu dem konventionellen Psychiatriesystem, das auf Psychopharmaka setzte (Mosher, 1999). Kernstück des Projekts war ein entprofessionalisierter Unterstützungs- und Heilungsansatz. Die «Betreuer» wurden «ausgewählt und geschult, Wahnvorstellungen ohne Vorurteile, Etikettierungen, Kategorisierungen und vorgefasste Meinungen zu betrachten und auch ohne den Wunsch, die mit einer Psychose verbundenen Erfahrungen zu verändern, zu kontrollieren, zu unterdrücken oder zu negieren» (Mosher, 2004: 32). Es sollte eine soziale Umgebung geschaffen werden, die von Respekt geprägt ist, die Hoffnung und Geborgenheit vermittelt, die Hilfesuchende stärkt und auf Diagnosen und Antipsychotika verzichtet, weil sie nachteilig für den Recovery-Prozess sind. Psychotische Erfahrungen wurden als persönliche oder entwicklungsbedingte Krise verstanden, die im Kontext aktueller und früherer Lebenssituationen der Hilfesuchenden eine bestimmte Bedeutung hat. Die «Betreuer» sollten nicht «therapieren», sondern die Hilfesuchenden auf eine diskrete, freundliche und empathische Art und Weise durch ihre schwierige Situation und Orientierungslosigkeit begleiten und ihnen so die Möglichkeit geben, den Sinn ihrer Erfahrungen zu verstehen. Ausschlaggebend für die Suche nach diesem Sinn waren nicht nur die subjektiven Erfahrungen der Hilfesuchenden, sondern auch die Interaktionen mit den Betreuern. Dieser Aspekt gleicht den lebensnahen Lernerfahrungen (engl.: *living learning experience*), dem wichtigsten Ansatz zur emotionalen Heilung in therapeutischen Bereichen.

Mosher benennt Faktoren, die für ein positives Ergebnis der Recovery-Programme entscheidend sind:

- das Vorhandensein eines als heilend wahrgenommenen Kontextes, wie z. B. einer Krankenhauseinheit, eines Zufluchtsortes, eines von Überlebenden geleiteten Unterstützungszentrums oder eines gemeindenahen Recovery-Teams

- vertrauensvolle Beziehungen zu Helfern, die in einem sozialen Kontext aufgebaut werden, der die Entwicklung partnerschaftlicher Beziehungen nicht blockiert
- die gemeinsame Suche nach dem Sinn der Erfahrungen, die die Krise ausgelöst haben
- eine therapeutische Kultur, die positive Erwartungen in Bezug auf den Recovery-Prozess weckt
- der Recovery-Prozess, der Möglichkeiten für Erfolgserlebnisse schafft.

Obwohl dieses und ähnliche fortschrittliche Projekte Erkenntnisse geliefert haben, die belegen, dass psychosoziale Ansätze zahlreiche Symptome und soziale Kriterien mindestens genauso wirksam verbessern können wie medikamentöse Therapien im Krankenhaus, werden sie im Zuge der unablässigen Suche nach einem Wundermittel schlicht ignoriert und haben für die psychiatrische Behandlung schwerer psychischer Gesundheitsprobleme kaum eine Bedeutung (Mosher, 2004). In den letzten Jahren sind die Betreuungs- und Recovery-Konzepte des Soteria-Projekts in Frühinterventionsprogrammen und in der Philosophie recovery-orientierter Dienste jedoch wieder in Erscheinung getreten.

Trotz aller Schwierigkeiten, die professionelle helfende Beziehungen mit sich bringen, habe ich die Erfahrung gemacht, dass psychiatrische Gesundheitsfachleute sehr wohl in der Lage sind, mit Menschen auf eine Art und Weise umzugehen, die die Umsetzung der Werte ermöglicht, die sowohl Rogers als auch Buber für unverzichtbar halten, wenn es darum geht, menschliches Leid zu lindern und Entwicklung und Veränderung zu fördern. Psychiatrische Gesundheitsfachleute wissen, dass es wichtig ist, helfende Beziehungen zu enthierarchisieren, um eine dynamische Zusammenarbeit zu ermöglichen und die Autonomie der Klienten zu fördern. Sie nehmen zur Kenntnis, dass Klienten «Experten in eigener Sache» sind und dass nicht nur die Praktiker über spezielles Wissen verfügen. Sie wissen auch, dass die Fähigkeit, Menschen zu heilen, die Grundlage ihrer Praxis, in der Gesellschaft unter Laienhelfern weit verbreitet ist. Sie erkennen immer häufiger an, dass professionelle Helfer genauso von persönlichen Vulnerabilitäten betroffen sind wie der Rest der Menschen. Die bewusste Auseinandersetzung mit diesen fundamentalen Themen kann verhindern, dass psychiatrische Gesundheitsfachleute zu einer rollenkonformen Parodie des wohlwollend autoritären Psychiatrieexperten werden.

Im Zusammenhang mit der Erörterung des von ihm geprägten Begriffs *heilsame Gegenwart* (engl.: *healing presence*) verweist Breggin (1997) darauf, dass Helfen mehr mit *Sein* als mit Handeln zu tun hat, mit einem empathischen und herzlichen Umgang mit dem anderen Menschen und mit der

Mobilisierung unserer seelischen und geistigen Ressourcen, die uns befähigen, ihn zu unterstützen und zu stärken. Auch für Heron (2001: 11) ist die *Art des Umgangs* die wichtigste Voraussetzung für wirksame Hilfe. Er beschreibt die Attribute dieser heilsamen Gegenwart als:

> … aufrichtiges Interesse an und warmherzige Anteilnahme am anderen Menschen. Offenheit für und eingehen auf seine Wirklichkeit. Die Fähigkeit zu erkennen, was er für seine Entwicklung braucht. Die Fähigkeit, ihn bei der Realisierung dieser Bedürfnisse angemessen zu unterstützen und die Fähigkeit, mit Menschen authentisch umzugehen.

8.3 Die personenzentrierte Beziehung

Die personenzentrierte Beziehung betont das Sein und nicht das Handeln. Sie ist keine Technik, sondern eine Philosophie, die eine Art und Weise des Umgangs mit Menschen erfordert, die ein günstiges Klima für Entwicklung und Veränderung schafft. Wie andere humanistische Psychologen ging auch Rogers von einer Aktualisierungstendenz aus, d. h. von einem Bestreben, unser individuelles Potenzial, über das wir als intelligente, soziale, emotionale, sexuelle und spirituelle Wesen verfügen, auf konstruktive Art und Weise zum Ausdruck zu bringen. Gelingt es uns nicht, dieses Potenzial zu realisieren, stimmt unser Selbstkonzept nicht mehr mit unserem Wesenskern überein, und genau dies ist die Ursache zahlreicher Belastungen und Störungen.

Natürlich wird dieser Individuationsprozess nicht durch unser psychobiologisches Erbe determiniert, denn es ist ein dynamischer Prozess, in dessen Verlauf das bewusste «Ich» das Selbst im Kontext inter- und intrapersoneller Interaktionen ausprägt. Nach Rogers Ansicht setzt die Ausprägung eines achtbaren und authentischen Selbst voraus, dass ein Mensch vonseiten seiner Bezugspersonen häufig positive Aufmerksamkeit bekommt, die das emergierende, seinem Wesenskern entsprechende Selbst bestätigt. Müssen wir während unserer Entwicklung darauf verzichten, dann werden wir, wie Rogers es nennt, zu Opfern von *Wertvorstellungen* (engl.: *conditions of worth*). Wir haben nur dann eine positive Meinung von uns, wenn wir auf eine Art und Weise denken, fühlen und uns verhalten, die anderen Zuneigung und Respekt abverlangt. Doch genau dies macht ein authentisches Leben so gut wie unmöglich, denn es zwingt uns ein Verhalten auf, das auf den internalisierten Wertvorstellungen anderer beruht.

Störungen, die psychische Ursachen haben, bringen das fragile Selbst leicht aus dem Gleichgewicht, ein Zustand, der noch durch die Tatsache verschlimmert wird, dass die Störungen einer psychischen Erkrankung zugeschrieben werden. Das Selbst wird durch Stigmatisierung, Diskriminierung und Verlust der Bürgerrechte weiter geschädigt – eine Erfahrung, die Psychiatriepatienten häufig machen. Die Suche während des Recovery-Prozesses gerät für viele zur Suche nach der eigenen Persönlichkeit. Nur wenn es Menschen gelingt, ihr Selbst wieder aufzubauen, ein Selbst mit einem stabilen Selbstwertgefühl, können sie sich zu souveränen Erwachsenen entwickeln, die ein gewisses Maß an Erfüllung im Leben finden.

Im Kontext einer unterstützenden Beziehung kann das emergierende Selbst sich zu einer voll funktionsfähigen Person entwickeln. Dies ist die Aufgabe helfender Beziehungen während des Recovery-Prozesses. Rogers schreibt:

Alle Menschen haben die Fähigkeit, ein erfüllendes und sozial konstruktives Leben zu führen. Es gibt eine Form der helfenden Beziehung, die Menschen befreit und sie so befähigt, Weisheit und Selbstvertrauen in sich zu finden und immer öfter Entscheidungen zu treffen, die ihrer Gesundheit zuträglicher und konstruktiver sind. (Carl Rogers, zitiert in Kirschenbaum/Henderson, 1990, S. XIV)

Rogers hat eine These aufgestellt, die auf seiner empirischen Praxiserfahrung basiert und von der Forschung bestätigt wird. Laut dieser These müssen sechs *Grundvoraussetzungen* erfüllt sein, um Entwicklung und Veränderung zu ermöglichen:

- Kontakt zu oder Zusammenarbeit mit einem Psychologen
- Schwierigkeiten, Vulnerabilität und Angst aufseiten des Klienten
- Authentizität oder Glaubwürdigkeit aufseiten des Helfers
- warmherzige Anteilnahme oder bedingungslose positive Achtung aufseiten des Helfers
- Der Helfer muss in der Lage sein, sich empathisch in die Welt des Klienten einzufühlen und ihm dies zu vermitteln.
- Der Klient nimmt die Authentizität, Annahme und Empathie des Helfers zumindest in Ansätzen wahr.

Die Attribute Authentizität, Annahme und Empathie aufseiten des Helfers haben viel Beachtung gefunden, während die Frage nach der Wahrnehmung dieser Attribute durch den Klienten und nach dem Grad seiner Mitarbeit größtenteils vernachlässigt wurde. Es ist klar, dass die Grundvoraussetzungen, so wichtig sie auch sind, wertlos werden, wenn der Klient nicht mitarbeiten kann oder will. Es gibt Klienten, die vor der Gegenwart des Helfers zurückschrecken. Wahrscheinlich misstrauen sie seinem Verhalten, weil es im sozialen Umgang mit anderen meistens unterdrückt wird, wenn es denn überhaupt vorhanden ist. Ein solches Verhalten kann bei diesen Klienten sogar Verunsicherung über die Art der Beziehung hervorrufen, besonders dann, wenn die personenzentrierte Unterstützung außerhalb des üblichen psychotherapeutischen Rahmens stattfindet.

Wenn ein Klient nicht in der Lage ist, sich zumindest in Ansätzen für die Gegenwart des Helfers zu öffnen und darauf zu reagieren, kann die Recovery-Arbeit nicht beginnen und die Zusammenarbeit mit psychiatrischen Gesundheitsfachleuten wird für viele Menschen begreiflicherweise schwierig. Das Sainsbury Centre for Mental Health (1998) hat die Zusammenarbeit mit den Gesundheitsdiensten untersucht und ist zu der Einschätzung gekommen, dass in Großbritannien 15 000 Menschen mit andauernden psychischen Problemen nicht mit den Gesundheitsdiensten zusammenarbeiten. Für dieses Ergebnis gibt es verschiedene Gründe, einer davon ist sicherlich der, dass diese Menschen in der Vergangenheit schlechte Erfahrungen mit den staatlichen Diensten gemacht haben. Viele wurden im Krankenhaus traumatisiert, gegen ihren Willen festgehalten, körperlich fixiert, isoliert und mit Medikamenten zwangsbehandelt. Campbell (2000: 59) schreibt im Zusammenhang mit seinen Einweisungen und seinem Wunsch nach einem «kontrollierten Zusammenbruch» der Prozess habe ihn *entmündigt* und seine Integrität missachtet. Für ihn ist der Zwang in der psychiatrischen Versorgung der «Hauptgrund, dass viele Psychiatriepatienten ihre Zeit im Krankenhaus als Strafe empfinden». Kein Wunder, dass die Menschen misstrauisch sind und die staatlichen psychiatrischen Dienste fürchten.

Die schwierige ethische Frage, ob ein Freiheitsentzug mit dem Pflegeethos vereinbar ist, bleibt offen, doch es gibt darüber hinaus noch andere wichtige Gründe für die Verweigerung der Zusammenarbeit, z. B. die implizit mit der Überweisung in die Psychiatrie verbundene Unterstellung, die Art und Weise, wie der betreffende Mensch die Welt und sich selbst wahrnimmt, sei «verrückt»oder «krank». Mag sein, dass sie Leiden verursacht, mag sein, dass sie gestört ist, aber viele Menschen sträuben sich gegen das Etikett verrückt oder krank. McGruder (2001: 73) vergleicht die Symptomatisierung befremdlicher Erfahrungen mit der «Ausblendung» von Gesprächen, die für die Suche nach Sinn und für den Aufbau der Identität wichtig sind. Sie empfiehlt respektvolles Zuhören ohne zu werten und räumt gleichzeitig ein, dass die Psychiatrie nicht unfehlbar ist und dass es angesichts unserer Begeisterung für pharmakologische Interventionen «noch ziemlich lange dauern kann, bis aus uns echte Partner für den Recovery-Prozess werden».

Die Fähigkeit, mit Menschen auf eine Art und Weise zu arbeiten, die ihnen vermittelt, dass man versucht, ihre Erfahrungen ernst zu nehmen und zu verstehen, ist deshalb überaus wichtig. Miller (2000) plädiert dafür, die «Integration des persönlichen Bewusstseins» in Recovery-Programme aufzunehmen. Sie vertritt die Auffassung, dass außergewöhnliche Bewusstseinszustände weit verbreitete und potenziell entwicklungsfördernde Phänomene sind. Sie werden problematisch und möglicherweise «psychotisch», wenn sie externalisiert, projiziert und willkürlich ausgelebt werden und so das Individuum in einen Zustand der Verwirrung und des Konflikts zwischen der Innenwelt und der Wirklichkeit stürzen. Häufig lösen unbewältigte emotionale Probleme außergewöhnliche Bewusstseinszustände aus und führen zu einer seelisch-geistigen Überforderung. Die Psychiatrie verabreicht in solchen Fällen gewöhnlich immer höhere Dosen Neuroleptika, welche die Manifestationen außergewöhnlicher Bewusstseinszustände, wie z. B. Stimmen, Visionen und wirre Gedanken, zwar unterdrücken, dadurch aber die Menschen um potenziell entwicklungsfördernde Erfahrungen bringen:

Die meisten Menschen in psychiatrischer Behandlung sprechen mit den Gesundheitsfachleuten nicht mehr über ihre außergewöhnlichen Erfahrungen; sie haben gelernt, dass das Psychiatriesystem ihre tiefsten und herausforderndsten Erfahrungen ignoriert und pathologisiert. Wenn sie zugeben, dass die Erfahrungen ihnen Angst machen, wird in der Regel die Dosis der Medikation erhöht. (Miller, 2000, S. 346)

Für Miller ist die Integration des persönlichen Bewusstseins eine alternative Möglichkeit, auf «psychotische» Phänomene zu reagieren. In diesem *edukativ-konsultativen Entwicklungsmodell* sind die außergewöhnlichen Erfahrungen einer Person Gegenstand des Gesprächs mit den psychiatrischen Gesundheitsfachleuten. Die Klienten werden animiert, offen über ihre Erfahrungen zu sprechen, und anschließend wird versucht, den Sinn der Erfahrungen zu ermitteln und die emotionalen Reaktionen des Klienten zu untersuchen. In diesem Gespräch kommen unbewältigte Traumen, Verluste oder Befürchtungen zur Sprache oder werden dem Klienten zu Bewusstsein gebracht, sodass sie von dem außergewöhnlichen Bewusstseinszustand getrennt werden können. Danach kann der Praktiker den Klienten über veränderte Bewusstseinszustände informieren, eine Normalisierung und Bestätigung seiner Erfahrungen, und Strategien vorschlagen, die geeignet sind, die Angst vor diesen Erfahrungen abzubauen. Die Sitzungen zielen darauf ab, die Erfahrungen in das emergierende und angestrebte Selbst zu integrieren. Ein Prozess wie die Integration des persönlichen Bewusstseins ist nur möglich im Kontext einer vertrauensvollen, von Respekt geprägten Beziehung, die den Klienten unterstützt und seine Erfahrungen bestätigt und normalisiert.

In den letzten Jahren wurden interessante personenzentrierte Ansätze für Menschen entwickelt, die Schwierigkeiten haben, mit Psychotherapeuten zu arbeiten (Prouty et al., 2002). Die Ursachen dieser Schwierigkeiten können interpersoneller oder individueller Natur sein. Die Arbeit mit Menschen, die an andauernden psychischen Störungen leiden, ist wie die Begegnung mit einem emotionalen Vakuum. Es werden Worte gewechselt, aber die Herzen und Seelen bleiben unberührt; es ist, als hätten diese Menschen weder Kontakt zu sich noch zu anderen. Andere sind so gefangen in ihrem veränderten Bewusstseinszustand, dass es schwierig ist, sie in der realen Präsenz eines anderen zu verankern. Ein junger Mann, mit dem ich seit einigen Jahren arbeite, ist ein gutes Beispiel dafür. Man kann mit ihm eigentlich nur über oberflächliche und emotional neutrale Dinge sprechen; jedem Versuch, ihm näherzukommen, weicht er aus. Seine aufschlussreichsten und ergreifendsten Äußerungen erfolgen über seine Körpersprache: tiefe Seufzer, beunruhigte Blicke, unangemessene Gespanntheit, Erregungszustände, Ruhelosigkeit, zu elegante Kleidung – all dies sind Zeugnisse der Angst, die aus seiner abgeriegelten Innenwelt nach außen dringt. Ich spüre intuitiv, dass sich hinter all seiner Angst und hinter dem Zufluchtsort/Gefängnis, an den/in das er sich zurückgezogen hat, ein warmherziger, humorvoller, künstlerisch begabter, intelligenter junger Mann verbirgt. Ich glaube, dass sein Zusammenbruch ihn in eine trostlose und paranoide Welt katapultiert hat, die so schrecklich ist, dass allein der Gedanke, dorthin zurückzukehren und seine Erfahrung zu nutzen, um zu lernen und sich weiterzuentwickeln, unerträglich ist. Dennoch bin ich überzeugt, dass er sich irgendwann auf diese Reise begeben wird, denn das Spiegeln seiner Köpersprache gestattet uns kurze Ausflüge in seine Innenwelt. Der Anfang ist gemacht!

8.4 Authentizität

Können wir uns in helfenden Beziehungen unbefangen und authentisch verhalten? Können wir unsere professionelle oder individuelle Maske fallen lassen und uns in Gesprächen mit Menschen, die nach Entwicklung und Genesung streben, so geben wie wir wirklich sind? Sind wir in der Lage, den Fluss unserer inneren Wahrnehmungen – Gedanken, Vorstellungen und Gefühle – während unserer Interaktionen mit anderen in einem Maße zu realisieren, dass wir umsichtig damit umgehen können? Rogers (1978: 9) schreibt über die Bedeutung der Authentizität in helfenden Beziehungen Folgendes: «Je transparenter der Helfer ist, desto größer ist die Wahrscheinlichkeit, dass der Klient sich verändert und positiv entwickelt.»

Das Thema Authentizität ist vielen psychiatrischen Gesundheitsfachleuten heute noch genauso ein Gräuel wie vor 40 Jahren, als Rogers seine interpersonelle Veränderungstheorie entwickelte. Sie zwingt uns, die Expertenrolle, die geheimnisvolle psychotherapeutische Aura, die Maske des geistig Gesunden fallen zu lassen und auf einfühlsame Art präsent zu sein. Dies ist von fundamentaler Bedeutung für die Genesung, denn wenn wir nicht in der Lage sind, einem Menschen auf persönlicher Ebene zu begegnen, dann können wir ihm auch nicht helfen, nach dem Sinn seiner Erfahrungen zu suchen, sich selbst zu akzeptieren und zu achten.

Was ist damit gemeint und was bedeutet es für die Praxis? Wie kann der Klient davon ausgehen, dass der Therapeut an ihn glaubt, ihn mit all seinen Fehlern, Defiziten und Schwächen akzeptiert, ihm mit Achtung begegnet, seine Qualitäten, Stärken und Potenziale anerkennt, wenn er spürt, dass er sich nicht authentisch verhält? Wie soll er sich entwickeln und verändern, zu sich selbst und zur Realität zurückfinden, wenn er die Reaktionen seines Gegenübers als unecht empfindet?

Authentisches Verhalten bedeutet, dass wir uns *ernsthaft bemühen*, Menschen gegenüber so offen und so präsent wie möglich zu sein (Mearns/Thorne, 2000). Authentisches Verhalten heißt nicht, dass wir alles, was wir empfinden, offenlegen müssen, sondern dass wir den Mut aufbringen, Dinge anzusprechen, die für die andere Person bei ihrem Streben nach Entwicklung und Veränderung von Bedeutung sein könnten. In seiner Darstellung von Rogers Leben und Werk verweist Thorne (1992) darauf, dass die Bedeutung der angemessenen Selbstoffenbarung als wirksamer und wichtiger erachtet wurde als das Ergebnis von Rogers Arbeit mit Menschen, die an einer «Psychose» litten. Die Realität kann insofern als ein relationales Phänomen betrachtet werden, als wir die Validität und Bedeutung unserer Wahrnehmungen, unseres Selbst und unserer Welt an der sozialen Matrix des täglichen Lebens messen. Daraus folgt, dass ein Klient mit psychischen Problemen einen Helfer braucht, der mehr ist als ein verständnisvoller empathischer Spiegel, dass er die menschliche Seite und Realität des Helfers erfahren muss, wenn es gelingen soll, ihn in einer kohärenten Welt zu verankern. Ohne echten Austausch fehlt dem Dialog die lebendige, partnerschaftliche und unterstützende Kraft.

8.5 Annahme

Viele Menschen haben ein chronisch niedriges Selbstwertgefühl, das sie für Depressionen, Ängste und einen Mangel an Selbstvertrauen anfällig macht, und in der Tat ist ein Großteil ihrer lebensbedingten Probleme, die sie veranlassen, in den psychiatrischen Diensten Hilfe zu suchen, darauf zurückzuführen. Leider verstärkt der Prozess, ein Patient zu werden, das Gefühl der Wertlosigkeit oft noch, und die soziale Ausgrenzung und Stigmatisierung, die viele Menschen mit andauernden psychischen Problemen erfahren, fügen ihrem Selbstvertrauen und ihrer Selbstachtung weiteren Schaden zu. Aufrichtiges und verständnisvolles Verhalten und die Anerkennung ihrer menschlichen Qualitäten sind ein wirksames Mittel gegen Angriffe auf ihr Selbstwertgefühl. Wallcroft (2000) wehrt sich vehement gegen unterdrückende Haltungen im psychiatrischen System und in der Gesellschaft insgesamt und plädiert für einen aufrichtigen und verständnisvollen Umgang:

> Viele Überlebende haben die Erfahrung gemacht, dass sie von anderen aus Angst vor der Krankheit falsch verstanden, abgewertet, abgeschrieben und verletzt werden. Nachdem wir über unsere Erfahrungen gesprochen hatten, konnten wir endlich glauben, dass wir nicht verrückt sind, sondern wütend, weil unsere Geschichten nichts mit Wahnvorstellungen zu tun haben; wir haben diese schlimmen Erfahrungen wirklich gemacht, und unsere Verzweiflung und Wut sind nichts anderes als eine vernünftige und verständliche Reaktion auf reale Lebenssituationen, in denen wir entmündigt und in die erlernte Hilflosigkeit getrieben wurden.

Ein niedriges Selbstwertgefühl ist auf prägende Erfahrungen in der frühen Kindheit zurückzuführen. Wir lernen früh, welche Verhaltensweisen erwünscht und zulässig sind und welche nicht toleriert werden. Ein Kind, dessen spielerische Ausgelassenheit missbilligt wird, verliert seine Begeisterungsfähigkeit, Spontaneität und Verspieltheit. Werden unsere Probleme und unser Wunsch nach Zuspruch ignoriert, verleugnen wir später unsere emotionalen Verletzungen und Bedürfnisse und glauben, wir hätten kein Anrecht auf emotionale Unterstützung von anderen und müssten mit allen Schwierigkeiten alleine fertig werden. Wenn wir als Kinder und später als Erwachsene in der Familie, in der Schule, in der Arbeitswelt und in der Ehe immer nur unter bestimmten Voraussetzungen Aufmerksamkeit bekommen, dann werden unser Selbst und unser Selbstwert verletzlich. Außerdem macht uns die westliche Gesellschaft die Aufrechterhaltung unserer Selbstachtung sehr schwer, werden wir doch ständig mit von der Werbung inspirierten Idealbilder von Männern oder Frauen konfrontiert, die uns zeigen, wie wir zu sein oder zu leben haben.

Annahme wird oft umschrieben als eine Art des Umgangs mit anderen, die von Offenheit, Anerkennung, Respekt, Rücksichtnahme und Verständnis geprägt ist, kurzum eine Haltung, die positive Aufmerksamkeit signalisiert. Es ist nicht leicht, diese Haltung zu bewahren. Manche Menschen anzunehmen kann schwierig sein, weil Vorurteile unsere Interaktion prägen und Gefühle der Missbilligung, Irritation oder Antipathie in unser Bewusstsein aufsteigen oder am Rande unserer Wahrnehmung lauern. In solchen Fällen sollten wir uns fragen: «An wen erinnert mich diese Person?» «Habe ich selbst die Eigenschaften, die mich an dieser Person stören?» «Woran liegt es, dass ich auf diese Person gelangweilt/ungeduldig/kritisch/distanziert reagiere?» Wenn wir diese Fragen ehrlich beantworten, machen wir uns unsere Projektionen, Vorurteile, uneingestandenen Bedürfnisse und Befürchtungen bewusst. Annahme bedeutet, dass wir uns selbst annehmen und bereit sein müssen, unsere eigenen Vulnerabilitäten, Unzulänglichkeiten und Fehler zu sehen. Es bedeutet, dass wir unsere Schattenseite wahrnehmen und damit auch die Möglichkeit, auf eine Art und Weise zu denken, zu fühlen und zu handeln, die den moralischen und ethischen Bestrebungen und Grundsätzen widerspricht, an denen wir unser Leben orientieren. Es bedeutet, dass wir das wahrnehmen, was alle Menschen verbindet – Sullivan (1953) hat dies im Zuge der Darstellung seiner Arbeit mit Menschen, die an psychotischen Phänomenen leiden, treffend formuliert: «Wir haben mehr Gemeinsamkeiten als Unterschiede.»

Die westliche Gesellschaft hat in den vergangenen beiden Jahrhunderten sowohl physisch als auch psychisch eine Trennlinie zwischen «uns und denen», zwischen den Verrückten und den geistig Gesunden gezogen. Auf diese Weise sollte die tief sitzende Angst vor dem Verlust des Verstandes und vor der Entfesselung destruktiver Mächte abgewehrt werden, eine Angst, die auf dem Irrglauben beruht, unter der dünnen Fassade des sozial angepassten, zivilisierten Menschen schlummere ein Barbar. So stellte man sich die Verrückten vor. Das Christentum hat uns mit der Lehre von der Erbsünde indoktriniert, die besagt, dass im Herzen der Menschen das Böse schlummert, das es zu kontrollieren und im Zaum zu halten gilt. Aber könnten wir nicht auch sagen, dass die grausamen und perversen Taten, die Menschen begehen, Abarten unserer wahren Natur sind und dass die Menschen nicht die Erbsünde in sich tragen, sondern den «Erbsegen» (engl.: *original blessing*, analog zu *original sin*, «Erbsünde»; Anm. d. Verlags), der sie für das Gute prädestiniert? Auch wenn sich obskure Vorstellungen hartnäckig halten, gibt es doch Anzeichen, die darauf hindeuten, dass der Begriff Wahnsinn nicht mehr nur im Kontext traditioneller Assoziationen und seines gesäuberten klinischen Gegenteils gesehen wird.

8.6 Empathie

Es ist eigenartig, aber sobald der Prozess der Einschätzung und Diagnose abgeschlossen ist, werden die Gespräche zwischen den psychiatrischen Gesundheitsfachleuten und den Menschen, die bestrebt sind, ihre Erfahrungen im Kontext ihres Lebens zu verstehen, seltener. Es ist, als sei es damit getan, dass der Fall anhand des theoretischen Modells, mit dem der Praktiker arbeitet, definiert und kategorisiert wird. In den Gesprächen geht es dann in der Regel nur noch um die Häufigkeit und Stärke der Symptome und darum, wie man sie lindern und behandeln kann. Manche Menschen sind erleichtert, wenn ihre veränderten Stimmungen oder außergewöhnlichen Bewusstseinszustände als Krankheit diagnostiziert werden, andere halten nichts davon. John Modrow schreibt in seinem bewegenden Bericht über seine «Psychose»:

Meiner Ansicht nach gibt es nichts, das dem Selbstwertgefühl eines Menschen größeren Schaden zufügt, als die Vorstellung, sein Wesenskern sei krank und seine Gedanken, Werte, Gefühle und Überzeugungen seien nichts als bedeutungslose Symptome eines kranken Geistes. (zitiert in McGruder, 2001: 66)

Viele Menschen haben das dringende Bedürfnis, ihre Situation zu verstehen und im Kontext ihres Lebens einen Sinn in diesen verwirrenden, verstörenden, überwältigenden Erfahrungen zu erkennen. Erst wenn dies geschehen ist, können sie beginnen, ihre Identität neu aufzubauen und ihr Leben neu auszurichten. Psychiatrische Gesundheitsfachleute können ihnen bei dieser Sinnsuche helfen, wenn es ihnen gelingt, *empathische Begleiter* zu sein: Menschen, die bereit sind zuzuhören, sich in die Erfahrungswelt des Klienten zu begeben und diesem möglichst genau zu vermitteln, wie sie diese Welt wahrnehmen. Rogers hat dies in seinem anschaulichen Stil so formuliert: «Empathie …

… heißt, der empathische Begleiter registriert in jedem Moment sensibel die Empfindungen des anderen Menschen: Furcht, Wut, Trauer, Verwirrung oder irgendeine andere Empfindung. Er lebt vorübergehend im Leben des Klienten, bewegt sich vorsichtig darin, ohne zu urteilen oder Zusammenhänge offenzulegen, die dem Klienten noch nicht bewusst sind, und ohne Gefühle aufzudecken, von denen der Klient nichts ahnt, weil dies zu bedrohlich wäre. Er vermittelt dem Klienten, wie er dessen Welt wahrnimmt, weil er die Dinge, vor denen der Klient Angst hat, unbefangen und angstfrei betrachtet. Er lässt sich von dem Klienten die Richtigkeit seiner Wahrnehmungen bestätigen und berücksichtigt dessen Reaktionen. Er ist für den Klienten ein authentischer Begleiter in seiner Innenwelt.» (1980: 142)

In dem Begriff Empathie schwingt die Bedeutung von «als ob» mit – es ist, «als ob» wir uns in die Welt eines anderen begeben und versuchen, sie mit seinen Augen zu sehen, ohne den Kontakt zur eigenen Realität zu verlieren. Es kommt jedoch nicht selten vor, dass wir die Gefühle, die wir dort vorfinden, annehmen und mitnehmen oder umgekehrt, unsere eigenen Gefühle und Vorstellungen auf die Welt des anderen projizieren, besonders dann, wenn dessen emotionale Schwierigkeiten und Probleme mit unseren übereinstimmen. Empathie ist, wie die anderen Grundvoraussetzungen, eine Seins- und Verhaltensweise, die wir in unser eigenes Leben integrieren und für uns nutzen sollten. Nach Breggin (1997) ist *empathische Selbsttranformation* die Voraussetzung dafür, dass wir für andere eine heilende Präsenz sein können – wir müssen unsere eigene emotionale Welt genau kennen, wenn wir für andere ein authentischer Begleiter in ihrem emotionalen Chaos sein wollen. Wenn es uns gelingt, uns unseren emotionalen Verletzungen zu stellen, sie zu überwinden und gestärkt daraus hervorzugehen, dann stehen wir dem Leid anderer nicht ängstlich und hilflos gegenüber, sondern gehen ruhig und gelassen mit Krisen um.

Das Konzept des verwundeten Heilers ist im Verlauf der letzten zehn Jahre ins Bewusstsein der psychiatrischen Gesundheitsfachleute durchgedrungen. In dieser Zeit fanden viele psychiatrische Gesundheitsfachleute, von denen einige in diesem Buch zitiert werden, den Mut, «sich zu outen» und offen über ihre Vulnerabilitäten zu berichten. Viele Menschen, die mit überwältigendem Leid und verzweifelten Situationen zu kämpfen hatten, haben «es geschafft», sind heute eloquente und empathische Vertreter der Bewegung der Nutzer von Gesundheitsdienstleistungen. Es ist sicherlich keine Übertreibung, wenn ich feststelle, dass die kritische Auseinandersetzung dieser Bewegung mit der Psychiatrie und dem Psychiatriesystems den Wandel der Einstellung und Praxis in diesem Bereich eingeleitet und die Umgestaltung der psychiatrischen Dienste in Großbritannien beeinflusst hat. Andere setzen ihre Fähigkeiten im psychiatrischen Bereich ein und engagieren sich mit viel Empathie in der Advocacy-Arbeit oder als ehrenamtliche Helfer. Die Idee, dass die Gabe des Heilens eine logische Konsequenz von Verletzung ist, hat eine lange Geschichte. In nicht technisierten Gesellschaften sind Heiler und Schamanen gewöhnlich Menschen, die in die entferntesten Winkel der menschlichen Seele gereist sind, in den psychospirituellen Bereich, wo Chaos und Krankheiten, aber auch Harmonie und Heilung ihren Ursprung haben. Sie kehrten zurück mit Kenntnissen über die Nutzung bestimmter Kräuter, Rituale oder spiritueller Praktiken, die in dem erkrankten Menschen den Selbstheilungsprozess in Gang setzen. Man kann vielleicht ohne Übertreibung sagen, dass die heutigen Psychotherapeuten, die psychospirituelle Verletzungen aus eigener Erfahrung kennen und durch eine «Pilgerfahrt in ihre Innenwelt» geheilt wurden, die Erben schamanistischer Traditionen sind. Im Gegensatz zu anderen Psychiatrieexperten verfügen sie über Wissen, das auf eigener Erfahrung beruht, und sind somit bestens geeignet für eine empathische Begleitung anderer auf ihrer Recovery-Reise.

Im Kontext von Beziehungen ist Empathie von ganz grundlegender Bedeutung. Sie geht behutsam auf Menschen ein und setzt einen Prozess in Gang, der ihnen hilft, sich besser kennenzulernen. Sie stimmt uns ein auf die emotionale Dimension der Erfahrungen des Klienten, die oft an der Grenze zwischen Unterbewusstsein und Bewusstsein liegt, und erleichtert die Wahrnehmung und das Loslassen von Gefühlen. Sie lässt uns erkennen, wann der richtige Zeitpunkt gekommen ist, dem Klienten Erkenntnisse mitzuteilen, die für ihn von existenzieller Bedeutung sind (Heron, 2001). Die Erfahrung, von einem empathischen Gegenüber verstanden zu werden, ist enorm hilfreich, wie Rogers (1980: 12) in der Darstellung seiner persönlichen Erfahrungen beschreibt:

> Ich schätze es sehr, verstanden zu werden. Ich war schon häufiger in meinem Leben in der Situation, dass ich zum Bersten voll war mit unlösbaren Problemen oder mich sinnlos im Kreis drehte, mich minderwertig fühlte und voller Verzweiflung war. Ich glaube, ich hatte mehr Glück als die meisten Menschen, denn in solchen Situationen habe ich immer Menschen gefunden, die mich verstehen und aus meinem Gefühlschaos befreien konnten, Menschen, die in der Lage waren, meine Gefühle besser einzuschätzen als ich. Diese Menschen haben mich angehört, ohne über mich zu urteilen, mich zu diagnostizieren oder zu bewerten. Sie haben mir einfach zugehört, Dinge geklärt und auf mich reagiert, und zwar auf allen den Ebenen, auf denen ich kommuniziert habe. Wenn man sich in einer psychischen Notlage befindet und es einen Menschen gibt, der einen wirklich hört, ohne zu urteilen, ohne zu versuchen, die Verantwortung für einen zu übernehmen oder einen zu belehren, ist das ein verdammt gutes Gefühl, das kann ich bezeugen! In solchen Momenten fielen der ganze Stress, die Verzweiflung und die Ratlosigkeit, die meine Erfahrungen begleiteten, von mir ab. Wenn mir jemand zuhört und mich versteht, werde ich in die Lage versetzt, meine Welt aus einer anderen Perspektive zu betrachten und weiterzumachen. Es ist erstaunlich, wie Dinge, die unlösbar erschienen, plötzlich lösbar werden, wenn einem jemand zuhört, wie die Ratlosigkeit, die unüberwindlich erschien, plötzlich klaren Gedanken weicht, wenn jemand da ist, der einen versteht. Ich habe immer große Dankbarkeit empfunden, wenn Menschen mich verständnisvoll, empathisch und aufmerksam angehört und verstanden haben.

8.7 Intuition

In ihrer faszinierenden Arbeit über Intuition in der psychotherapeutischen Praxis legt Rachel Charles dar, dass Logik und Vernunft die Intuition so weit verdrängt haben, dass sie von Psychologen und Psychotherapeuten kaum noch beachtet wird. Dies ist umso erstaunlicher angesichts der Tatsache, dass Intuition «manchmal eine herausragende Rolle spielt, wenn es darum geht, menschliche Konflikte zu verstehen und lebensbedingte Probleme zu lösen» (Charles, 2004).

In einer Zeit, in der die evidenzbasierte Praxis oberste Priorität hat und die psychiatrischen Disziplinen bestrebt sind, ihre professionelle Glaubwürdigkeit unter Beweis zu stellen, hat die Intuition für die Betreuung kaum noch eine Bedeutung. Wenn ich an meine Arbeit zurückdenke, fallen mir viele Situationen ein, in denen ich mir nachträglich wünsche, ich hätte auf meine Intuition und nicht auf meinen Verstand gehört. Noch heute denke ich mit Trauer und Reue an den talentierten Mann zurück, der sich in einer nahegelegenen Heidelandschaft erhängte. Zwei Tage zuvor hatte er ein ausführliches Gespräch mit mir geführt. Ich hatte das Gefühl, dass irgendetwas nicht stimmte, doch alle objektiven Kriterien sprachen dafür, dass er sich von seiner schweren Depression erholte. Sein Verhalten hatte etwas Euphorisches, das ich damals als Freude über seine Fortschritte interpretierte, aus heutiger Sicht jedoch als die Gelassenheit eines Menschen deuten würde, der den Entschluss gefasst hat, seinem Leiden ein Ende zu setzen.

Was lässt in uns dieses Wissen entstehen, das unerwartet und zusammengefügt zu einem Ganzen in unser Bewusstsein dringt? Die Erfahrung, dass wir plötzlich etwas wissen, ohne genau zu wissen wieso! Intuition ist nicht dasselbe wie Empathie, obwohl die Begriffe miteinander verwandt sind. Empathie ist das Einfühlen in die Erfahrung eines anderen Menschen, meistens, aber nicht ausschließlich, auf emotionaler Ebene. Die Erfahrung des anderen rührt an etwas, das wir kennen, sodass wir spontan nachempfinden können, wie diese Erfahrung sich anfühlt. Empathie ist wichtig für die soziale Kohäsion – wir könnten nicht rücksichtsvoll und einfühlsam miteinander umgehen, wenn wir nicht die Fähigkeit hätten, uns in die Welt eines anderen Menschen zu versetzen. Empathie ist ein Aspekt des menschlichen Verhaltens, der bewirkt, dass wir uns mit anderen eng verbunden fühlen; sie ist das Gegenteil von Entfremdung. Oft muss Empathie gezielt erarbeitet werden. Wir versuchen dann, eine Erfahrung und ihre Bedeutung im Kontext eines intensiven Gesprächs zu verstehen, und tasten uns schrittweise in die Erfahrungswelt des anderen vor. Wenn dies gut gelingt, hat man das Gefühl, das eigene Bewusstsein verschmilzt mit dem des anderen, aber man ist sich weiterhin seiner Eigenständigkeit als Person bewusst.

Intuition dringt in Form von Verbindungen, Gedanken, Gefühlen, Bildern oder Empfindungen in unser Bewusstsein, die nicht das Ergebnis bewusster

Denkprozesse sind. Kein Wunder, dass das intuitive Selbst in der Geschichte immer mit paranormalen Phänomenen in Verbindung gebracht wurde. Im antiken Griechenland galt intuitives Wissen als ein Attribut von Dämonen oder Göttern. Sokrates ließ sich bekanntlich in Zwangslagen von seiner inneren Stimme leiten, ein Phänomen, das in Philip Pullmans Trilogie *His Dark Materials* fiktiv erschöpfend dargestellt wird, in der die Hauptfigur Lyra einen Schutzdämon hat. Carl [Gustav] Jung, dessen Leben und Werk von einer reichen Intuition geprägt war, erwähnte Philemon, ein geflügeltes Wesen, einen Vorboten von Erkenntnissen aus den unbewussten Sphären seiner Psyche. Andere große Denker verstanden Intuition als spirituelle oder transpersonale Dimension in ihrem Leben. Mystische Erfahrungen religiöser oder säkularer Art sind Ereignisse, die das Leben tiefgreifend verändern können, *Gipfelerfahrungen*, in denen wir Wahrheit, Schönheit und Liebe unmittelbar erfahren und die häufig ein Gefühl von der göttlichen Natur aller Dinge vermitteln. Als ich Anfang vierzig war und mich in einer schwierigen Phase befand, von Verzweiflung zermürbt wurde und mitten in der Nacht nicht mehr schlafen konnte, hörte ich, wie eine Stimme sagte: «Alles wird gut.» Die Qualität der Stimme, Inbegriff von Liebe und Mitgefühl, hinterließ bei mir sofort unendliche Erleichterung. Ich habe die Stimme seither nicht mehr gehört, aber ihr Nachhall ist geblieben und hat meine Seele mit so viel Stille erfüllt, dass es mir gelungen ist, trotz allen Leids, das ich im Leben erfahren habe, meine geistige Gesundheit zu bewahren.

Viele Dichter, Schriftsteller und Künstler lassen sich von ihrer Intuition inspirieren und setzen sie kreativ um. Es ist, als ob das Gedicht sich selbst schreibt und das Bild sich selbst malt. Kunstwerke sind nicht die Folge bewusster Denkprozesse, sondern der kreative Akt speist sich vor allem aus den Regionen des Gehirns, die für Imagination und Intuition zuständig sind. Intuition ist aber auch wichtig für den Betreuungsprozess. Wir sollten uns nicht scheuen, bei unserer Arbeit mit Menschen die Bilder, Gefühle, Wörter, Phrasen, Ideen und Empfindungen zu nutzen, die spontan in unserem Bewusstsein auftauchen, denn sie können uns wertvolle Einblicke in das Leid und die lebensbedingten Probleme eines Menschen verschaffen. Intuition kann den Verlauf und Inhalt einer Interaktion bestimmen und, wenn sie umsichtig genutzt wird, die Beziehung vertiefen. Intuition ist eine unterschwellige Reaktion auf nonverbale Hinweise, auf ausgesprochene und unausgesprochene Dinge und auf den Lebenskontext eines Menschen. Sie aktiviert unsere Vorstellungskraft und unser Gedächtnis. Sie wirkt in unserem Unterbewusstsein und verschafft uns Zugang zu seinem Wissen. Es gibt Situationen, in denen wir ratlos sind und akzeptieren müssen, dass wir nicht wissen, was wir sagen oder tun sollen, doch wenn wir ruhig abwarten, zeigt unser kreatives Unbewusstes uns meistens einen Weg auf. Natürlich kommt es auch vor, dass Intuitionen falsch sind und die Bedeutung der daraus resultierenden Erkenntnisse und Lösungen überschätzt wird. Deshalb ist es ratsam, Intuitionen einer rationalen Überprüfung zu unterziehen, um sicherzustellen, dass unsere Annahmen und Vorschläge richtig und angemessen sind. Doch wenn wir unsere Intuitionen bewusst wahrnehmen und sie kultivieren, werden wir kreativer im Umgang mit anderen.

Wir sollten unsere eigenen Intuitionen nicht nur bewusst wahrnehmen, sondern auch versuchen, sie bei Menschen, die wir auf ihrer Recovery-Reise begleiten, zu kultivieren. Viele Menschen nehmen diese leise kleine Stimme in ihrem Innern wahr, die ihnen, wenn sie auf sie hören, Hilfestellung bei wichtigen Entscheidungen gibt. Ich arbeite seit einigen Jahren mit einem talentierten jungen Mann, dessen Leben durch seine außergewöhnlichen und teilweise unerträglichen Bewusstseinszustände zerrüttet wurde und der sich jetzt auf dem Wege der Besserung befindet. Für seinen Heilungsprozess ist es wichtig, dass er über seine Intuition mit seiner inneren Wissensquelle in Verbindung tritt, um seine chaotischen Erfahrungen zu verstehen und Orientierung für seinen Recovery-Prozess zu finden. Er stellt sich diese Quelle als gütiges Wesen vor, mit dem er nach Belieben über automatisches Schreiben Kontakt aufnehmen kann. Als ich einige dieser bemerkenswerten Texte las, war ich beeindruckt von der Freundlichkeit, Klugheit und Vernunft seiner inneren Stimme, der er vertraut und die er achtet. Ich halte dieses Phänomen für eine Manifestation des allen Menschen innewohnenden Archetyps großer Weisheit und großer Liebe. Der Zusammenbruch des jungen Mannes hat ihm ein großes Geschenk beschert, das zu einer inspirierenden und stärkenden Kraft in seinem Leben werden kann.

Was können wir also tun, um unsere Intuition zu entwickeln? Als erstes sollten wir uns von der gängigen Meinung verabschieden, dass Intuition und rationelles Denken sich gegenseitig ausschließen. Wir sollten die Intuition nicht mystifizieren, sondern sie als das sehen, was sie ist: eine Bündelung von überwiegend unterbewusst wahrgenommenen Eindrücken, Gedanken, Bildern, Gefühlen und Empfindungen, die in unserer Fantasie und in unserem Gedächtnis aktiviert werden und, zusammengefügt zu einem sinnvollen Ganzen, in unser Bewusstsein aufsteigen. Intuition ist eine wertvolle Quelle, die uns Erkenntnisse über uns und unsere Welt vermittelt, und sie ist der Ursprung kreativen Lebens. Wir müssen uns von dem in der Psychiatrie vorherrschenden Dogma befreien, um genügend Raum für die Entfaltung der Intuition zu schaffen. Wenn wir an einer etablierten Meinung festhalten, sind wir nicht offen für intuitive Erkenntnisse, die eine «etablierte Wahrheit» in Frage stellen. Ich bin der Meinung, wir sollten uns im Kontext der Arbeit mit Klienten und im Kontext klinischer Überprüfungen und Supervisionen mehr auf unsere Intuition verlassen, auch wenn dies in der wissenschaftlich orientierten Kultur der psychiatrischen Medizin ziemlich viel Mut erfordert. Ich beginne meine Sitzungen mit Klienten meistens mit einer fünfminütigen Meditation, denn sie klärt den Geist, hilft, uns besser aufeinander einzustimmen, und öffnet uns für aufsteigende Gedanken, Gefühle und Bilder, die bearbeitet werden wollen.

Nach Rowan (1993) gibt es verschiedene Funktionsebenen der Intuition, die der psychospirituellen Entwicklung entsprechen. Je stärker wir uns für *die Fülle unseres Selbst* öffnen und sie annehmen, desto unabhängiger wird unser Denken und desto regelmäßiger und zuverlässiger können wir auf diese Facette unserer geistigen Funktionen zurückgreifen. Eine gut entwickelte Intuition manifestiert sich nicht nur im Denken, sondern auch in Bildern. Diese Metaphern und Symbole aus dem Unterbewusstsein sind Postkarten aus den tiefsten Schichten der Seele, aus dem Reich der Archetypen menschlicher Erfahrung. Nach Jung sind Archetypen Komponenten des kollektiven Unbewussten, die Abdrücke der Menschheitsgeschichte. Sie sind der Stoff, aus dem die Mythen sind, die Wurzeln der Seele, die universelle Gefühle, Bilder und Themen hervorbringen. Wenn wir uns für dieses Erbe öffnen, stellen wir eine Verbindung zu unserer Geschichte und zu unserer Natur her, die uns über die oberflächlichen Dinge des Alltags erhebt. Als jemand, der von seiner Ausbildung her logischem, analytischem Denken verpflichtet ist, habe ich intuitives Wissen eher mit Misstrauen betrachtet. Dennoch war es in meiner Arbeit und in meinem Leben immer sehr präsent, und mit der Zeit habe ich gelernt, dieser universellen, reichlich vernachlässigten Wissensquelle immer mehr zu vertrauen.

8.8 Wie man ein personenzentrierter Helfer wird

Es ist nicht einfach, ein personenzentrierter Helfer zu sein, weil es enorm schwer ist, Authentizität, Annahme, Empathie und Intuition, die Qualitäten, die wir anstreben und in unseren Beziehungen vermitteln wollen, zu entwickeln und aufrechtzuerhalten. Es ist keine leichte Aufgabe, Menschen, die gegen die Probleme und Schwierigkeiten des Menschseins ankämpfen, in ihrer Not und Verzweiflung zu begleiten und ihnen «Annahme anstatt Ablehnung, Verständnis anstatt Gleichgültigkeit und Partnerschaft anstatt Machtmissbrauch» anzubieten (Thorne, 1998). Personenzentrierte Ansätze werden oft wegen ihrer «Naivität» und ihres ungerechtfertigten Vertrauens in die menschliche Natur kritisiert. Die Psychiater betrachten die Grundvoraussetzungen lediglich als den notwendigen Hintergrund, vor dem die «eigentliche» Hilfe stattfindet. Manchmal sind die Bedürfnisse und Erwartungen der Hilfesuchenden zu groß, ihre Gesundheit ist zu angegriffen, ihre Orientierungslosigkeit zu undurchschaubar und ihr Verhalten zu krank. Trotzdem glaube ich, dass der personenzentrierte Ansatz für Recovery-Beziehungen die überzeugendste Philosophie anzubieten hat. Wenn die Hauptziele des Recovery-Prozesses Wachstum und Entwicklung oder spirituelles Erwachen oder soziale Teilhabe oder ganz einfach Überlebensfähigkeit sein sollen, dann sind sie im Kontext einer stärkenden Beziehung sicher am besten zu verwirklichen.

Meiner Erfahrung nach wird in der Fachausbildung kein Lernumfeld geschaffen, in dem die Grundvoraussetzungen sich entwickeln können. Wenn Personenzentriertheit als Philosophie und Verhaltensweise internalisiert werden soll, muss sie die ganze Lern- und Organisationskultur der psychiatrischen Dienste durchdringen. Dies bedeutet studentenzentriertes Lernen und eine partnerschaftliche Beziehung zwischen Studenten und Dozenten. Eine studentenzentrierte und auf Erwachsene zugeschnittene Wissensvermittlung hätte Vorbildfunktion für die Art von Beziehung, die Praktikanten zu ihren Klienten aufbauen würden. Erfahrungsbasiertes Wissen würde geschätzt. Die Studenten würden kreativer lernen und könnten selbst bestimmen, wie sie lernen. Kurzum, wir hätten eine Kultur, die nicht Angst und Abhängigkeit, sondern die Befähigung (engl.: *empowerment*) fördert. Im Kontext einer studentenzentrierten Kultur könnten Strukturen etabliert werden, die es den Studenten ermöglichen, ihre interpersonellen Fähigkeiten und ihre auf ihren Erfahrungen beruhende emotionale Kompetenz zu erproben. Emotionale Kompetenz heißt, dass der Helfer versucht, emotionale Schäden erlittener Verletzungen nicht auf seine Arbeit zu übertragen (Heron, 2001). Aufgrund meiner Erfahrung teile ich Herons Auffassung, dass sowohl unter Laien als auch unter professionellen psychiatrischen Gesundheitsfachleuten diese Art von «kontaminierter Hilfe» weit verbreitet ist. Die Geschichte der Psychiatrie ist durchsetzt mit Beispielen von Machtmissbrauch – körperliche Gewalt,

Zwangsmaßnahmen, Unterdrückung –, die die Schattenseite helfender Beziehungen aufzeigen (Watkins, 2001).

Personenzentrierte Unterstützung zeichnet sich dadurch aus, dass die Praktiker Wert auf Selbstbewusstheit und persönliche Entwicklung legen. In der Arbeitsumgebung sollte eine Kultur herrschen, die es ermöglicht, den «individuellen Aspekt der professionellen Arbeit» anzuerkennen und als notwendigen Bestandteil des Strebens nach Exzellenz in der Praxis zu untersuchen. Der Kultur der psychiatrischen Dienste haftet seit jeher ein Macho-Ethos an. Angesichts der Anforderungen und Unwägbarkeiten des Arbeitslebens haben emotionale Zurückhaltung, kognitives Wissen und Härte einen hohen Stellenwert. Wer der Vorstellung vom «idealen psychiatrischen Praktiker» nicht entspricht, setzt sich dem Vorwurf professioneller Inkompetenz aus. Aber wie sollen wir, ohne auszubrennen oder gleichgültig und zynisch zu werden, den emotionalen Belastungen der Arbeit standhalten, wenn wir nicht offen über die schwierigen emotionalen Probleme nachdenken dürfen, die unsere Arbeit mit sich bringt? Es kann schwierig sein, die Abhängigkeitsbedürfnisse eines Klienten, die sich in dem Wunsch nach Betreuung und Versorgung ausdrücken, zu akzeptieren – so lange bis diese Bedürfnisse nicht mehr so wichtig sind und im Rahmen einer Beziehung zwischen gleichberechtigten Erwachsenen erfüllt werden können –, wenn wir unsere eigenen Abhängigkeitsbedürfnisse nicht anerkennen. Es kann schwierig sein, Non-Compliance zu akzeptieren, wenn wir unser Kontrollbedürfnis und die Ängste, die aufsteigen, wenn wir die Kontrolle verlieren, nicht anerkennen. Es kann passieren, dass wir die emotionalen Hinweise der Klienten nicht wahrnehmen oder nicht angemessen auf ihre Probleme reagieren, wenn wir unsere eigenen emotionalen Schmerzen nicht konfrontieren und überwinden. Diese Probleme im Zusammenhang mit der Kunst des Helfens weisen für mich unmissverständlich darauf hin, dass wir eine Arbeitskultur brauchen, in der Unterstützung und Supervision oberste Priorität haben und persönliche Entwicklung als gleichberechtigter Aspekt der Fachausbildung gilt.

Das Team – das Recovery-Team, das für Krisenintervention und häusliche Behandlung zuständige Team, das Outreach-Team – spielt eine wichtige Rolle, wenn es darum geht, die Energie, das Engagement und die Kreativität seiner einzelnen Mitglieder aufrechtzuerhalten. Jedes Team macht schwierige Phasen durch, in denen es die Bedürfnisse seiner Mitglieder nicht ausreichend berücksichtigt oder seine Aufgaben nicht hundertprozentig erfüllt. Folgende Anzeichen weisen darauf hin: Die Teammitglieder gehen eigene Wege und arbeiten jeder für sich; die Teammitglieder sind uneins und distanzieren sich voneinander; die Teamrichtlinien werden missachtet; unterschwellige Unstimmigkeiten sorgen für Spannungen und führen zu heftigen Auseinandersetzungen; das Engagement für das Team und für die Arbeit lässt nach; Zynismus macht sich breit und konterkariert die Ziele des Dienstes.

In einem Team, das nicht richtig funktioniert, haben die Mitglieder das Gefühl, machtlos, unterdrückt und unverstanden zu sein und nicht anerkannt oder unterstützt zu werden. Wenn es nicht gelingt, die Probleme offen anzusprechen, auszuräumen und den Zusammenhalt des Teams wieder herzustellen, leidet letztendlich die Arbeit darunter und die Teammitglieder sind zermürbt und werden krank. Das Wohlbefinden, der Zusammenhalt und die Leistungsfähigkeit der Teammitglieder lassen sich aufrechterhalten, wenn Strukturen etabliert werden, die den Teammitgliedern die Möglichkeit bieten, sich regelmäßig an einem geschützten Ort zu treffen und über die emotionalen Belange des Teams und die Schattenseiten der Gruppe und des ganzen psychiatrischen Systems, in dem sie arbeiten, zu sprechen.

Wir sind alle Teil eines immer größer werdenden Systems, das uns beeinflusst und von uns beeinflusst wird, wie z. B. Familie, Nachbarschaft, Stadt, Land, internationale Gemeinschaft und Natur, die sozialen und ökologischen Systeme, die uns erhalten. Wir haben als Individuen und als Gemeinschaft die Pflicht, innerhalb dieser Systeme so zu handeln, dass wir, wo auch immer und wie auch immer, zur Heilung des Körpers und der Seele der Menschheit und der Welt, in der wir nur für kurze Zeit leben, beitragen. So gesehen ist Recovery eine universelle Aufgabe, die wichtigste, die die Menschheit im 21. Jahrhundert lösen muss, wenn sie überleben will.

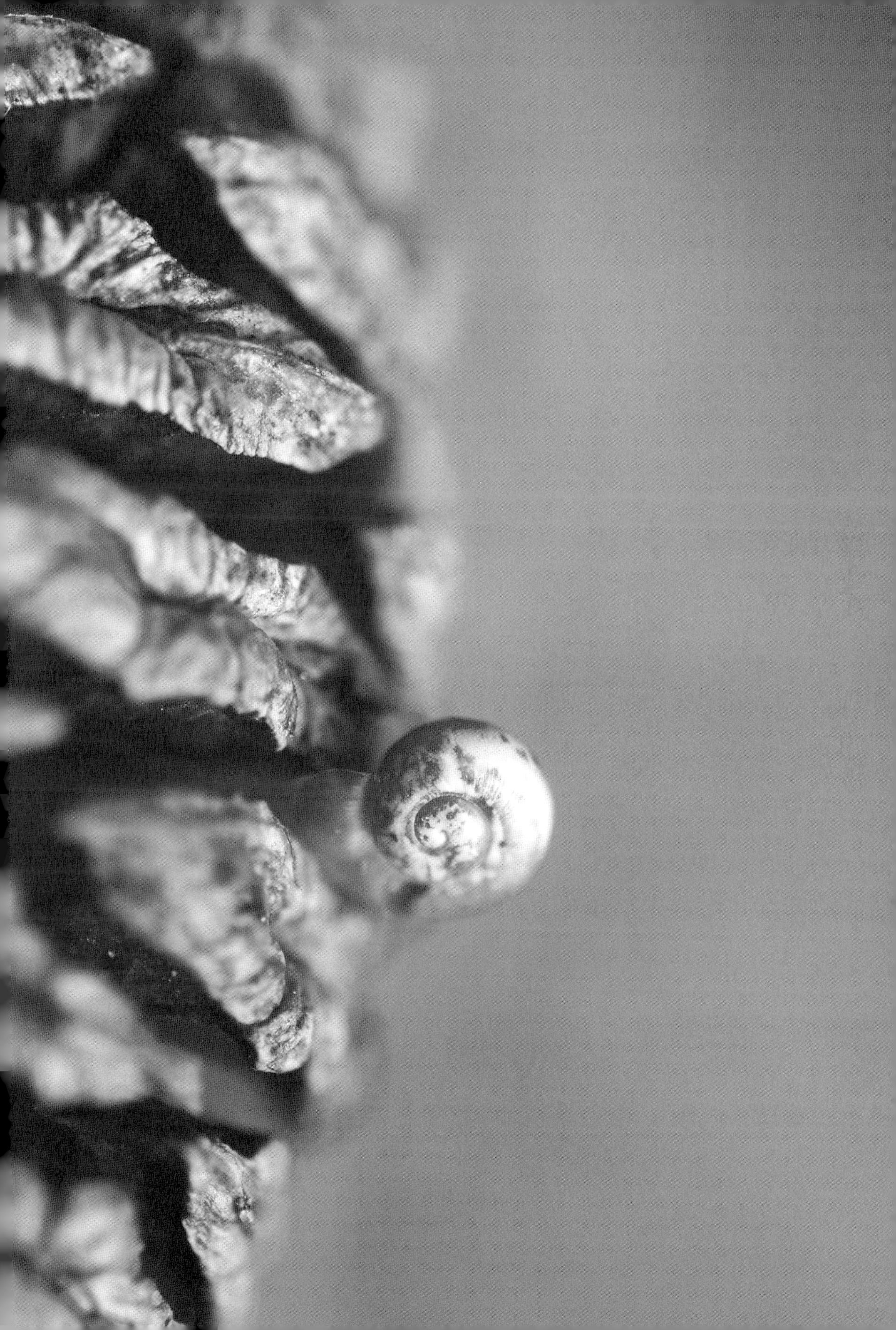

Anhang

Wildgänse

Du musst nicht gut sein.
Du musst nicht hundert Meilen durch die Wüste
auf Knien gehen und Buße tun.
Du musst nur das empfindsame Tier in deinem Körper
lieben lassen, was es liebt.
Erzähl mir von der Verzweiflung, von deiner, und ich erzähl dir von meiner.
Derweil dreht die Welt sich weiter.
Derweil ziehen die Sonne und die klaren Regentropfen
über die Lande,
über die Prärien und die undurchdringlichen Bäume,
die Berge und die Flüsse.
Derweil ziehen die Wildgänse, hoch oben in der klaren blauen Luft,
zurück nach Hause.
Wer immer du bist, wie einsam du auch bist,
die Welt bietet sich deiner Fantasie dar,
ruft dich wie die Wildgänse, rau und erregend –
dir immer und immer wieder deinen Platz verkündend
in der Familie der Geschöpfe.

Mary Oliver

Literatur

Aderhold V, Gottwalz E 2004 Family therapy in schizophrenia: replacing ideology with openness. In: Read J, Mosher L, Bentall R (eds) Models of madness. Brunner-Routledge, Hove, East Sussex

Ahern L, Fisher D 2001 Recovery at your own pace. Journal of Psychosocial Nursing and Mental Health Services 39: 4

Ainsworth M 1991 Attachments and other affectional bonds across the life cycle. In: Parks C, Stevenson-Hinde J, Marris P (eds) Attachment across the life cycle. Tavistock/Routledge, London

Allen J J, Schager R, Hitt S 1998 The efficacy of acupuncture in the treatment of major depression in women. Psychological Science 9(5): 397–401

Anthony W 1993 Recovery from mental illness: the guiding vision of the mental health service system in the 1990s. Psychosocial Rehabilitation Journal 16(4): 11–23

Astley N (ed) 2002 Staying alive: real poems for unreal times. Bloodaxe, Tarset, Northumberland

Baker S 2000 Environmentally friendly? Patients' views of conditions on psychiatric wards. Mind, London

Barker P, Buchanan Barker P 2004 Spirituality and mental health. Whurr, London

Barker P, Campbell P, Davidson C (eds) 1999 From the ashes of experience: reflections on madness, survival and growth. Whurr, London

Barry K L, Zeber J E, Blow F C et al 2003 Effect of Strengths model versus assertive community treatment of participant outcomes and utilization: two year follow up. Psychiatric Rehabilitation Journal 26(3): 268–277

Barton R 1976 Institutional neurosis. Wright, London

Bebbington P, Kuipers E 1994 The predictive utility of expressed emotion in schizophrenia: an aggregate analysis. Psychological Medicine 21: 707–718.

Bentall R 2003 Madness explained: psychosis and human nature. Penguin Books, London

Berry T 1999 The collected thoughts of Thomas Berry. Audio programme. Center for the Study of the Universe. Mill Valley, CA

Bhugra D, Bahl V (eds) 1999 Ethnicity: an agenda for mental health. Gaskell, London

Bindman J, Tighe J, Thornicroft G et al 2002 Poverty, social services and compulsory psychiatric admission in England. Social Psychiatry and Psychiatric Epidemiology 37: 340–345

Birchwood M, Todd P, Jackson C 1998 Early intervention in psychosis: the critical period hypothesis. British Journal of Psychiatry 172(Suppl. 33): 53–59

Birchwood M, Iqbal Z, Chadwick P et al 2000 Cognitive approach to depression and suicidal thinking in psychosis 1: ontogeny of post psychotic depression. British Journal of Psychiatry 177: 516–521

Bly R 1990 Iron John. Element Books, Longmead, Dorset

Bowlby J 1988 A secure base: clinical applications of attachment theory. Tavistock/Routledge, London

Bracken P, Thomas P 2001 Post-psychiatry: a new direction for mental health. British Medical Journal 322: 724–727

Brazier D (ed) 1993 Beyond Carl Rogers. Constable, London

Breggin P 1993 Toxic psychiatry. Harper Collins, London

Breggin P 1996 Spearheading a transformation. In: Breggin P, Stern E M (eds) Psychosocial approaches to deeply disturbed people. Haworth Press, New York

Breggin P 1997 The heart of being helpful: empathy and the creation of healing presence. Springer, New York

British Psychological Society Report June 2000 Recent advances in the understanding of mental illness and psychotic experiences. British Psychological Society, Leicester

Butzlaff R L, Hooley J M 1999 Expressed emotion and psychiatric relapse: a meta analysis. Archives of General Psychiatry 55: 547–552

Byng-Hall J 1995 Rewriting family scripts. Guilford Press, New York

Campbell J 1993 The hero with a thousand faces. Fontana Press, London

Campbell J 2004 Pathways to bliss. New World Library, Novato. California

Campbell P 2000 Challenging loss of power. In: Read J, Reynolds J (eds) Speaking our minds. Palgrave Macmillan, Basingstoke

Camus A 1955 The myth of Sisyphus. Penguin Books, London

Caplan C 1964 Principles of preventative psychiatry. Tavistock, London

Chadwick P 1997 Schizophrenia, the positive perspective. In search of dignity for schizophrenic people. Routledge, London

Chadwick P, Birchwood M, Trower P 1996 Cognitive therapy for delusions, voices and paranoia. John Wiley, Chichester

Chamberlin J 1999 Confessions of a non-compliant patient. National Empowerment Centre newsletter article. Available online. http://www.power2u.org/articles/recovery/confessions.html (accessed 28 August 2006)

Chamberlin J 2004 User-run services. In: Read J, Moscher L, Bentall R (eds) Models of madness: psychological, social and biological approaches to schizophrenia. Brunner-Routledge, Hove, Sussex

Champ S 1999 A most precious thread. In: Barker P, Campbell P, Davidson C (eds) From the ashes of experience: reflections on madness survival and growth. Whurr, London

Charles R 2004 Intuition in psychotherapy and counselling. Whurr, London

Ciompi L 1980 The natural history of schizophrenia in the long term. British Journal of Psychiatry 136: 413–420

Ciompi L 1997 The Soteria concept: theoretical bases and practical 13-year experience with a milieu-therapy approach to acute schizophrenia. Psychiatria et Neurologia Japonica 9: 634–650

Coleman R 1999 Recovery an alien concept. Handsell, Gloucester

Conroy C 1999 Fire and ice. In: Barker P, Campbell P, Davidson B (eds) From the ashes of experience. Whurr, London

Crawford T A, Lipsedge M 2004 Seeking help for psychological distress: the interface of Zulu traditional healing and Western biomedicine. Mental Health, Religion and Culture 7(2): 131–148

Davidson L 2003 Living outside mental illness: qualitative studies of recovery in schizophrenia. New York University Press, New York

Deegan P E 1988 Recovery: a lived experience of rehabilitation. Psychosocial Rehabilitation Journal 11 (4): 11–19

Deegan P E 1992 The independent living movement and people with psychiatric disabilities: taking back control over our own lives. Psychosocial Rehabilitation Journal 15(3): 3–19

Deegan P E 1993 Recovering a sense of value after being labelled. Journal of Psychosocial Nursing 31(4): 7–11

Deegan P E 1997 Recovery and empowerment for people with psychiatric disabilities. Social Work and Health Care 2 5(3): 11–24

Deegan P 1999 Reclaiming your power during medication appointments with your psychiatrist. National Empowerment Centre. Newsletter Article. Available online, http://www.power2u.org/selfhelp/reclaim.html (accessed 27 August 2006)

Demling J, Muller J, Zeller K 2004 High dose St John's wort extract as a daily single dose in the treatment of depression. Nervenheilkunde: Zeitschrift fur Interdisziplinäre Fortbildung 23(3): 160–164

Department of Health 1999 National service framework for mental health. HMSO, London

Department of Health 2000 The NHS plan: a plan for investment, a plan for reform. HMSO, London

Department of Health 2001 The journey of recovery: the government's vision for mental health care. Department of Health, London

Department of Health 2002a Women's mental health: into the mainstream. Department of Health, London

Department of Health 2002b Developing services for carers and families of people with mental illness. Department of Health, London

Egan G 2002 The skilled helper. Brooks Cole, Pacific Grove

Falloon I R 1992 Early intervention for first episodes of schizophrenia: a preliminary exploration. Psychiatry 55(1): 4–15

Falloon I, Coverdale J, Tannis M et al 1998 Early intervention for schizophrenic disorders: implementing optimal treatment strategies in routine clinical services. British Journal of Psychiatry Supplement 172(33): 33–38

Fava G, Rafanelli C, Cazzaro M et al 1998 Well being therapy: a novel approach for residual symptoms of affective disorder. Psychological Medicine 28: 475–480

Fava M, Alpert J, Nierenberg A et al 2005 Double blind randomised controlled trial of St John's wort, fluoxetine and placebo in major depressive disorder. Journal of Clinical Psychopharmacology 25(5): 441–447

Fernando S 1995 Social realities and mental health. In: Fernando S (ed) Mental health in a multi ethnic society. Routledge, London

Fisher D 1999 Hope, humanity and voice in recovery from mental illness. In: Baker P et al (eds) From the ashes of experience. Whurr, London

Fisher D, Deegan P 1999 Final report of research on recovery from mental illness. National Empowerment Centre. Lawrence, MA

Foner J 1996 Surviving the 'mental health' system with co-counselling. In: Breggin P, Stern E M (eds) Psychosocial approaches to deeply disturbed persons. Haworth Press, New York

Foucault M 1961 Madness and civilization. Routledge, London

Fox M 2002 Creativity: where the divine and the human meet. Jeremy P Tardier/Penguin, New York

Frankl V (ed) 2004 Man's search for meaning. Rider, London

Fromm E 1976 To have or to be. Abacus, London

Garety P, Fowler D, Kuipers E 2000 Cognitive behavioural therapy for medication resistant symptoms. Schizophrenia Bulletin 26(l):73–86

Geddes J, Freemantle N, Harrison P et al 2000 Atypical antipsychotics in the treatment of schizophrenia. British Medical Journal 321:1371–1376

Gergen K 1990 Therapeutic professionals and the diffusion of deficit. Journal of Mind and Behaviour 11:353–368

Gleeson J, Larson T, McGorry P 2003 Psychological treatment in pre and early psychosis. Journal of the American Academy of Psychoanalysis 31: 229–245

Goodman L A, Rosenberg S D, Mueser K T et al 1997 Physical and sexual assault history in women with serious mental illness: prevalence, correlates, treatment and future research directions. Schizophrenia Bulletin 23: 685–696

Gray P 2006 The madness of our lives. Jessica Kingsley, London

Grayley-Wetherel R, Morgan S 2001 Active outreach: an independent user evaluation of a model of assertive outreach practice. Sainsbury Centre for Mental Health, London

Greasley P, Chiu L F, Gartland M 2001 The concept of spiritual care in mental health nursing. Journal of Advanced Nursing 33(5): 629–637

Hambrook C 2000 Healing through creativity. In: Read J. Reynolds J (eds) Speaking our minds. Palgrave Macmillan, Basingstoke

Harding C M, Brooks G W, Asolaga T et al 1987 The Vermont longitudinal study of persons with severe mental illness. American Journal of Psychiatry 144: 718–726

Hardy A 1979 The spiritual nature of man. Clarendon Press, Oxford

Harrison G, Hopper K, Craig T et al 2001 Recovery from psychotic illness. British Journal of Psychiatry 178:506–517

Harrop C, Trower P 2001 Why does schizophrenia develop in late adolescence? Clinical Psychology Review 2 1:241–265

Heron J 2001 Helping the client. Sage Publications, London

Hill D 1986 Tardive dyskinesia: a worldwide epidemic of irreversible brain damage. In: Eisenberg N, Glasgow D (eds) Current issues in clinical psychology. Gower, Aldershot

Hillman J 19 76 Re-visioning psychology. Harper Perennial, New York

Hirst IS 2003 Perspectives of mindfulness. Journal of Psychiatric and Mental Health Nursing 10:359–366

Holden M 2005 Opening to direct revelation. Interfaith Seminary. London

Housden R 2003 Ten poems to change your life. Hodder and Stoughton, London

Hubble M A, Duncan B L, Miller S 1999 The heart and soul of change: what works in therapy. American Psychological Association, Washington DC

Inglesby E 2004 Pilgrimage. In: Barker P, Buchanan-Barker P (eds) Spirituality and mental health. Whurr, London

Jablensky A, Sartorius N, Ernbers G et al 1992 Schizophrenia: manifestations, incidence and course in different cultures. Psychological Medicine. Monograph Supplement 20: 1–97

Jamison K Redfield 1993 Touched with fire. Simon and Shuster, New York

Johannessen O 2004 The development of early intervention services. In: Read J, Mosher L, Bentall R (eds) Models of madness. Brunner-Routledge, Hove, East Sussex

Johnson L 2000 Uses and abuses of psychiatry, 2nd edn. Brunner-Routledge, Hove, East Sussex

Kaufmann W (trans and ed), Buber M 1970 I and thou. T & T Clark, Edinburgh

Kemp R, Kirov G, Everitt B et al 1998 Randomised controlled trial of compliance therapy: 18 month follow up. British Journal of Psychiatry 171: 319–327

Kinderman P, Cooke A 2000 Recent advances in understanding mental illness and psychotic illness. British Psychological Society, Leicester

Kirschenbaum H, Henderson V (eds) 1990 The Carl Rogers reader. Constable, London

Kuipers E, Leff J, Lam D 2002 Family work in schizophrenia: a practical guide, 2nd edn. Royal College of Psychiatrists, London

LaFond V 2002 Grieving mental illness: a guide for patients and their caregivers, 2nd edn. University of Toronto Press, Toronto

Liberman R P, Kopelowicz A, Ventura J et al 2002 Operational criteria and factors related to recovery from schizophrenia. International Review of Psychiatry 14: 256–272

Llorca P M, Chereau I, Bayle F J et al 2002 Tardive dyskinesia and antipsychotics. European Psychiatry 17: 129–138

Mabey R 2005 Nature cure. Chatto and Windus, London

McGowry P, Yung A, Francey S et al 2002 Randomized controlled trial of interventions designed to reduce the risk of progression to first episode psychosis in a clinical sample with sub-threshold symptoms. Archives of General Psychiatry 59: 921–928

McGruder J 2001 Life experience is not a disease, or. Why medicalising madness is counterproductive to recovery. In: Brown C (ed) Recovery and wellness: models of hope and empowerment for people with mental illness. Haworth Press, New York

Macmin L, Foskett J 2004 Don't be afraid to tell: the spiritual and religious experience of mental health service users in Somerset. Mental Health Religion and Culture 7(1): 23–40

Marcelis M, Navarro-Mateu F, Murray R, Selten J P, Van Os J 1998 Urbanization and psychosis: a study of 1942–1978 birth cohorts in the Netherlands. Psychological Medicine 28: 871–879

Massey A, Butcher G, Benzies C 2005 Recovery for carers. Meriden 2:4. Available online. http://www.meridenfamilyprogramme.com [In-house magazine of the West Midlands Family Programme]

Mearns D, Thorne B 2000 Person centred therapy today. Sage, London

Mental Health Act Commission 2005 Count me in report. Mental Health Act Commission, London

Mental Health Foundation 1997 Knowing our own minds. Mental Health Foundation, London

Mental Health Foundation 1999 The courage to bare our souls. Mental Health Foundation, London

Mental Health Foundation 2000 Strategies for living. Menial Health Foundation, London

Mental Health Foundation 2002 Taken seriously: the Somerset spirituality project. Mental Health Foundation, London

Miller J 2000 Personal consciousness integration: the next phase of recovery. Psychiatric and Rehabilitation Journal 23(4): 342–352

Moore T 1994 Care of the soul. Harper Perennial, New York

Morgan S 2004 Strengths-based practice. Openmind 126(March/April)

Morrison A, Frame L, Larkin W 2003 Relationship between trauma and psychosis: a review and integration. British Journal of Psychology 42: 331–353

Mortensen P, Juel K 1993 Mortality and the causes of death in first admitted schizophrenic patients. British Journal of Psychiatry 163: 183–189

Mosher L 1999 Soteria and other alternatives to acute psychiatric hospitalisation. Journal of Nervous and Mental Diseases 187: 142–149

Mosher L 2003 Two alternative viewpoints: psychotropic drugs and crises. Available online. http://www.moshersoteria.com (accessed 3 October 2003)

Mosher L 2004 Non hospital, non drug intervention with first episode psychosis. In: Read J, Mosher L, Bentall R (eds) Models of madness. Brunner-Routledge, Hove, East Sussex

Mueser K T, Goodman L B, Trumbetta S L et al 1998 Trauma and posttraumatic stress disorder in severe mental illness. Journal of Consulting and Clinical Psychology 66: 493–499

Mullen A, Murray L, Happell B 2002 Multiple family group interventions in first episode psychosis: enhancing knowledge and understanding. International Journal of Mental Health Nursing 11: 225–232

National Institute for Health and Clinical Excellence 2002 Schizophrenia: core interventions and management of schizophrenia in primary and secondary care. NICE. London

National Institute for Mental Health in England (2005) NIMHE Guiding Statement on Recovery. Available online. http://www.nimhe.csip.org.uk/home (accessed 4 September 2006)

Office of National Statistics 2000a Lifetime experience of stressful life events by type of event and gender: a study of psychiatric morbidity. Office of National Statistics, London

Office of National Statistics 2000b Labour force survey 1998–99. Office of National Statistics, London

O'Haver Day P, Horton Deutsch S 2004 Using mindfulness based therapeutic interventions in psychiatric nursing practice. Part 1: Description and empirical support for mindfulness based interventions. Archives of Psychiatric Nursing 18(5): 164–169

O'Toole M, Ohlsen R, Taylor T et al 2004 Treating first episode psychosis: the service user's perspective. A focus group evaluation. Journal of Psychiatric and Mental Health Nursing 11: 319–326

Parker U 1999 Talk and tears replaced psychiatric drugs. In: The courage to bare our souls. Mental Health Foundation, London

Pedersen C B, Mortensen P B 2001 Evidence of a close-response relationship between urbanicity during upbringing and schizophrenia risk. Archives of General Psychiatry 58: 1039–1046

Pennings M, Romme M 1998 Hearing voices in patients and non patients. In: Romme M (ed) Understanding voices. Handsell Publishing, Runcorn

Podvoll E 2003 Recovering sanity, a compassionate approach to understanding and treating psychosis. Shambhala Publications, Boston

Power N, Elkins K, Adlard S et al 1998 Analysis of the initial treatment phase in first episode psychosis. British Journal of Psychiatry Supplement 172(33): 71–76

Priest P 2006 Walking testimonies. Resurgence 234: 26–27

Prouty G, Van Werde D, Portner M 2002 Pre therapy: reaching contact impaired clients. PCCS Books, Ross on Wye

Rapp C A 1998 The strengths model: case management with people suffering from severe and persistent mental illness. Oxford University Press, New York

Read J, 2004 Poverty, ethnicity and gender. In: Read J, Mosher L, Bentall R (eds) Models of madness. Brunner-Routledge. Hove, Fast Sussex

Read J, Haslam N 2004 Public opinion: bad things happen and can drive you crazy. In: Read J, Mosher L, Bentall R (eds) Models of madness. Brunner-Routledge, Hove, East Sussex

Read J. Reynolds J 2000 Speaking our minds: an anthology. Palgrave Macmillan, Basingstoke

Read J, Seymore F, Mosher L 2004 Unhappy families. In: Read J, Mosher L, Bentall R (eds) Models of madness. Brunner-Routledge, Hove, East Sussex

Rector N, Beck A 2002 A clinical review of cognitive therapy for schizophrenia. Current Psychiatry Reports 4:284–292

Reilly D 2005 The evidence for homeopathy. Glasgow Royal Homeopathic Hospital. Available online, http://www.adhom.com/ (accessed 27 August 2006)

Repper J, Perkins R 2003 Social inclusion and recovery: a model for mental health practice. Baillière-Tindall, Edinburgh

Roberts G, Wolfson P 2004 The rediscovery of recovery: open to all. Advances in Psychiatric Treatment 10: 37–49

Roe D, Chopra M, Wagner B et al 2004 The emerging self in conceptualization and treating mental illness. Journal of Psychosocial Nursing and Mental Health Services 42(2): 32–40

Rogers C 1961 On becoming a person. Houghton Mifflin, Boston Rogers C 1978 Carl Rogers on personal power: inner strength and its revolutionary impact. Constable, London

Rogers C 1980 A way of being. Houghton Mifflin, Boston

Romme M, Escher S 1989 Hearing voices. Schizophrenia Bulletin 15(2): 209–216

Romme M, Escher S 1993 Accepting voices. Mind Publications, London

Romme M, Escher S 2000 Making sense of voices. Mind, London

Roschke J, Wolfe C, Muller M et al 2000 The benefit from whole body acupuncture in major depression. Journal of Affective Disorders 57(1–3): 73–81

Ross C, Read J 2004 Antipsychotic medication: myths and facts. In: Read J, Mosher L, Bentall R (eds) Models of madness. Brunner-Routledge, Hove, East Sussex

Roszak T, Gomes M, Kanner A (eds) 1995 Ecopsychology: restoring the earth, healing the mind. Sierra Club Books, San Francisco

Rowan J 1993 The transpersonal self: psychotherapy and counselling. Routledge, London

Rushing W, Ortega S 1979 Socioeconomic status and mental disorder. American Journal of Sociology 84: 1175–1200

Ryan P, Morgan S 2004 Assertive outreach: a strengths approach to policy and practice. Churchill Livingstone, Oxford

Ryan P, Ford R, Beadsmore A et al 1999 The enduring relevance of case management. British Journal of Social Work 29: 97–125

Sainsbury Centre for Mental Health 1998 Keys to engagement: review of people with severe mental illness who are hard to engage with services. Sainsbury Centre for Mental Health, London

Satir V 1972 People making. Souvenir Press, London

Sayce L 2000 From psychiatric patient to citizen: overcoming discrimination and social exclusion. Macmillan, London

Schiff A C 2004 Recovery and mental illness: analysis and personal reflections. Psychiatric and Rehabilitation Journal 27(3): 212–218

Segal Z V, Williams S, Teasdale J D 2002 Mindfulness-based cognitive therapy for depression: a new approach to preventing relapse. Guilford Press, New York

Seligman M 1975 Helplessness: on depression development and health. Freeman, San Francisco

Seligman M 2002 Authentic happiness. Free Press. New York

Sharpley M, Hutchinson G, McKenzie K, Murray R M 2001 Understanding the excess of psychosis among the African Caribbean population in England. British Journal of Psychiatry Supplement 40: 60–68

Silver A, Koehler B, Karon B 2004 Psychodynamic psychotherapy of schizophrenia. In: Read J, Mosher L, Bentall R (eds) Models of madness. Brunner-Routledge, Hove, East Sussex

Smail D 1999 The origins of unhappiness – a new understanding of personal distress. Constable, London

Storr A 1972 The dynamics of creation. Penguin Books, London

Storr A 1988 Solitude. Flamingo/Harper Collins, London

Sullivan H S 1953 The interpersonal theory of psychiatry. W W Norton, New York

Tait L, Birchwood M, Trower P 2003 Predicting engagement with services for psychosis: insight, symptoms and recovery style. British Journal of Psychiatry 182: 123–128

Tarrier N, Calam R 2002 New developments in cognitive behavioural case formulation. Epidemiological, systemic and social context: an integrative approach. Behavioural and Cognitive Psychotherapy 30(3): 311–328

Tattan T, Tarrier N 2000 The expressed emotion of case managers of the seriously mentally ill. Psychological Medicine 30: 195–204

Teall W 2003 The Start model: a profile of using art as a tool in recovery. Available online, http://www.start.mc.org.uk (accessed 28 August 2006)

Teall W, Tortora A 2004 Getting to know Alfred Wallis. A Life in the Day 8(3): 4–9

Teall W, Tortora A, Cunningham J 2005 Getting to know Alfred Wallis, part 2. Available online. artsednews.squarespace.com/storage/Getting_to_know_Wallis_ pt_2.pdf (accessed 28 August 2006)

Thich Nhat Hanh 1991 The miracle of mindfulness. Rider, London

Thich Nhat Hanh 1993 The blooming of a lotus. Beacon Press, Boston

Thomas P, Bracken P 2004 Critical psychiatry in practice. Advances in Psychiatric Treatment 10: 361–370

Thorne B 1992 Carl Rogers. Sage Publications, London

Thorne B 1998 Person-centred counselling and Christian spirituality. Whurr, London

Tillich P 2000 The courage to be, 2nd edn. Yale University Press, New Haven

Van Deurzen-Smith E 1988 Existential counselling in practice. Sage Publications, London

Wallcroft J 2000 Becoming fully ourselves. In: Read J, Reynolds J Speaking our minds. Palgrave, Basingstoke

Warner L, Ford R 1998 Conditions for women in in-patient psychiatric units: the Mental Health Act Commission 1996 national visit. Mental Health Care 1(7): 225–228

Watkins P 2001 Mental health nursing: the art of compassionate care. Butterworth Heinemann, London
White M 1995 Re-authoring lives: interviews and essays. Dulwich Centre Publications, Adelaide
White M, Epston D 1990 Narrative means to therapeutic ends. W W Norton, New York
Wing J 1970 Institutionalism and schizophrenia. Cambridge University Press, Cambridge
Worden J W 1991 Grief counselling and grief therapy. Springer. New York
Yalom I D 1980 Existential psychotherapy. Basic Books, New York
Zubin J, Spring B 1977 Vulnerability: a new view of schizophrenia. Journal of Abnormal Psychology 86: 103–126

Deutschsprachige Literatur und Ressourcen zum Thema

Bücher

Amering M, Schmolke M 2007 Recovery – Das Ende der Unheilbarkeit. Psychiatrie-Verlag, Bonn
Antonovsky A 1997 Salutogenese: Zur Entmystifizierung der Gesundheit. Gesellschaft für Verhaltenstherapie, Tübingen
Barnum S 2002 Spiritualität in der Pflege. Verlag Hans Huber, Bern
Bucher A 2007 Psychologie der Spiritualität. Beltz, Weinheim
Knuf A 2006 Empowerment und psychiatrische Arbeit. Psychiatrie-Verlag, Bonn
Poscher R, Rux J, Langner T 2008 Von der Integration zur Inklusion. Nomos, Baden-Baden
Sauter D, Abderhalden C, Needham I, Wolff S 2010 Lehrbuch psychiatrische Pflege. Verlag Hans Huber, Bern

Internet

www.stimmenhoeren.de
www.irrsinnig-menschlich.de
www.recovery-projekt.ch
www.gesundungswege.ch

Sachwortverzeichnis

Anzeigen